Geleitwort

Es ist mir eine besondere Freude, diesen Band als ein Werk vorzustellen, das in großem Umfang die pflegerische Fachkompetenz im Bereich der neurochirurgischen Intensivpflege am Universitätsklinikum Steglitz unter Beweis stellt. Die Präzision und die enorme Arbeitsleistung, die in dieser Arbeit stecken, sind beispielhaft.

Ich begrüße die Initiative der Autoren vor allem aus berufspolitischer Sicht, da hier vor Augen geführt wird, welche umfangreichen und qualitativ hohen Ansprüche an das Pflegepersonal in diesem Bereich gestellt werden.

Die dreijährige Krankenpflegeausbildung und eine fachliche Weiterbildung sind eine gute Basis für die fachkompetente Pflege auf der Intensivstation, die auf das Krankheitsbild, physische, psychische und soziale Bedürfnisse des Patienten abgestimmt ist. Da die Pflege – wie auch die Medizin – einer steten Veränderung durch Einbeziehen neuester wissenschaftlicher Erkenntnisse bedarf, ist eine kontinuierliche Erweiterung des Fachwissens erforderlich. Ratsuchende werden in diesem Buch mit Sicherheit die fachlichen Fragen beantwortet finden.

Berlin, im Sommer 1990

Hedi Francois-Kettner
Krankenpflegeleiterin

Vorwort

Das vorliegende Buch basiert auf der Grundlage von Vorträgen, die 1986/87 anläßlich der 3. und 4. Fortbildungsveranstaltung „Fachkrankenpflege in der Intensivmedizin" in Berlin gehalten wurden. Aufgrund der großen Resonanz auf diese Vorträge entschlossen wir uns zu einer weiteren Ausarbeitung, um das Thema neurochirurgische Intensivmedizin und -pflege zu komplettieren. Wir hielten es für notwendig, die Kapitel Anatomie und Physiologie, Diagnostik sowie Anästhesie und Operationsablauf den eigentlichen intensivpflegerischen Themen voranzustellen, da dem Intensivpersonal diese Bereiche häufig verborgen bleiben.

Im weiteren behandeln wir nur die Themen der Neurochirurgie, die intensivmedizinisch und -pflegerisch von Bedeutung sind, und mit deren Anforderungen wir in der täglichen Praxis konfrontiert werden.

Die Kapitel sollen den Leser dazu anregen, Handlungsprinzipien zu verstehen, die entsprechenden Folgerungen zu ziehen und das weitere Vorgehen der Situation anzupassen. Es muß jedoch vorangestellt werden, daß die in diesem Buch beschriebenen Vorgehensweisen klinikspezifisch sind und daher von denen anderer Kliniken abweichen können.

Gewissenhaft werden wir uns bemühen, die meist in allen Erstauflagen anzutreffenden Fehler zu korrigieren. Ferner bitten wir alle Leser, kritisch von Ihren Erfahrungen mit diesem Buch in der täglichen Praxis zu berichten.

Das Buch wurde in unserer Freizeit erstellt. Aus diesem Grunde möchten wir uns sehr herzlich bei unseren Familien für die entgegengebrachte Geduld und Toleranz bedanken. Unser Dank gilt auch dem *Verlag Bibliomed*, insbesondere *Herrn Dr. C. Wagner* für dessen Unterstützung sowie *Frau H. Francois-Kettner*, Krankenpflegeleitung am Universitätsklinikum Steglitz in Berlin, für die Übernahme des Geleitwortes.

Bedanken möchten wir uns auch bei *Herrn Mudra*, Universitätsklinikum Rudolf-Virchow, Standort Charlottenburg, für dessen Mithilfe bei der Erstellung einer Vielzahl von Grafiken, sowie bei *Frau Rita Zoller*, Krankengymnastin, und *Frau Sabine Gross*, Krankenschwester, für deren fachliche Unterstützung.

Berlin, im Sommer 1990   Die Autoren

Inhaltsverzeichnis

9

1. Anatomie und Physiologie

Von G. Weber-Gugg

Das Zentralnervensystem wird in zwei große Bereiche unterteilt:
- das Gehirn (Enzephalon)
- das Rückenmark (Medulla spinalis)

Von hieraus entspringen sämtliche Nerven, welche den gesamten Körper bis zur Peripherie versorgen und somit ein großes Netz bilden, das zur bewußten und unbewußten Steuerung unseres Körpers notwendig ist. Zum besonderen Schutz dieser Organe ist das Gehirn von der knöchernen Schädelkapsel und das Rückenmark von der Wirbelsäule umschlossen. Gehirn und Rückenmark werden von den sogenannten Hirn- und Rückenmarkshäuten umgeben, die wiederum einen mit Flüssigkeit (Liquor cerebrospinalis) gefüllten Raum bilden. Der Liquor dient zur Ernährung und als Flüssigkeitspolster.

Der Aufbau der knöchernen Schädelkapsel

Der Schädelbereich wird in den Hirnschädel (Neurokranium) und in den Gesichtsschädel (Viscerokranium) unterteilt, wobei für die Neurochirurgie nur der Hirnschädel von Bedeutung ist. Dieser läßt sich wiederum gliedern in:
- das Schädeldach (Kalotte)
- und die Schädelbasis.

Das Schädeldach wird von dem in Abbildung 1 dargestellten Knochen gebildet. Die Dächer der Augenhöhlen, welche zum Stirnbein gehören, das Keilbein (Os sphenoidale), die Felsenbeine (gehören zum Schläfenbein) und das Hinterhauptsbein bilden zusammen die Schädelbasis.

Abbildung 2 zeigt die im Bereich der Schädelbasis wesentlichen Regionen. Die Verbindung zwischen Hirn- und Gesichtsschädel wird durch die Siebbeinplatte hergestellt, die zwischen dem unteren Anteil des Stirnbeines und dem Keilbein liegt. Durch die Öffnungen der Siebbeinplatte ziehen die Fasern des Riechnerven (N. olfactorius).

Die Schädeldachknochen sind untereinander durch Knochennähte (Abb. 3) verbunden. Diese sind im Neugeborenenalter noch nicht geschlossen, d. h. sie klaffen etwa fingerbreit auseinander und bilden so die große und die kleine Fontanelle. Erst nach Ende des zweiten Lebensjahres sind die Schädelnähte verknöchert und bilden somit eine feste Einheit.

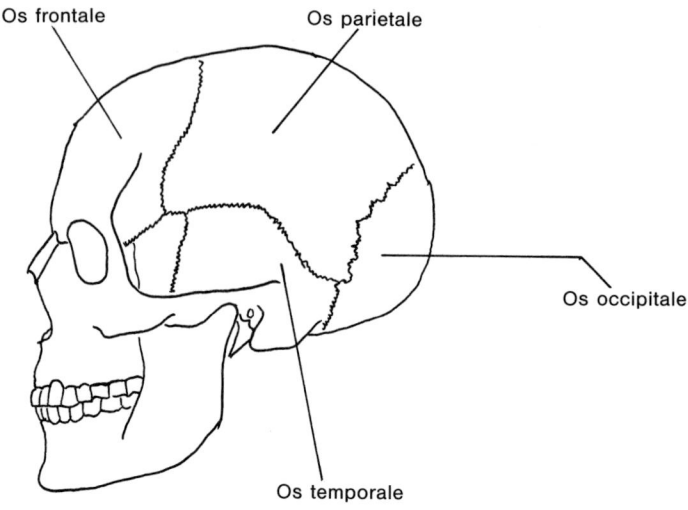

Os frontale

Os parietale

Os occipitale

Os temporale

Abb. 1: Das Schädeldach

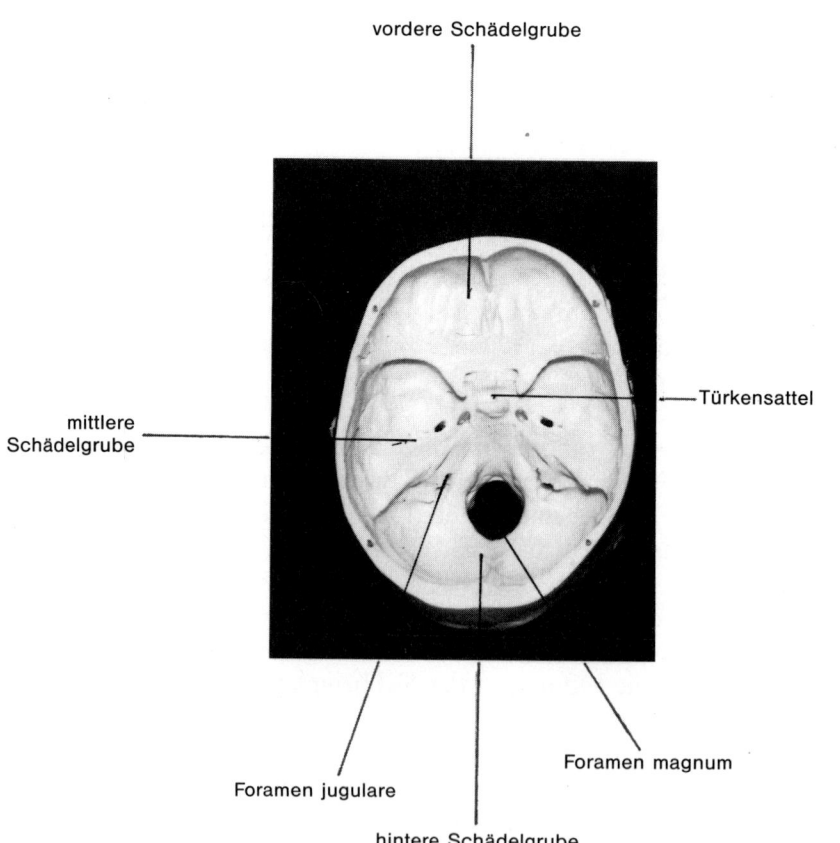

vordere Schädelgrube

Türkensattel

mittlere
Schädelgrube

Foramen jugulare

Foramen magnum

hintere Schädelgrube

Abb. 2: Bereiche der Schädelbasis

16

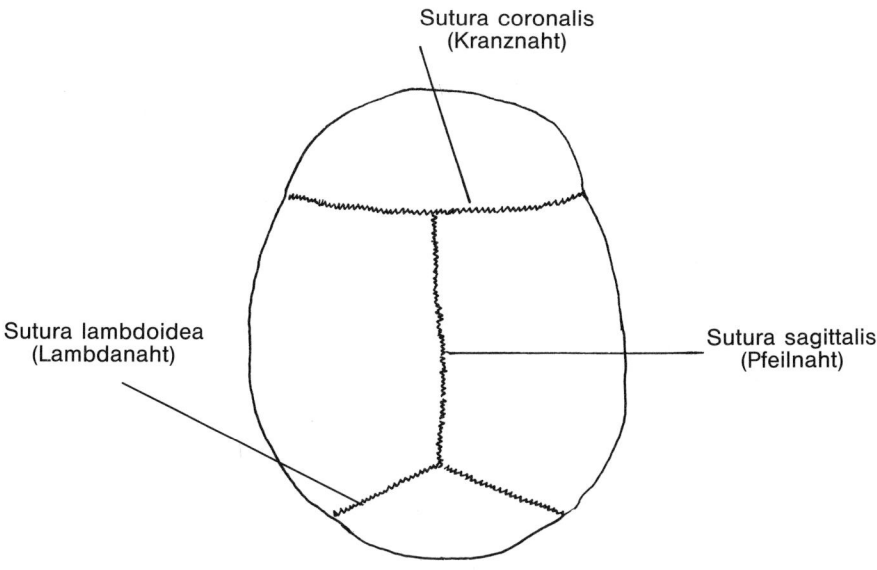

Sutura coronalis
(Kranznaht)

Sutura lambdoidea
(Lambdanaht)

Sutura sagittalis
(Pfeilnaht)

Abb. 3: Die drei wichtigsten Schädelnähte

Der Aufbau der Wirbelsäule

Die Wirbelsäule ist maßgeblich an der Form unseres Körpers beteiligt. Ihr struktureller Aufbau wird im wesentlichen durch die ihr zufallenden Aufgaben bestimmt. Sie dient einerseits als Stützgerüst unseres Körpers und ist somit sowohl für die Abfederung von Stößen und Erschütterungen als auch für die Beweglichkeit unseres Körpers von besonderer Wichtigkeit. Andererseits kommt ihr die Schutz- und Stützfunktion des Rückenmarkes zu. Entsprechend der Zunahme des zu tragenden Körpergewichtes von kranial nach kaudal, werden die Wirbelkörper nach kranial hin immer größer. Prinzipiell weisen alle Wirbel, mit Ausnahme des ersten und zweiten Halswirbels, den gleichen Aufbau auf (Abb. 4).

Die gesamte Wirbelsäule setzt sich zusammen aus:
- 7 Halswirbeln (zervikal)
- 12 Brustwirbeln (thorakal)
- 5 Lendenwirbeln (lumbal)
- sowie aus dem Kreuz- und Steißbein (sakral).

Im Wirbelaufbau unterschiedlich sind lediglich der erste und zweite Halswirbel, sowie die Wirbel im Bereich von Kreuz- und Steißbein.

Der erste Halswirbel (Atlas) besitzt keinen Wirbelkörper, sondern besteht nur aus einem vorderen und einem hinteren Wirbelbogen. Zusätzlich sind Gelenkflächen für das Hinterhauptsbein und den zweiten Halswirbel vorhan-

17

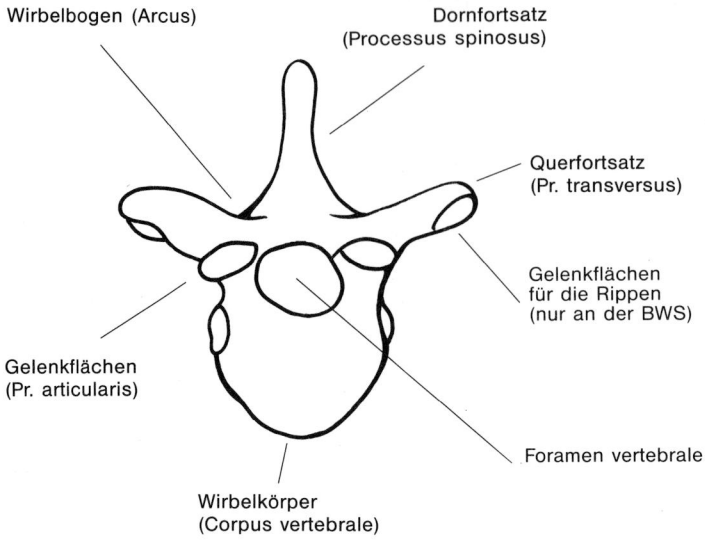

Wirbelbogen (Arcus)

Dornfortsatz
(Processus spinosus)

Querfortsatz
(Pr. transversus)

Gelenkflächen
für die Rippen
(nur an der BWS)

Gelenkflächen
(Pr. articularis)

Foramen vertebrale

Wirbelkörper
(Corpus vertebrale)

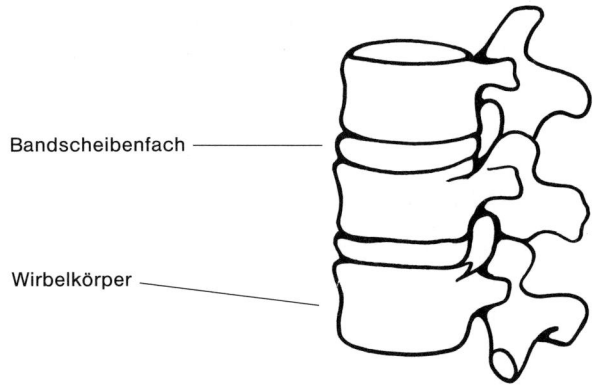

Bandscheibenfach

Wirbelkörper

Abb. 4: Der Wirbelaufbau

den. Der zweite Halswirbel weist einen aus dem Wirbelbogen herausragenden Zapfen (Dens) auf, der über Gelenke mit dem vorderen Atlasbogen verbunden ist und somit die Drehung des Kopfes ermöglicht (Abb. 5). Kreuz- und Steißbein bestehen aus fünf verschmolzenen Kreuzbein-, bzw. aus drei bis fünf verkümmerten Steißbeinwirbeln.

An der Brustwirbelsäule bestehen zusätzlich am Wirbelbogen noch Gelenkflächen, die als Ansatz für die Rippen dienen. Die Verbindung der einzelnen Wirbel zur gesamten Wirbelsäule erfolgt durch die Wirbelgelenke am Wirbelbogen, die Bandscheiben und durch straffe Bänder.

Die Bandscheiben (Disci intervertebrales) liegen jeweils zwischen den Wirbelkörpern, wobei die erste Bandscheibe zwischen C2 und C3 und die letzte

18

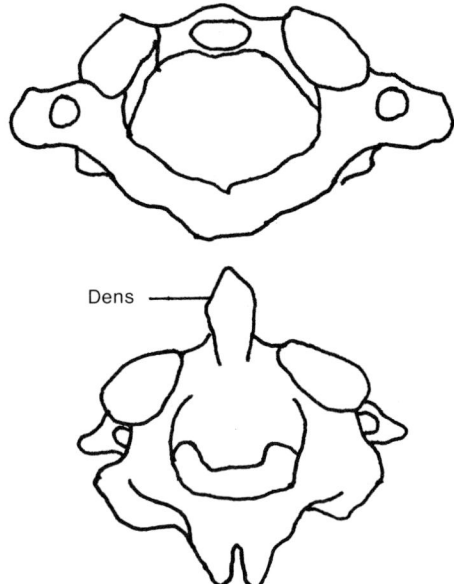

Dens

Abb. 5: Der erste und zweite Halswirbelkörper

zwischen L5 und S1 angesiedelt ist. Sie fungieren als Polster und Stoßdämpfer und werden nicht direkt durch Blutgefäße, sondern durch Diffusion versorgt. Die Bandscheibenstruktur läßt zwei wesentliche Merkmale erkennen, die in Abbildung 6 zu sehen sind.

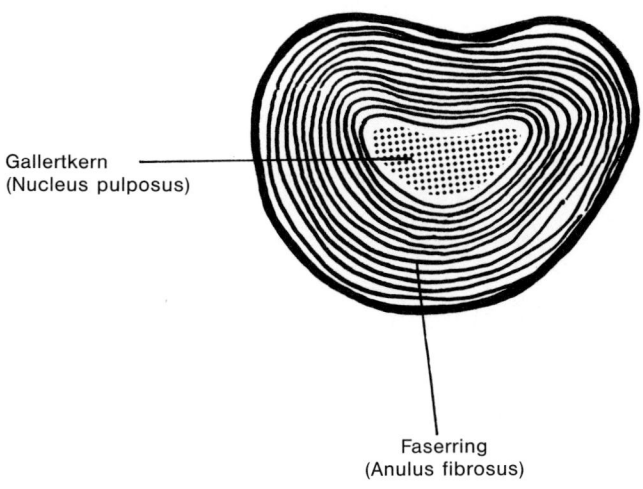

Gallertkern
(Nucleus pulposus)

Faserring
(Anulus fibrosus)

Abb. 6: Flächenansicht einer Bandscheibe

Zu den an der Wirbelsäule vorkommenden Bändern gehören

- **das vordere Längsband** (Lig. longitudinale anterius), welches die Vorderseite der Wirbelkörper verbindet;
- **das hintere Längsband** (Lig. longitudinale posterius) an der Hinterseite der Wirbelkörper bzw. an der Vorderwand des Wirbelkanals;
- **das Zwischendornfortsatzband** (Lig. interspinale);
- **das „gelbe Band"** (Lig. flavum), so genannt wegen seiner gelben Farbe;
- **das Überdornfortsatzband** (Lig. supraspinale), welches im Halsbereich am kräftigsten ist;
- und **das Zwischenquerfortsatzband** (Lig. transversarium).

Der anatomische Aufbau des ZNS

Der Grundbaustein des Nervensystems ist die Nervenzelle (Neuron) (Abb. 7). Sie besteht aus einem Zelleib (1), der den Zellkern (2) beinhaltet und verschiedenen Fortsätzen, den Dendriten (3) und Neuriten (4).

Die **Dendriten** sind kurze Zellfortsätze, die in Kontakt mit anderen Dendriten benachbarter Nervenzellen stehen. **Neuriten** haben mit anderen Neuriten ebenfalls Verbindung und bilden so die Leitungsbahnen des Gehirns und des Rückenmarks bzw. der Nerven. Sie geben Äste ab, verzweigen sich und enden schließlich mit kleinen Endköpfchen an Nerven oder Muskelzellen.

Am Ende der jeweiligen Dendriten und Neuriten bilden Membranflächen die sogenannten **Synapsen,** an denen die Übertragung der Nervenreize zur Muskelplatte stattfindet. Das gesamte Nervensystem ist von einem Stütz- und Bindegewebe, der sogenannten **Neuroglia,** durchzogen. Es übernimmt die Ernährungs-

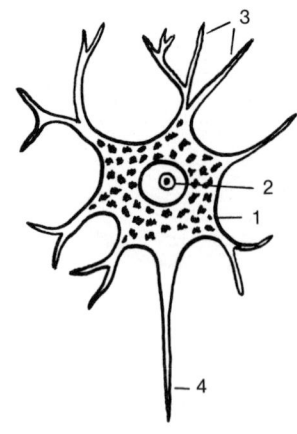

Abbildung 7: Aufbau einer Nervenzelle:
1. Zelleib, 2. Zellkern, 3. Dendriten, 4. Neurit

funktion der stoffwechselreichen Nervenzellen. Zentral wird die Neuroglia aus Astrozyten, Oligodendrozyten und den Hortega-Zellen gebildet. Peripher werden die Nervenzellen und die Neuriten von diesem Gliagewebe umhüllt (Markscheide).

Bei Betrachtung der Gehirn- und Rückenmarksubstanz (Abb. 8) fällt auch eine Teilung in graue und weiße Strukturen auf. Die **graue Substanz** der Hirnrinde (Cortex) und des Rückenmarkes, sowie der sogenannten Kerne im Gehirn besteht aus einer Ansammlung von Nervenzellen. Bei der **weißen Substanz** überwiegen Nervenfasern, also Neuriten, die durch die weißen Markscheiden hell erscheinen.

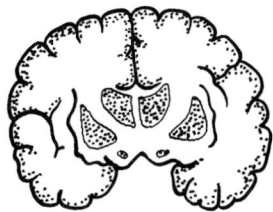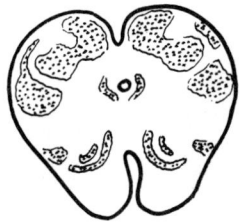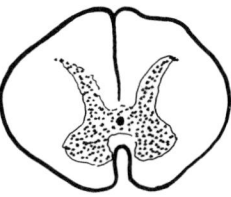

Abb. 8: Verteilung der grauen und weißen Substanz im Rückenmark und im Gehirn

Die Einteilung des Nervensystems

  I. Das Zentralnervensystem (ZNS): Gehirn, Rückenmark

 II. Das periphere Nervensystem: periphere Nerven

III. Das autonome oder vegetative Nervensystem

Das ZNS ist die große Schaltzentrale unseres Körpers. Hier werden sämtliche Impulse verarbeitet und weitergeleitet, damit eine entsprechende, dem Leben dienende, Reaktion ausgelöst werden kann. Das Gehirn gliedert sich in folgende Bereiche (Abb. 9):

- **das Großhirn** (Cerebrum), welches als übergeordnetes Zentrum all unserer Körperfunktionen gilt.
- **das Kleinhirn** (Cerebellum), daß die vom Großhirn kommenden Impulse koordiniert, bevor sie über das Rückenmark und die peripheren Nerven zu den betreffenden Muskeln weitergeleitet werden.
- **das Stammhirn,** das alle unbewußten Reaktionsabläufe regelt.

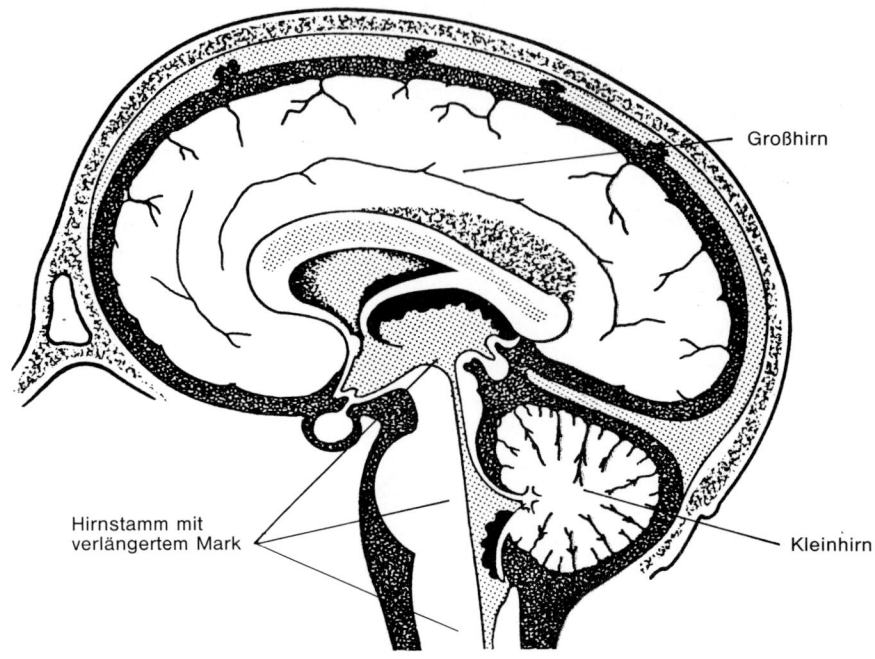

Großhirn

Hirnstamm mit
verlängertem Mark

Kleinhirn

Abb. 9: Einteilung des Gehirns

Das Großhirn

Das Großhirn gehört zum sogenannten Endhirn und füllt den größten Teil der Schädelkapsel aus. Es besteht aus zwei symmetrischen Hälften, den Hemisphären, die durch die Großhirnsichel (Falx cerebri), einer bindegewebigen Membran der harten Hirnhaut, bis auf wenige Verbindungen voneinander getrennt sind (Abb. 10).

Äußerlich werden vier Lappen unterschieden (Abb. 11):

- der Stirnlappen = Lobus frontalis
- der Scheitellappen = Lobus parietalis
- der Schläfenlappen = Lobus temporalis
- der Hinterhauptslappen = Lobus occipitalis

Durch die zahlreichen Windungen (Gyri) und Furchen (Sulci) wird die Oberfläche des Gehirns geprägt. Sie haben genaue Bezeichnungen und dienen auch zur Grenzbestimmung der einzelnen Hirnlappen (Abb. 12).

1870 gelang es zum ersten Mal, durch die Anwendung elektrischer Reize auf umschriebene Hirnrindenbezirke motorische Reaktionen auszulösen und nachzuweisen. Durch diesen Nachweis wurde bekannt, daß verschiedene Bezirke der Großhirnrinde für verschiedene Funktionen verantwortlich sind. Seitdem wird an der „zerebralen Lokalisationslehre" gearbeitet. Für die Mehrzahl der

22

frontal

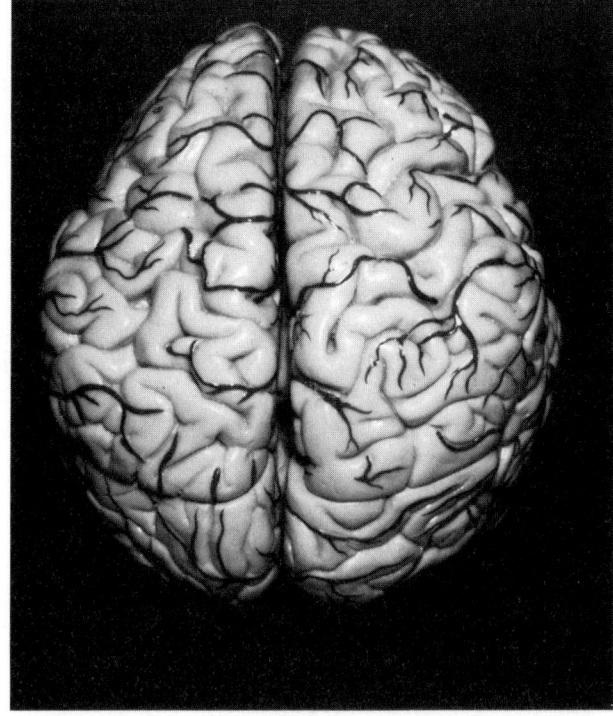

linke
Hemisphäre

rechte
Hemisphäre

occipital

Abb. 10: Die Großhirnhemisphären

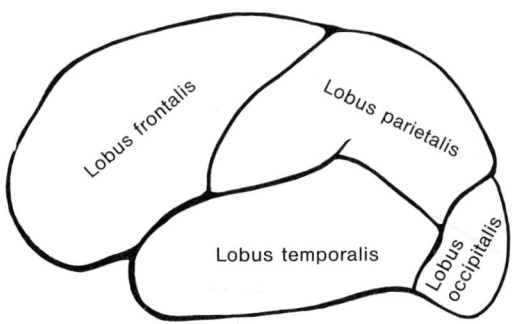

Lobus frontalis

Lobus parietalis

Lobus temporalis

Lobus occipitalis

Abb. 11: Lappeneinteilung der linken Großhirnhemisphäre

Bezirke kann heute bereits die ungefähre Funktion angegeben werden. So werden jedem Hirnlappen zum Beispiel bestimmte „Primärgebiete" eines Körpersystems zugeordnet. Im Stirnlappen ist die Körpermotorik, im Scheitellappen die Körpersensibilität angesiedelt. Das akustische System befindet sich im Schläfenlappen, während der Hinterhauptslappen hauptsächlich das optische System beherbergt.

Im **Gyrus praecentralis,** der vorderen Zentralwindung, der vor der Zentralfurche liegt, befindet sich die Steuerung der Bewegung verschiedener Körperteile. Die Nervenzellen im G. praecentralis sind Ausgangspunkt der sogenannten **Pyramidenbahn,** d. h. der willkürlichen Steuerung unseres Körpers. Der Name Pyramidenbahn stammt von einer kleinen Erhebung (Pyramide) an der Medulla oblongata, wo etwa 85 Prozent der Nervenfasern zur Gegenseite kreuzen, d. h. daß die Region der rechten Zentralwindung die linke Körperhälfte steuert und umgekehrt. Die Pyramidenbahnen verbinden die Großhirnrinde mit den Vordersäulen des Rückenmarkes.

Der **Gyrus postcentralis** (hinter der Zentralwindung) gehört zum Scheitellappen und demnach zum „sensiblen Primärsystem". Dieser Bereich ist verantwortlich für den Tast-, Schmerz- und Temperatursinn. Im unteren Teil der postzentralen Region wird auch noch ein Primärgebiet für die Geschmacksempfindung vermutet.

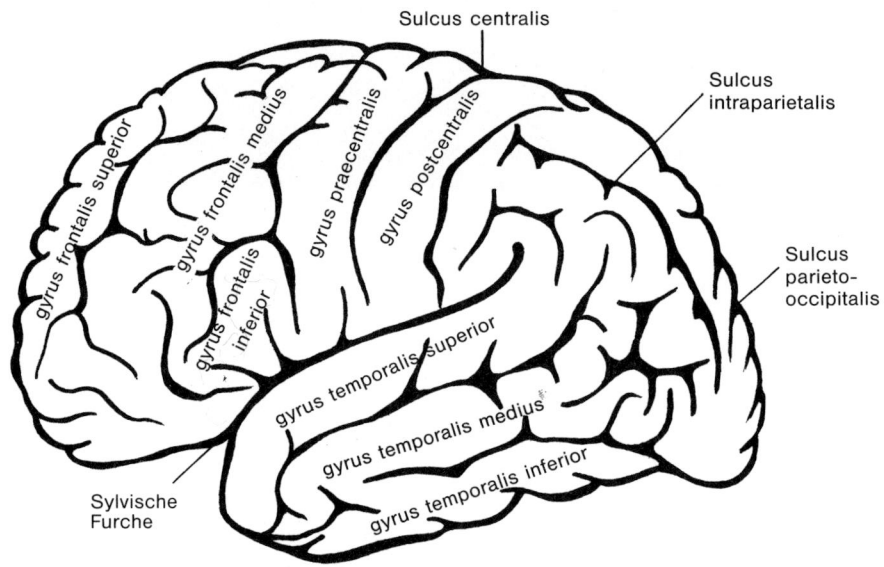

Abb. 12: Ansicht des Großhirns mit den wichtigsten Windungen und Furchen

Das motorische Sprachzentrum (*Broca*sches Zentrum) befindet sich an der Seite des Stirnlappens. Eine Schädigung dieses Bereiches führt zur motorischen Aphasie, einer Unfähigkeit, Laute zu formulieren. Anders das sensorische Sprachzentrum, (*Wernicke*sches Zentrum) welches für das Wortverständnis verantwortlich ist. Es ist im Bereich des Schläfenlappens unterhalb der sylvischen Furche lokalisiert. Eine Schädigung bedeutet, daß Wörter nicht mehr verstanden werden (Fremdsprachenphänomen). Unmittelbar neben dem sensorischen

Sprachzentrum befindet sich das Hörzentrum, das für das Sprachverständnis außerordentlich wichtig ist. Dies sind nur wenige Beispiele für die zahlreichen Nervenbahnen und -zentren.

Daneben bestehen auch Verbindungsbahnen, sogenannte Assoziations- und Kommissurenbahnen, die sämtliche Zonen miteinander verbinden. Es handelt sich hierbei in der Hauptsache um Fasersysteme der weißen Hirnsubstanz. Der Balken (Corpus callosum) verbindet als größte und faserreichste Kommissur die beiden Großhirnhemisphären miteinander.

Das Kleinhirn

Das Kleinhirn liegt in der hinteren Schädelgrube und besteht, ähnlich dem Großhirn, aus zwei Hemisphären und dem dazwischenliegenden Kleinhirnwurm. Es weist ebenfalls eine Gliederung in feine Windungen und Furchen auf und besteht auch aus grauen Kernen und weißer Substanz. Die Verbindung zum

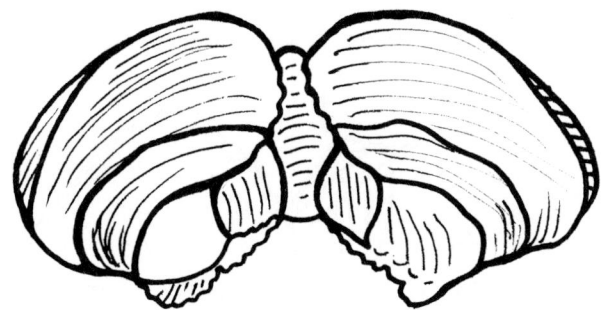

Abb. 13: Das Kleinhirn

Großhirn, d. h. zur Vierhügelplatte (Schaltstelle für die optischen und akustischen Bahnen), zur Brücke (Pons) und zur Medulla oblongata, läuft über die sogenannten Kleinhirnstiele (Penduculus cerebellaris). Zwischen den beiden Kleinhirnhemisphären zeichnet sich eine sichelförmige, bindegewebige Platte ab, die Kleinhirnsichel (Falx cerebelli). Daneben spannt sich zwischen dem Occipitallappen und dem Kleinhirn noch eine weitere bindegewebige, jedoch zeltförmige Platte, das sogenannte Kleinhirnzelt oder **Tentorium cerebelli.**

Die obere Fläche des Kleinhirns wird vom Großhirn überdeckt. In die untere Fläche ist die Medulla oblongata eingelagert und die Vorderseite des Kleinhirns bildet das Dach des IV. Ventrikels.

Das Kleinhirn ist der Sitz von zahlreichen Regulationseinrichtungen, die zur Erhaltung des Körpergleichgewichtes sowie zur sinnvollen Zusammenarbeit zahlreicher Muskelgruppen beisteuern. Die Erkenntnisse über die Funktion des

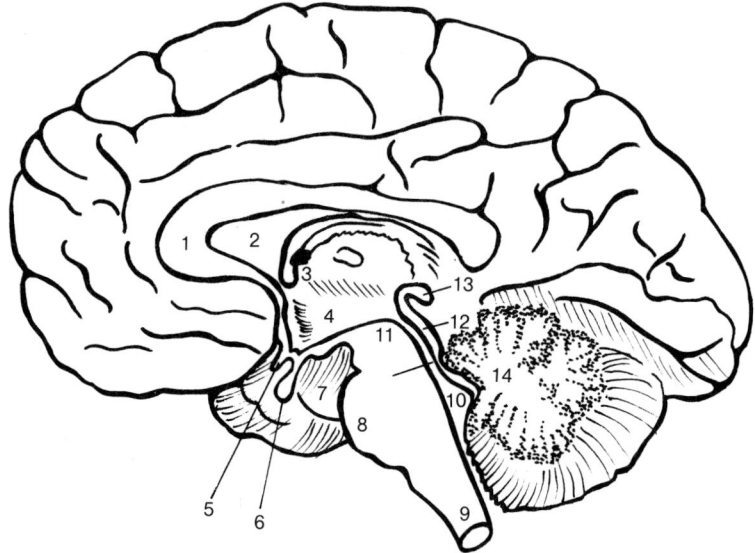

Abbildung 14: Querschnitt durch das Gehirn
1. Balken (Corpus callosum), 2. Septum pellucidum, 3. Foramen Monroi, 4. III. Ventrikel, 5. Chiasma opticum, 6. Hypophyse, 7. Corpora mamillaria, 8. Brücke (Pons), 9. Medulla oblongata, 10. IV. Ventrikel, 11. Aquaeductus cerebri, 12. Vierhügelplatte, 13. Zirbeldrüse, 14. Kleinhirn

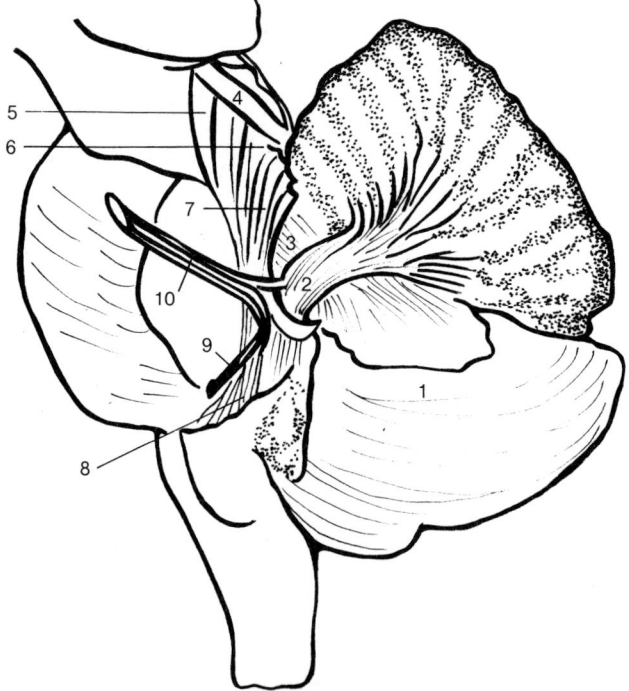

Abbildung 15: Querschnitt durch das Stammhirn
1. Kleinhirn, 2. Penduculus cerebelli caudalis (inferior), 3. Penduculus cerebelli caudalis (superior), 4. Vierhügelplatte, 5. Lemnicus medialis (zum Thalamus), 6. Lemnicus lateralis (Teil der Hörbahn), 7. vordere Kleinhirnseitenstrangbahn, 8. Tractus tegmentalis centralis, 9. N. facialis, 10. N. trigeminus

26

Kleinhirns gründen sich auf Beobachtungen von Patienten mit zerebellären Läsionen (z. B. Tumoren oder entzündlichen Prozessen), welche nicht zu Lähmungen oder Sensibilitätsstörungen führen, sondern zu Störungen im Bewegungsablauf. Auch die normalerweise perfekte Koppelung von Bewegung und Haltung ist gestört. In Abhängigkeit von der Lokalisation der Störung ergeben sich bei mittelständiger Läsion Ausfälle im Bereich der Halte- und Stützmotorik und der Augenbewegung. Bei lateralen Läsionen sind in der Hauptsache die Zielmotorik und die Sprache betroffen.

Das Stammhirn

In den Reflexzentren des Stammhirns laufen die unbewußten Steuerungen der Lebensfunktionen ab. Ein Großteil der Nervenbahnen vom und zum Großhirn sind hier enthalten und werden gleichzeitig miteinander koordiniert. Abbildung 16 zeigt die Hirnanteile, die zum Stammhirn gerechnet werden.

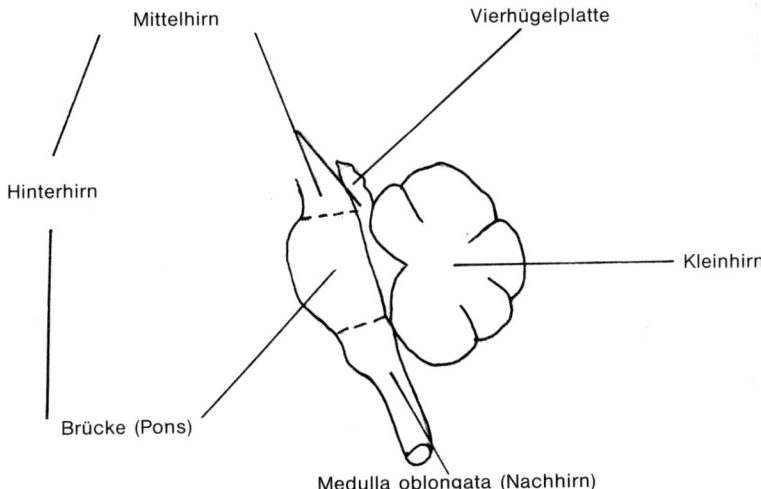

Abbildung 16: Das Stammhirn

Das Zwischenhirn

Das Zwischenhirn liegt im Zentrum des Großhirns in kaudaler Richtung vom Endhirn. Nur an der Hirnbasis ist ein kleiner Teil sichtbar. Die Grenzen zu den umgebenden Hirnanteilen sind fließend. Das Zwischenhirn wird durch den III. Ventrikel des Liquorsystems in zwei symmetrische Hälften geteilt. Funktionell setzt es sich aus dem Epithalamus, dem Thalamus, dem Metathalamus und dem Hypothalamus zusammen und ist dem Großhirn vorgeschaltet.

Der Epithalamus liegt kranial und dorsal des Thalamus und erscheint nur als dessen Anhang. Diesem Anhang gehört zum einen die Zirbeldrüse, auch Epiphyse genannt, an. Sie ist ein unpaares, flaches bis zapfenförmiges Organ, das an der Hinterwand des III. Ventrikels oberhalb der Vierhügelplatte liegt. Die Funktion dieses 0,1 bis 0,2 g schweren Organs ist bis heute nicht eindeutig geklärt. Beim Erwachsenen enthält sie größere Verkalkungen, so daß sie im CT sichtbar ist.

Der Thalamus

Der Thalamus, auch Sehhügel genannt, besteht aus grauer und weißer Substanz, d. h. aus Nervenzellen und Faserschichten. Die graugefärbten Kerne gelten als Umschaltstation sämtlicher Bahnen zwischen Großhirn und Peripherie. Vom Thalamus wird auch die obere Seitenwand des III. Ventrikels gebildet. An seiner Unterseite wölben sich der innere Kniehöcker – ein Teil der Hörbahn – und der äußere Kniehöcker – ein Teil der Sehbahn – hervor. Diese beiden Kniehöcker zusammen werden als Metathalamus bezeichnet.

Der Hypothalamus

Der Hypothalamus bildet den untersten Teil und den Boden des Zwischenhirns mit dem Chiasma opticum (Sehnervenkreuzung), der Tuber cinereum, dem Infundibulum (Hypophysenstiel) und den Corpora mamillaria (Abb. 17). Der Hypothalamus ist die Zentrale für die Steuerung aller vegetativen Lebensfunktionen. Er ist durch zahlreiche Nervenbahnen mit der Großhirnrinde verbunden und steuert die Temperaturregulation und Stoffwechselvorgänge. Über den Hypophysenstiel besteht eine Verbindung zur Hypophyse.

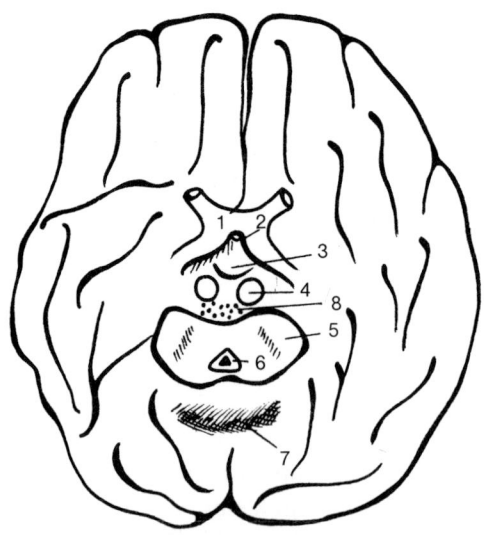

Abbildung 17: Der untere Anteil des Zwischenhirns:
1. Chiasma opticum, 2. Hypophysenstiel, 3. Tuber cinereum, 4. Corpora mamillaria, 5. Großhirnschenkel, 6. Aquaeductus cerebri, 7. Wulst des Balkens, 8. Fossa interpenducularis

Die Hypophyse

Die Hypophyse liegt im Türkensattel der mittleren Schädelgrube. Bei der Größe eines Kirschkerns beträgt ihr Gewicht ca. 0,6 g. Die Hypophyse stellt die übergeordnete Hormondrüse unseres Körpers dar und besteht aus einem Vorderlappen und einem Hinterlappen.

Der Hypophysenvorderlappen (Adenohypophyse) steuert gleichzeitig andere Hormondrüsen wie etwa die Schilddrüse (TSH), die Nebennierenrinde (ACTH) und die Keimdrüsen (FSH, LH). Darüber hinaus produziert sie selbst das Wachstumshormon STH sowie die Hormone PRL und MSH. Releasing- und Inhibitinghormone des Zwischenhirns sind wiederum für die Steuerung der Adenohypophyse verantwortlich.

Anders der Hypophysenhinterlappen (Neurohypophyse). Er dient nur als Speicher der vom Hypothalamus produzierten Hormone ADH und Oxytocin. Über den Hypophysenstiel werden diese Hormone vom Hypothalamus in den Hypophysenhinterlappen transportiert, dort gespeichert und bei Bedarf in die Blutbahn abgegeben.

Das Mittelhirn

An das Zwischenhirn schließt sich in Richtung Rückenmark das Mittelhirn an. Es wird nach unten durch die Brücke (Pons), nach vorne durch die Großhirnstiele und nach hinten durch die Vierhügelplatte begrenzt. Das Mittelhirn erhält insbesondere Erregungszuflüsse aller Sinnesorgane, welche hier, ohne ins Bewußtsein einzudringen, umgeschaltet werden. An der Basis des Mittelhirns tritt der III. Hirnnerv (N. oculomotorius) hervor. Weiter nach occipital folgt, ohne genaue Grenze, das Rautenhirn mit der Brücke und dem Kleinhirn, sowie das Nachhirn als verlängertes Mark.

Die querverlaufenden Fasern der Brücke verbinden Groß- und Kleinhirn, während die langen Nervenfasern in der Tiefe zwischen Großhirn und Rückenmark verlaufen.

Die Medulla oblongata

Der Übergang von Gehirn zum Rückenmark wird durch die Medulla oblongata hergestellt. Hier ist bereits eine anatomische Umschichtung zu erkennen, die allmählich die Strukturen des Rückenmarks annimmt (siehe Abb. 8). Etwa in Höhe des Foramen magnum befindet sich das Atem- und Kreislaufzentrum.

Die Hirnnerven

Als Hirnnerven werden all jene Nerven bezeichnet, die ihren Ursprung direkt im Gehirn haben und durch Lücken im Hirnschädel zu ihren Versorgungsgebieten ziehen. Sie werden in der Reihenfolge ihres Austritts aus dem Gehirn durchnumeriert (I bis XII).

I. N. olfactorius (Riechnerv)

Der Riechnerv setzt sich aus den gebündelten Fasern der Sinneszellen im Riechepithel zusammen und zieht durch das Siebbein zur Riechschleimhaut der Nase. Das Riechepithel hat seinen Platz an der Basalfläche des Frontallappens im Bereich des Bulbus olfactorius. Der N. olfactorius ist ein sensorischer Nerv.

II. N. opticus (Sehnerv)

Der Sehnerv zieht vom Zwischenhirn zur Retina des Auges. Im Chiasma opticum, an der Schädelbasis gelegen, kreuzt ein Teil zur Gegenseite.

III. N. oculomotorius (Augenbewegungsnerv)

Der Augenbewegungsnerv versorgt alle äußeren Augenmuskeln mit Ausnahme des oberen schrägen und seitlichen geraden Augenmuskels. Der N. oculomotorius verläßt das Gehirn am Boden der Fossa interpenducularis, direkt hinter den Corpora mamillaria des Hypothalamus.

IV. N. trochlearis (Augenrollnerv)

Der Augenrollnerv innerviert den oberen schrägen Augenmuskel. Der N. trochlearis tritt an der Hinterseite des Mittelhirns aus und zieht um die Kleinhirnschenkel zur Basalfläche.

V. N. trigeminus (Drillingsnerv)

Der N. trigeminus hat drei getrennt durch den Schädel austretende Hauptäste: Den *N. ophthalmicus* (Augenhöhlennerv), den *N. maxillaris* (Oberkiefernerv) und den *N. mandibularis* (Unterkiefernerv). Diese versorgen sensibel die Gesichtshaut, Nasen- und Mundhöhle sowie motorisch die Kaumuskulatur. Austrittsstelle ist der seitliche Abschnitt der Brücke.

VI. N. abducens (Augenabziehnerv)

Der Augenabziehnerv versorgt den äußeren geraden Augenmuskel, der das Auge zur Seite zieht. Ursprungsort ist der untere Rand der Brücke.

VII. N. facialis (Gesichtsnerv)

Der Gesichtsnerv versorgt die mimische Gesichtsmuskulatur. Ein Ast des N. facialis, der N. intermedius, tritt selbständig aus und führt sowohl die Geschmacksfasern als auch die sekretorischen Fasern für die meisten Drüsen des Gesichtsbereiches. Der N. facialis verläßt ebenso wie der N. vestibularis-cochlearis die Medulla im Kleinhirnbrückenwinkel.

VIII. N. vestibulocochlearis (Hör- und Gleichgewichtsnerv)

Der Hör- und Gleichgewichtsnerv enthält Anteile für das Hör- und Gleichgewichtsorgan.

IX. N. glossopharyngeus (Zungen- und Rachennerv)

Motorisch und sensibel versorgt der N. glossopharyngeus den Rachenbereich, die Drüsen am Zungengrund sowie die Parotis. Er enthält zudem noch einige Geschmacksfasern für das hintere Drittel der Zunge. Die Hirnnerven IX und X gehen seitlich von der Medulla oblongata ab und ziehen dann durch das Foramen jugulare.

X. N. vagus („umherschweifender Nerv")

Der N. vagus trägt seinen Namen aufgrund seines großen, weitverzweigten Innervationsgebietes. Den Kehlkopf- und unteren Rachenbereich versorgt er sensomotorisch. Kopf, Unterbauch, Herz, Lunge und der Magen-Darm-Trakt werden durch den parasymphatischen Teil dieses Nerven versorgt.

XI. N. accessorius

Vom N. accessorius wird der M. sternocleidomastoideus (Kopfwender) und der M. trapecius motorisch innerviert. Seine Fasern ziehen von der Medulla oblongata zum Foramen jugulare.

XII. N. hypoglossus (Hinterzungennerv)

Der N. hypoglossus verläßt die Medulla oblongata an der Vorderseite und zieht entlang des Hypoglossuskanals (Canalis hypoglossi) durch die Schädelbasis. Er versorgt motorisch die Zungenmuskulatur.

Das Liquorsystem

Innerhalb des Zwischenhirns befinden sich drei mit Liquor cerebrospinalis gefüllte Höhlen, die sogenannten Hirnventrikel. In sagittaler Richtung liegt im Hypothalamus der 3. Ventrikel. Oberhalb und zu beiden Seiten davon befinden sich, in die Großhirnhemisphären hineinreichend, die großen Seitenventrikel (1. und 2. Ventrikel). Diese sind über die Foramina Monroi (Foramen interventriculare) mit dem 3. Ventrikel verbunden (Abb. 18). Am dorsalen Ende des 3. Ventrikels führt ein enger Kanal (Aquäductus sylvii) zum 4. Ventrikel im Hinterhirn (Abb. 18). Am unteren Ende des 4. Ventrikels befinden sich drei kleine Öffnungen, die zu den äußeren Liquorräumen des Gehirns und des Rückenmarks führen.

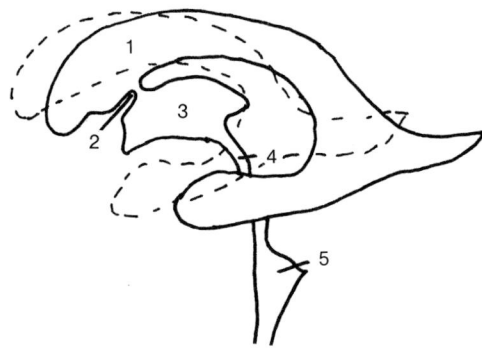

Abbildung 18: Das Ventrikelsystem
1. I. und II. Seitenventrikel, 2. Foramen Monroi, 3. III. Ventrikel, 4. Aquaeductus sylvii, 5. IV. Ventrikel

Der Liquor cerebrospinalis ist eine wasserklare Flüssigkeit, die nur geringe Mengen an Salzen und Glukose (ca. 60 mg %) enthält. Unter normalen Voraussetzungen sind im Liquor nur wenige Zellen vorhanden. Da der Inhalt der Zellenzählkammer 3 mm^3 beträgt, wird die Zellzahl für 1 mm^3 Liquor in Drittel angegeben z. B. 15/3 Zellen = 5 Zellen/mm^3. Die Gesamtmenge des Liquors beträgt ca. 180 bis 200 ml und der normalerweise herrschende Druck liegt, je nach Lage des Patienten, zwischen 12 und 20 cm H$_2$O.

Produziert wird der Liquor in den Adergeflechten (Plexus chorioideus). Da ständig Liquor produziert wird, muß dieser auch wieder rückresorbiert werden. Diese Funktion übernehmen die Arachnoidalzotten *(Pacchioni-Granulationen)*, welche sich in die venösen Blutleiter bzw. in den Bereich der Spinalnervenabgänge, wo ein Übertritt in das Venengeflecht und in die Nervenscheiden (Lymphbahnen) stattfindet, vorstülpen.

Der Liquor dient einerseits als Flüssigkeitspolster für das Gehirn und Rückenmark. Andererseits kommt ihm wahrscheinlich auch eine Funktion für den Stoffwechsel des ZNS zu.

Die Blutversorgung des Gehirns

Die *arterielle Versorgung* erfolgt über die A. carotis interna dextra und sinistra und über die A. vertebralis dextra und sinistra, die aus der A. subclavia entspringt und durch das Foramen magnum in das Schädelinnere zieht. Diese vier großen Gefäße bilden durch Verbindungen an der Schädelbasis den sogenannten *Circulus arteriosus Wilisii* (Abb. 19). Von dort aus entspringen die drei Hauptgefäße, welche das Gehirn in bestimmten Bereichen mit Blut versorgen:

1. **A. cerebri anterior** – versorgt Teile des Stirn- und Schläfenlappens;

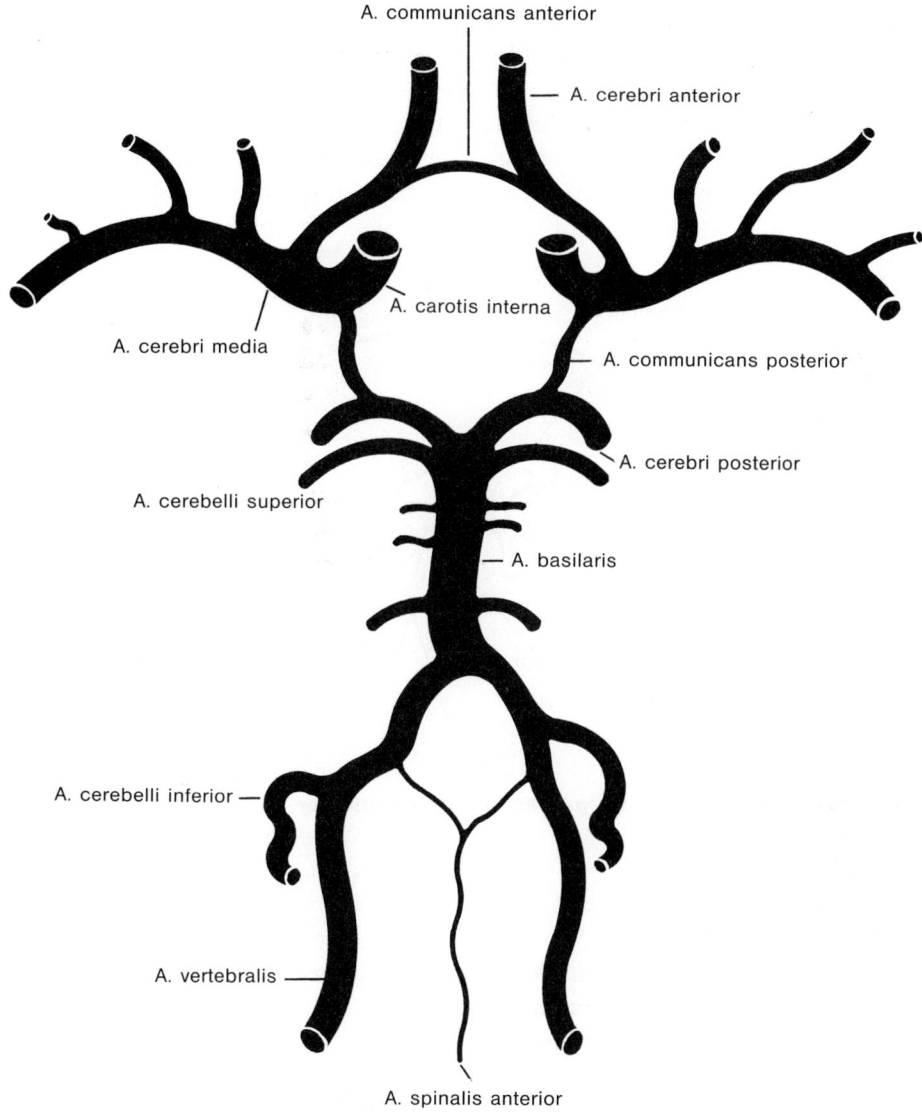

Abbildung 19: Circulus arteriosus Wilisii

2. **A. cerebri media** – setzt sich in Richtung der A. carotis interna fort und verzweigt sich an den Seiten der Großhirnhemisphären in zahlreiche Äste. Hauptversorgungsgebiet sind Teile des Stirn-, Scheitel- und Schläfenlappens;
3. **A. cerebri posterior** – versorgt die Unterfläche des Schläfenlappens sowie den Hinterhauptslappen.

Die Versorgung der Dura mater erfolgt zum Großteil über die A. meningea media. Sie entspringt aus der A. maxillaris, zieht dicht vor dem Ohr nach oben und gelangt durch das Foramen spinosum ins Schädelinnere.

Die *Venen* des Gehirns unterscheiden sich von den übrigen des Körpers darin, daß sie keine Venenklappen besitzen und im ungefüllten Zustand nicht kollabieren. An der Gehirnoberfläche im Subarachnoidalraum verlaufen die großen Venen, unter dem Ependym die kleinen Venen.

Aus den oberflächlichen Venen (Vv. cerebri superficiales) erfolgt der venöse Abfluß in die Sinus venosi (große Blutleiter), während das Blut aus den tiefen Venen zunächst in die V. cerebri magna fließt, um dann gesammelt über die Vv. jugulares zur V. cava und zurück zum Herzen zu gelangen (Abb. 20).

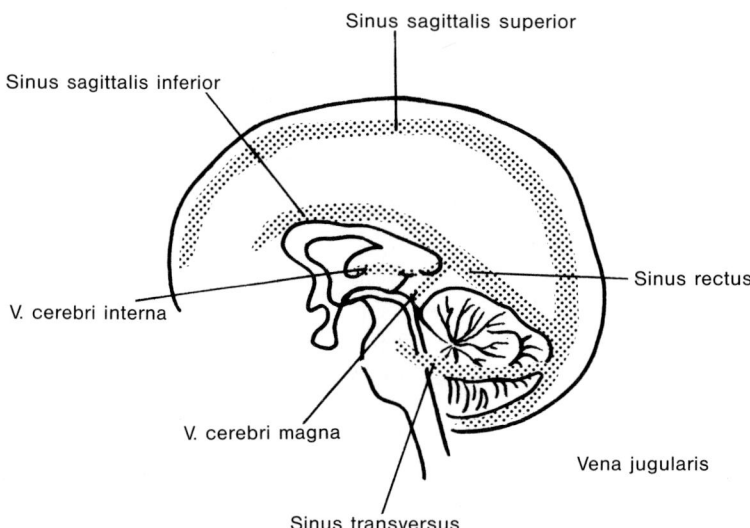

Abbildung 20: Darstellung der großen venösen Bluttleiter

Die Hirnhäute

Das ZNS ist von drei Hüllen (Meningen) umgeben:
● der harten Hirnhaut (Dura mater encephali)
● der weichen Hirnhaut (Pia mater)
● der Spinngewebshaut (Arachnoidea)

Die *harte Hirnhaut* ist fest, derb und kleidet die Innenfläche der Schädelhöhle aus. Im Wirbelkanal umhüllt sie als Dura mater spinalis das Rückenmark und die Cauda equina. Fortsetzungen der Dura mater sind die *Großhirnsichel* (Falx

34

cerebri), welche die beiden Großhirnhemisphären trennt, die *Kleinhirnsichel* (Falx cerebelli), die den Verlauf der Großhirnsichel in die hintere Schädelgrube bis zum Foramen magnum fortsetzt und das *Kleinhirnzelt* (Tentorium cerebelli), das Groß- und Kleinhirn trennt. In dessen Mitte befindet sich der *Tentoriumschlitz* für den Durchtritt des Hirnstammes.

Die Oberfläche von Gehirn und Rückenmark überziehend schließt sich die *weiche Hirnhaut* an. Sie kleidet dabei auch sämtliche Furchen aus. Ihre Struktur weist ein lockeres Bindegewebe auf.

Zwischen der weichen und der harten Hirnhaut bildet die *Arachnoidea* eine lockere Verbindung. Sie folgt allerdings der weichen Hirnhaut nicht bis in die Furchen, sondern spannt sich wie ein Dach darüber. Die dadurch entstehenden Räume werden als Zisternen bezeichnet. Die größte Zisterne ist die auf der Rückseite zwischen Kleinhirn und Medulla gelegene Cisterna cerebellomedullaris, Punktionsstelle für die occipitale Liquorpunktion.

Durch die Übereinanderlagerung der drei Hirnhäute entstehen der epi- und subdurale Raum, sowie der Subarachnoidalraum.

Das Rückenmark (Medulla spinalis)

Das Rückenmark ist die fließende Verlängerung der Medulla oblongata. Sein Durchmesser beträgt etwa 1 bis 1,5 cm. Es durchzieht schlauchförmig den Wirbelkanal und reicht etwa bis zum 2. Lendenwirbel. Danach geht es in ein fadenförmiges Endstück (Filum terminale) über, welches in den Pferdeschwanz (Cauda equina) der Spinalnerven eingebettet ist. Die Spinalnerven ziehen vom Ende des Rückenmarks zu ihren entsprechenden Zwischenwirbellöchern bis zum 5. Sakralsegment (Abb. 21).

Auch das Rückenmark ist von den drei Hirnhäuten umgeben. Der relativ weite, spaltförmige Subarachnoidalraum ist mit Liquor cerebrospinalis gefüllt. Da das Rückenmark selbst nur bis zum 2. Lendenwirbel reicht, kann es bei einer Liquorpunktion in Höhe von LWK 3 und 4 nicht zu dessen Verletzung kommen.

Ebenso wie die Hirnsubstanz besteht das Rückenmark aus grauer und weißer Substanz. Die graue Substanz besteht vorwiegend aus Nervenzellen und ist in einer Schmetterlingsform angelegt (Abb. 22). Aus den Vorderhörnern ziehen die motorischen (efferenten) Wurzeln der Spinalnerven zur Peripherie. In die Hinterhörner treten die sensiblen Nervenfasern (afferente Bahnen) aus der Peripherie ein und ziehen dann durch das Rückenmark nach oben in das Gehirn. Vor dem Hinterhorn schaltet sich innerhalb des Wirbelkanals eine Nervenzellenanhäufung, das *Spinalganglion*, ein. Im Bereich des Zwischenwirbelloches vereinigen sich die motorischen und sensiblen Wurzeln zum Spinalnerven.

Die weiße Substanz enthält dagegen die Leitungsbahnen von und zum Gehirn. In ihr lassen sich eine Vielzahl kurzer Faserbahnen (z. B. Verbindungs-

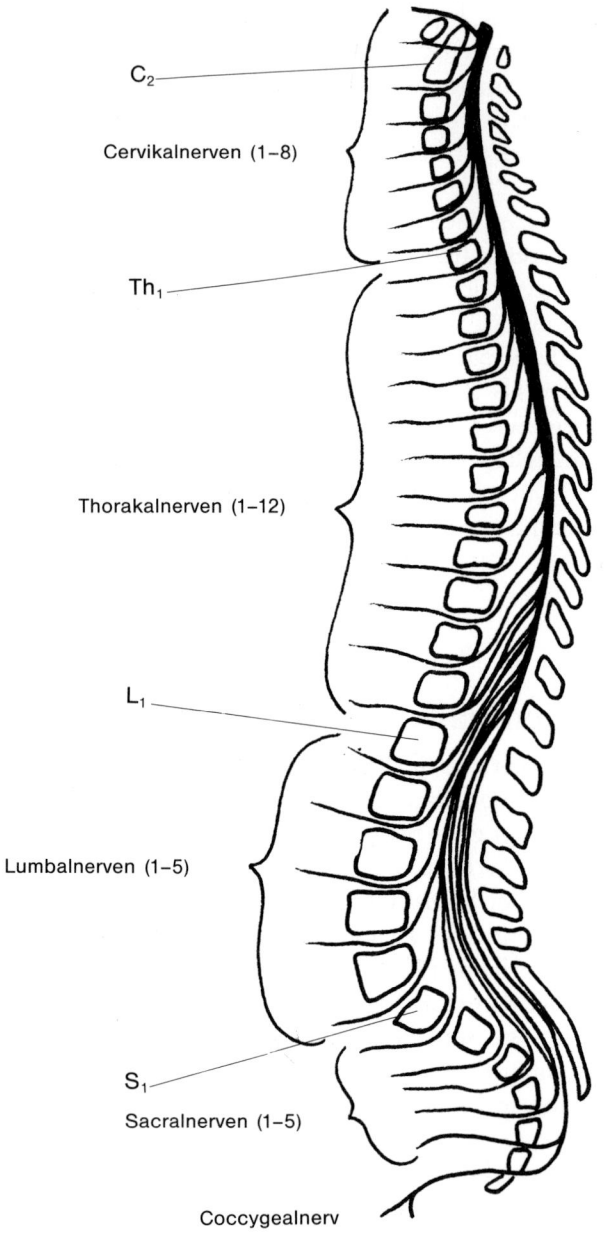

C$_2$

Cervikalnerven (1–8)

Th$_1$

Thorakalnerven (1–12)

L$_1$

Lumbalnerven (1–5)

S$_1$

Sacralnerven (1–5)

Coccygealnerv

Abbildung 21: Segmentale Zuordnung der Spinalnerven

bahnen zur Reflexübermittlung) und längere auf- und absteigende Fasern nachweisen. Zu den langen Faserbahnen zählen die Pyramidenbahn und die extra-
pyramidalen Bahnen, die unwillkürlich zum Beispiel den Muskeltonus regulieren. Diese Fasern enden an den Nervenzellen der Vorderhörner, wo eine Um-
schaltung des Reizes auf den Spinalnerven erfolgt. Als Stützgewebe in der weißen und grauen Substanz findet sich die sogenannte Neuroglia.

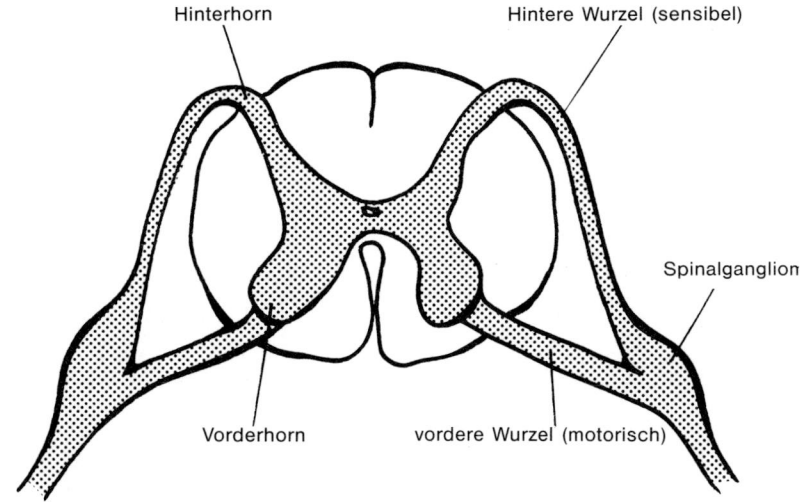

Hinterhorn   Hintere Wurzel (sensibel)

Spinalganglion

Vorderhorn   vordere Wurzel (motorisch)

Abbildung 22: Schematischer Rückenmarksquerschnitt

Die peripheren Nerven

Nachdem sich die vordere und hintere Wurzel der jeweiligen Körperseite zum Spinalnerven vereinigt haben, zieht dieser zu seinem entsprechenden Innervationsgebiet in die Peripherie. Dort enthält der Spinalnerv bereits Fasern des vegetativen Nervensystems. Die einzelnen Faserbündel (Faszikel) sind von Perineurium umgeben. Jeweils mehrere Faszikel, und dazwischen die versorgenden Blutgefäße, werden vom Epineurium umschlossen und bilden den peripheren Nerven.

Das vegetative Nervensystem

Das autonome oder vegetative Nervensystem ist praktisch die Steuerung unserer unwillkürlichen und außerhalb unseres Bewußtseins stattfindenden Lebensfunktionen. Der Sympathikus und der Parasympathikus (N. vagus) stehen mit unserer Psyche in enger Verbindung. Deren Tätigkeit ist so aufeinander abgestimmt, daß es zu einem harmonischen Gleichgewicht kommt. Vom vegetativen Nervensystem werden insbesondere die inneren Organe, das Blutgefäßsy-

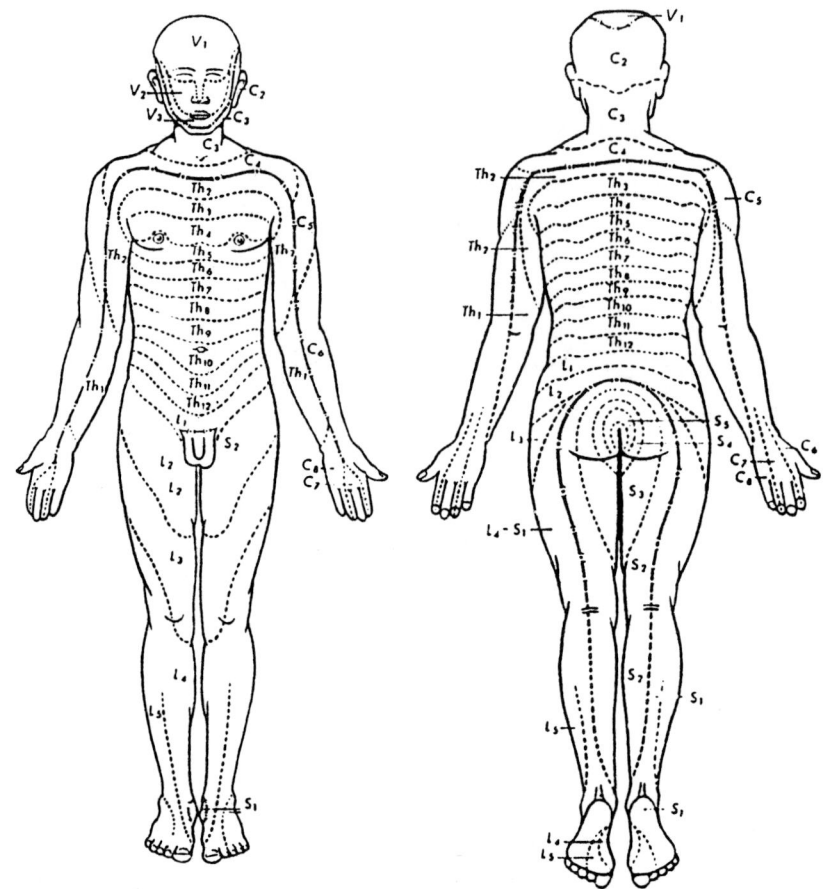

Abbildung 23: Versorgungsgebiet der einzelnen Rückenmarkssegmente

stem, die Drüsen und die glatte Muskulatur versorgt. Im Bereich der Medulla oblongata, der Brücke und des Mittelhirns liegen autonome Zentren unter anderem für die Atmung, den Kreislauf und für Stoffwechselvorgänge. Es ist anzunehmen, daß im Gehirn übergeordnete Zentren zur allgemeinen Koordinierung dieses Nervensystems vorhanden sind. Die einzelnen Teile des vegetativen Nervensystems können aber auch selbständig funktionieren, zum Beispiel beim Ausfall zentraler Steuerorgane (autonome Tätigkeit).

2. Diagnostik

Von Dietmar Horch

Röntgen-Nativaufnahme des Schädels

Röntgen-Aufnahmen eines Körperteils, ohne die Anwendung eines Kontrastmittels, werden als Nativaufnahmen bezeichnet. Diese Technik erlaubt am Schädel eine Beurteilung des knöchernen Skeletts, aber keineswegs eine Beurteilung der in der Tiefe liegenden Gebilde, wie dies ein Tomogramm ermöglichen kann. Bei Schädel-Hirn-Traumen ist eine Nativaufnahme unerläßlich, auch wenn es sich nur um Bagatelltraumen des Schädels handelt. Aber auch bei intrakraniellen Tumoren können Nativaufnahmen wertvolle Hinweise auf destruktives Wachstum liefern.

Der Nachweis einer Fraktur bei Röntgenaufnahmen des Schädels gibt einen Hinweis auf den Schweregrad eines Kopftraumas, damit auch indirekt auf den Schweregrad einer Hirnbeteiligung. Insbesondere ist die Wahrscheinlichkeit einer epiduralen Blutung deutlich höher. Umgekehrt macht das Fehlen des nachweises einer Schädelfraktur keineswegs eine weitere Diagnostik oder eine optimale Überwachung überflüssig. Es kann trotzdem ein schweres Schädel-Hirn-Trauma mit Kontusionen, Blutungen und Hirnödem vorliegen.

Diese Röntgenaufnahmen dürfen nur bei instabilen Patienten mit traumatischem Schock, lebensbedrohlichen Blutungen oder epiduralen Hämatomen wegen der Dringlichkeit ihrer Versorgung aufgeschoben werden.

Röntgen-Nativaufnahmen des Schädels werden routinemäßig im sagittalen Strahlengang (anterior-posterior = a.p.) und von einer Seite angefertigt. Auf ihnen lassen sich alle Frakturen des Schädeldaches, Veränderungen an den Schädelknochen sowie innerhalb des Kopfes gelegene Verkalkungen erkennen. Zur Darstellung der Schädelbasis dienen im axialen Strahlengang mit überstreckter Halswirbelsäule aufgenommene Bilder.

Bei gesonderter Fragestellung der einzelnen Fachgebiete (HNO, Kieferchirurgie) sind unter Umständen noch Spezialaufnahmen nötig.

1. **Sella Zielaufnahme:** Die Beurteilung der Sella turcica ist vor allem zur Diagnostik der Hypophysentumoren wichtig.
2. **Felsenbeine nach Stenvers:** Bei dieser Aufnahme kann man das Innenohr, Strukturen des Felsenbeines und vor allem den Eintritt des VIII. Hirnnerven in die Pyramide erkennen. Sie dienen auch zur Diagnose von Kleinhirnbrükkenwinkeltumoren, entzündlichen Prozessen sowie von Felsenbeinfrakturen.

3. **Warzenfortsätze nach Schüller:** Die Aufnahme des Mastoids und der Squama temporalis dienen hauptsächlich der Diagnose von Frakturen des Schläfenbeines.

4. **Augenhöhle nach Rhese:** Zum Studium der Orbita und benachbarter Strukturen sind neben den typischen Orbita- und Nasennebenhöhlenprojektionen oft gezielte Aufnahmen in der Achse des Canalis opticus notwendig. Bei Verdacht auf ein Gliom des Nervus opticus oder einen Orbitatumor wird der Canalis nervi optici, durch den der Sehnerv in die Orbita eintritt, mit dieser Spezialaufnahme untersucht.

5. **Aufnahmetechniken nach Towne und Welin:** Nach Towne erzielt man Aufnahmen der hinteren Schädelgrube, nach Welin erhält man die Darstellung der vorderen Schädelgrube und der Stirnhöhle.

Röntgen-Nativaufnahme der Wirbelsäule

An der Wirbelsäule werden ebenso wie im Schädel die Routineaufnahmen in zwei Ebenen ausgeführt. Da man keine Wirbelsäulengesamtaufnahme machen kann, werden aus technischen Gründen die Hals-, Brust-, Lendenwirbelsäulenaufnahmen getrennt angefertigt. Hierbei sind Frakturen oder Verrenkungen der Wirbelkörper zu erkennen. Weiterhin kann man altersbedingte Veränderungen der Wirbelsäule (Osteoporose usw.) sowie Knochenveränderungen aufgrund von Tumoren oder Entzündungen erkennen.

Bei der Notfalldiagnostik von Schädel-Hirn-Traumatisierten gehört die Röntgen-Nativaufnahme der Halswirbelsäule zur Pflicht, da Frakturen und Dislokationen durch die Schleuderwirkung auszuschließen sind. Diese im Liegen angefertigten Aufnahmen lassen allerdings meist eine Beurteilung des 7. Halswirbelkörpers nicht zu.

Liegen Verletzungen des Thorax oder Abdomen vor, ist zusätzlich die Brust- und Lendenwirbelsäule in zwei Ebenen zu röntgen.

Die Bandscheiben stellen sich auf den Nativaufnahmen nicht dar, trotzdem kann man eine eingeschränkte Beurteilung anhand der zwischen den Wirbelkörpern gelegenen Räume geben. Eine Beurteilungsmöglichkeit des Rückenmarks ergibt sich aus den Röntgen-Übersichtsaufnahmen der Wirbelsäule ebensowenig wie eine Beurteilungsmöglichkeit des Gehirns aus den Nativaufnahmen des Schädels. Dazu sind besondere Kontrastmittelverfahren erforderlich.

Liquordiagnostik

Für eine große Zahl von Erkrankungen des Gehirns ist die Liquordiagnostik unerläßlich. Die beiden Methoden Liquor cerebrospinalis zu gewinnen bestehen in der Punktion des Subarachnoidalraumes im Lumbal- oder Suboccipitalbereich.

Lumbalpunktion

Die Lumbalpunktion wird meist im Sitzen oder in Seitenlage durchgeführt. Nach Desinfektion, Lokalanästhesie und steriler Abdeckung wird mit einer Spezialkanüle (z. B. Quincke-Babcock-Nadel mit Mandrin) der Zwischenraum zwischen $L_3 - L_4$ oder $L_4 - L_5$ punktiert. Nach Durchstechen der Bänder, die der Wirbelsäule Stabilität und Elastizität verleihen (dem Ligamentum flavum, Ligamentum interspinale und dem Ligamentum supraspinale), erreicht man den Subarachnoidalraum, aus dem man Liquor abtropfen lassen kann (Abb. 1).

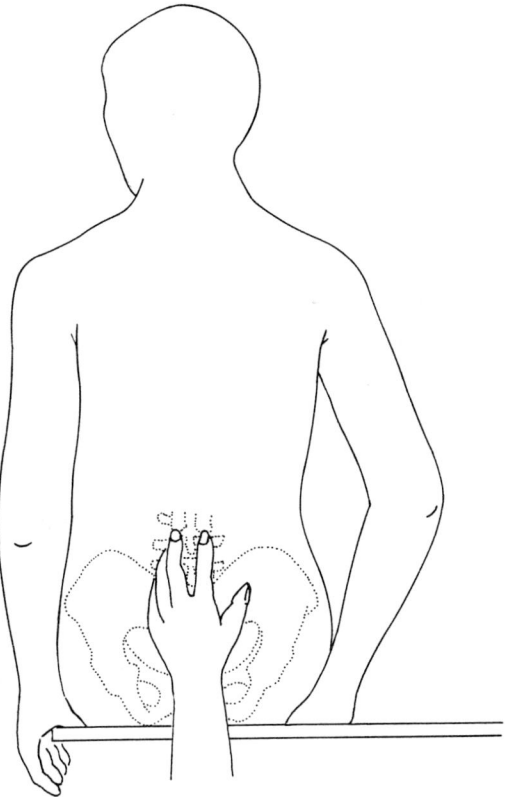

Abb. 1.: Lumbalpunktion

Oberhalb des 2. Lendenwirbels sollte man nicht mehr Punktieren, da das Rückenmark bis dorthin reicht und es bei Verletzung zu irreparablen Lähmungserscheinungen kommen kann.

Suboccipitalpunktion

Bei der Suboccipitalpunktion wird zwischen Hinterhauptschuppe und dem ersten Halswirbel punktiert. Dies geschieht mit ähnlicher Technik wie bei der

Lumbalpunktion, hier wird aber die Cisterna magna punktiert (Abb. 2 + 3). Die Cisterna magna ist ein liquorgefüllter Raum, der im Winkel zwischen Kleinhirn und Medulla oblongata unter der die Hirnteile umspannenden Arachnoidea liegt.

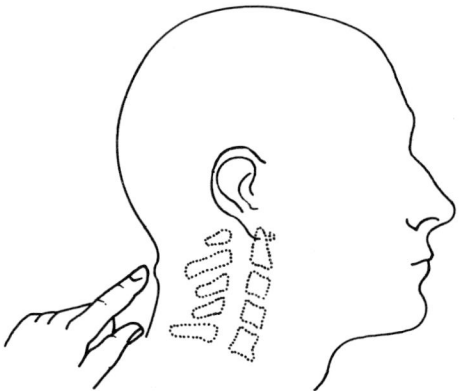

Abb. 2: Suboccipitalpunktion

Die Suboccipitalpunktion ist technisch etwas einfacher als die Lumbalpunktion, weil der Weg der Punktionsnadel nicht durch knöcherne Hindernisse beengt ist. Sie ist aber risikoreicher, da auch der geübte Untersucher versehentlich die Arachnoidalgefäße verletzen und so eine Blutung in die Cisterna cerebellomedullaris auslösen kann. Deshalb wird sie heute nicht mehr zur Routineuntersuchung verwendet.

Cave:

Bei erhöhtem intrakraniellen Druck (Hirnödem, Hirntumor oder Blutung) ist eine Punktion des Subarachnoidalraumes gefährlich, da es bei Liquorentnahme zu einer plötzlichen Druckentlastung im Schädel kommen kann. Daraus kann eine Einklemmung des Hirnstammes im Tentoriumschlitz oder Hinterhauptsloch bewirkt werden, die zum Tod führen kann. Da man einen chronisch erhöhten intrakraniellen Druck durch Spiegelung des Augenhintergrundes (Stauungspapille) feststellen kann, ist eine Augenhintergrundsspiegelung vor Beginn einer Lumbal- bzw. Suboccipitalpunktion unerläßlich.

Seit Einführung des CCT hat die Lumbalpunktion viel an diagnostischem Wert verloren. Akute Krankheitsbilder, wie subdurale oder intrazerebrale Blutungen, gehen zudem oft mit einer Steigerung des intrakraniellen Drucks einher und gelten deshalb heute als relative Kontraindikation für die frühe diagnostische Lumbalpunktion.

Queckenstedtscher Versuch

Wird bei einem liegenden Patienten an der Lumbalpunktionskanüle ein Steigrohr angeschlossen, kann der Liquordruck gemessen werden. Der normale

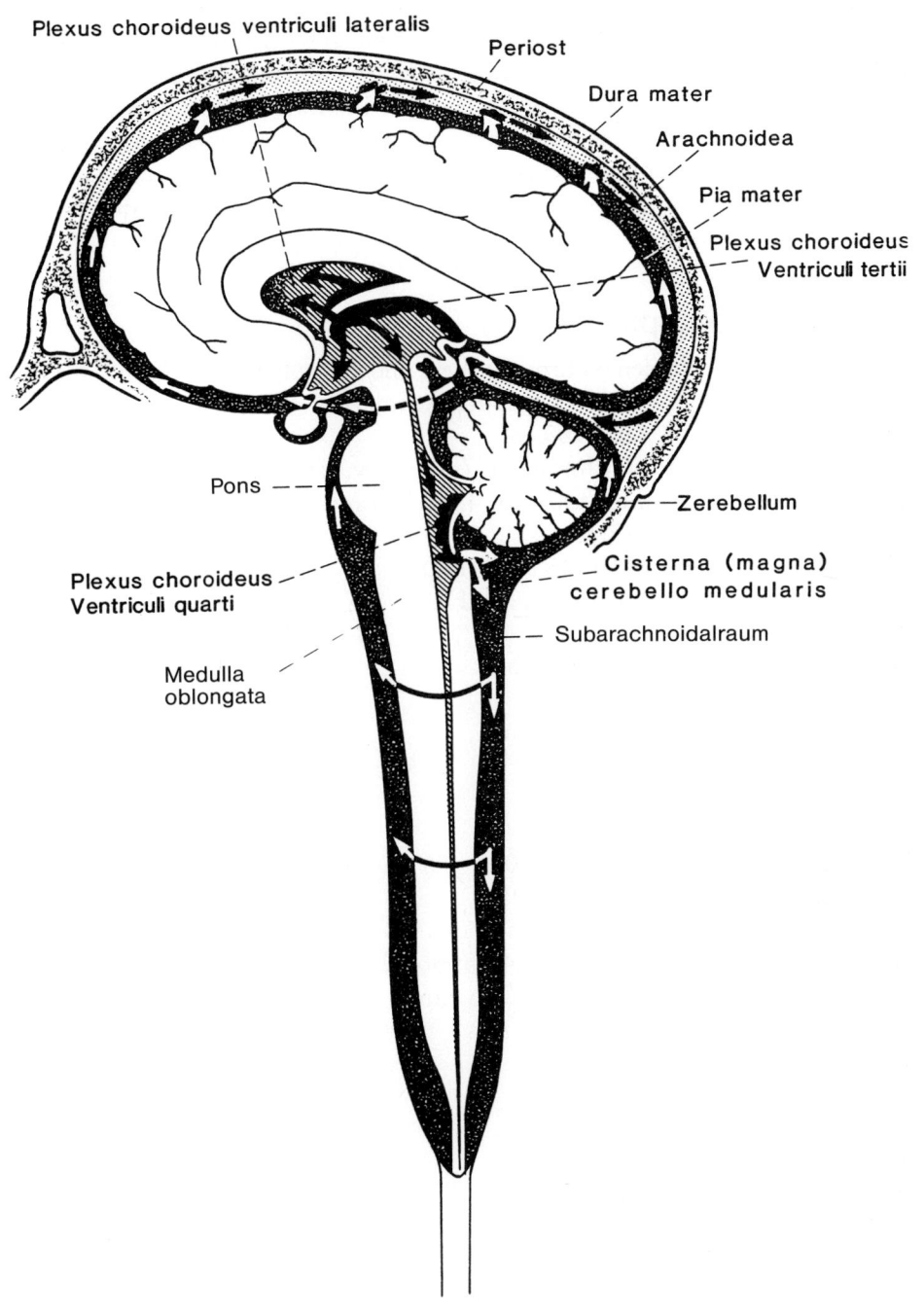

Plexus choroideus ventriculi lateralis

Periost

Dura mater

Arachnoidea

Pia mater

Plexus choroideus
Ventriculi tertii

Pons

Zerebellum

Plexus choroideus
Ventriculi quarti

Cisterna (magna)
cerebello medularis

Subarachnoidalraum

Medulla
oblongata

Abb. 3: Schema der Liquorbildung und der Liquorzirkulation

Liquordruck sollte 20 cm Wassersäule nicht überschreiten. Er steigt beispielsweise durch Pressen (Bauchpresse) oder durch Kompression beider Jugularvenen (Queckenstedt Versuch) an. Bei diesem Versuch wird durch venöse Abflußbehinderung eine Blutvolumenzunahme im Gehirn und dadurch ein Anstieg des intrakraniellen Drucks bewirkt, der sich auf die Liquorflüssigkeit überträgt. Der Liquordruck muß sofort nach Kompression der Jugularvenen ansteigen, sowie bei Aufheben der Venenkompression wieder auf den Normalwert zurückgehen. Steigt oder fällt der Liquor nur langsam, ist dies ein Anhalt für ein Liquorpassagehindernis (Tumor?).

Liquor cerebrospinalis

Vorkommen:	In den 4 Hirnventrikeln und den subarachnoidalen Räumen des Gehirns und Rückenmarks
Menge:	ca. 120 – 200 ml
Bildung:	Plexus choroideus (tertii usw., siehe Abbildung 3)
Bildungsmenge:	20 ml / Std. – ca. 450 – 500 ml / die
pH:	7,31 – 7,33
pCO_2:	6,17 kPa (46,3 mmHg)
pO_2:	5,49 kPa (41,2 mmHg)
HCO_3:	23,5 mmol / 1
Aussehen:	Wasserklar, farblos
spez. Gewicht:	1006 – 1009
Zellzahl:	0 – 5 Zellen / cm^3
Gesamteiweiß:	0,16 – 0,4 g / 1
Albumine:	0,1 – 0,3 g / 1
IgG:	0,01 – 0,04 g / 1
Glukose:	3,4 mmol / 1 (60 mg %) ca. 2/3 des Blutglukosegehalts
Laktat:	1,1 – 2,2 mmol / 1
Phosphate:	0,03 – 0,05 g / 1
Na:	135 mmol / 1 – 142 mmol / 1
K:	2,85 mmol / 1 – 3,05 mmol / 1
Cl:	158 – 178 mmol / 1

Myelographie

Die Myelographie wird bei Verdacht auf einen raumfordernden Prozeß im Bereich des Rückenmarks und des Wirbelkanals gemacht. Sie dient zur Kontrastmitteldarstellung des Spinalkanals. Man unterscheidet die positive Myelographie mit speziellen jodhaltigen Kontrastmitteln von der negativen Myelographie mit Luft und Gas. Der Zugangsweg entspricht der der Lumbalpunktion.

Positive Myelographie

Ölige Kontrastmittel

Nach Injektion von ca. 5 ml Kontrastmittel wird die Passage des Kontrastmittels im Spinalkanal auf einem Bildwandler verfolgt. Dafür benötigt man eine Tischeinrichtung, die eine Gesamtneigung des Patienten (Kopftieflage) ermöglicht. Das Kippen des Tisches muß langsam erfolgen, um den Strom des Kontrastmittels nicht abreißen zu lassen. Hat die Kontrastmittelsäule den zervikalen Spinalkanal erreicht, so muß durch retrogrades Kippen des Tisches das Einfließen des Kontrastmittels in den intrakraniellen Raum verhindert werden. Nach Beendigung der Untersuchung muß durch entsprechendes Kippen des Tisches erreicht werden, daß sich das Kontrastmittel im Lumbalraum sammelt, wo man es zum größten Teil wieder entfernen kann. Ölige Kontrastmittel haben den Nachteil, daß sie eine besondere Neigung zur Arachnoiditis verursachen können.

Wasserlösliche Kontrastmittel

Das Prinzip ist auch hier das gleiche. Man appliziert ca. 10 ml einer Lösung mit einer Jodkonzentration von ca. 200 – 250 mg Jod / ml. Die Passage der Substanz wird auf einem Bildwandler verfolgt. Erkennt man eine Passagenbehinderung, so fertigt man gezielte Röntgenaufnahmen im sagitalen und seitlichen Strahlengang, bei Bedarf auch Schichtaufnahmen an.

Negative Myelographie

Ausgehend von einer Lumbalpunktion wird nach Entnahme von etwa 30 – 80 ml Liquor eine – je nach Untersuchungstechnik – unterschiedliche Luftmenge in den Subarachnoidalraum eingeblasen. Somit kann man Strukturen differenzieren, die von der Luft abgegrenzt werden.

Diese Methode ist wegen der mit ihr verbundenen Reizung der Hirnhäute und des Liquorunterdrucks eine für die Patienten unangenehme und belastende Untersuchung, die durch die Computer-Tomographie und NMR-Tomographie entbehrlich geworden ist.

Hirnszintigraphie

Einleitung

Die verschiedenen zur Isotopendiagnostik, intravenös eingebrachten, radioaktiven Stoffe (Isotope) reichern sich in der Blutbahn und im Gewebe unterschiedlich an. Es entsteht, in Abhängigkeit vom applizierten Isotop, in dem zu untersuchenden Organ eine definierte Strahlung. Diese Strahlung kann mittels eines Scanners oder einer Gamma-Kamera gemessen, registriert und aufgezeichnet werden. Durch farbige Striche auf einem Papier beziehungsweise, in der heutigen Computertechnik, durch Farbbilder auf einem Monitor, gibt der Scanner ein Bild der unterschiedlichen Aktivitätsanreicherung des Isotops im Körper wieder. Mit der Color-Szintigraphie kann die Intensität der gemessenen Strahlung veranschaulicht werden.

Während der Scanner die jeweils gespeicherte Radioaktivität der zu untersuchenden Körperregionen aufzeichnet, erfolgt bei der Gamma-Kamera eine Direktaufzeichnung der während der Untersuchung auftretenden Radioaktivität. Sie wird auf einem Monitor gezeigt, von dem man dann mittels einer Polaroid-Kamera das Szintigramm beziehungsweise dessen Verlauf fotografieren kann. Wegen der hohen Bildfrequenz der Gamma-Kamera ist es möglich, Funktionsabläufe wie die Hirndurchblutung darzustellen.

Um zu erkennen, ob sich ein pathologischer Prozeß (Tumor, Blutung, Infarkt) innerhalb des Kopfes abspielt, oder um die Gehirndurchblutung zu beurteilen (Hirntod), ist die Szintigraphie sehr aussagekräftig, für die Patienten wenig belastend und relativ ungefährlich.

Methodik

Die Hirnszintigraphie wird heute überwiegend mit einem kurzlebigen Radionuklid durchgeführt. Wegen seiner günstigen physikalischen Eigenschaften eignet es sich dafür am besten das Radioisotop Technetium 99 m (^{99m}Tc). Es hat eine physikalische Halbwertzeit von etwa 6 Std. und eine geringe Gesamtkörperbelastung von 0,2 rad. Die kurze Halbwertzeit des Nuklids macht eine Herstellung dieses Stoffes im eigenen Isotopenlabor nötig. Man gewinnt diesen Stoff an Ort und Stelle als Pertechnetat in Zusammenhang mit Natriumsalzen als fertig applizierbares Natriumpertechnetat.

Wie Perchlorat und Jodid reichert es sich bevorzugt in der Schilddrüse, Speicheldrüse, Magenschleimhaut, Schleimhaut der Nase, des Mundes und Rachens an, außerdem auch im Plexus choroideus (Liquor Bildungsort). Die Elimination dieses Stoffes geschieht hauptsächlich über die Nieren und durch Sekretion aus der Magenschleimhaut und der Speicheldrüsen des Darms.

Um eine unerwünschte Aufnahme des Na-Pertechnetats in die angegebenen Organe, hauptsächlich die Schilddrüse, zu vermeiden, muß man diese vor der Untersuchung mit Gaben von Kaliumperchlorat, aufsättigen. Das verhindert auch eine Fehlinterpretation des Hirnszintigramms infolge störender Anreicherung im Plexus choroideus.

Von entscheidender Bedeutung für die Erfassung pathologischer Prozesse ist deren Größe und Lage. Die Wahrscheinlichkeit, eine intrakranielle Läsion durch die Szintigraphie zu erfassen, steht in Bezug zu ihrer Lokalisation und Größe. Prozesse unterhalb der Größe eines Kirschkerns (= 1 cm Durchmesser) sind in der Regel nicht zu erfassen.

Haupttechniken der Szintigraphie

Statische Szintigraphie

Bei der statischen Szintigraphie wird die Verteilung des Isotops im Gehirn nach Eintreten eines stabilen Zustandes zwischen Anfluten, Gewebebindung und Abtransport untersucht. Die statische Hirnszintigraphie unterscheidet sich von der der anderen Organe durch eine Besonderheit des Gehirns: der *Blut-Hirn-Schranke*. Sie ist für die üblicherweise benutzten Isotope, abgesehen von ganz geringen Anteilen, unüberwindbar. Im normalen, durch pathologische Vorgänge nicht veränderten Hirngewebe reichern sich Radionuklide nicht oder nur minimal an. Das gesunde Gehirn kommt szintigraphisch nicht zur Darstellung. Das normale Hirnszintigramm ist durch die Darstellung der extrazerebralen Strukturen (Haut, Muskeln, Knochen, Schleimhäute) gekennzeichnet.

Es können nur intrazerebrale Prozesse aufgezeigt werden, wenn die physiologisch vorhandene Barriere, die Blut-Hirn-Schranke, gestört ist. Dies geschieht zum Beispiel bei der Zerstörung von vorgegebenen Strukturen durch einen Tumor oder durch eine erhöhte Vaskularisierung wie bei einem Angiom.

Eine allgemeine Voraussetzung für die direkte szintigraphische Darstellung krankhafter Prozesse ist die Ausbildung eines ausreichend großen Konzentrationsgefälles zwischen den gesunden und kranken Gewebebereichen. Dieses Konzentrationsgefälle hängt für das Gehirn von folgenden Faktoren ab:

1. **Schädigung der Blut-Hirn-Schranke,** die normalerweise verhindert, daß Nuklide und verschiedene andere Substanzen, die im Blut gelöst sind, aus dem Blutgefäßsystem in das Gehirngewebe übertreten.
2. **Vermehrte Permeabilität** durch neu- oder fehlgebildete sowie pathologische Blutgefäße.
3. **Vermehrte Vaskularisation** bei pathologischen und reparativen Prozessen, wie Kapseln von Hämatomen und Abszessen sowie bei Tumoren.

Mit der Standardmethode der Hirnszintigraphie wird 30 – 45 Minuten nach der Nuklidapplikation begonnen. Wichtige Voraussetzung für das technische Gelingen der Untersuchung ist die ordnungsgemäße Lagerung der Patienten. Der Patient darf während der Untersuchung den Kopf nicht bewegen, da es sonst, wie auch bei einer Röntgenaufnahme, zu Verzeichnungen und Verzerrungen kommen kann. Nötigenfalls muß man hier die Patienten sedieren, um eine gute und saubere Untersuchung zu gewährleisten.

Dynamische Szintigraphie (Sequenzszintigraphie)

Wie schon erwähnt, tritt das Radionuklid bei intakter Blut-Hirn-Schranke nicht aus den Gefäßen des Gehirns in den extravasalen Raum, d. h. in das Gewebe, über. Somit kann man das Ausmaß der Hirndurchblutung feststellen, indem man die Radioaktivität mißt, die sich in den Gefäßen bzw. im durchströmenden Blut befindet. Da die durchfließende Radioaktivität rasch abnimmt, muß innerhalb von 60 – 80 Sekunden nach der Injektion eine Serie von Untersuchungsaufnahmen gemacht werden. Wegen der erforderlichen raschen Bildfrequenz dieser Methode ist die dynamische Szintigraphie nur mit einer Gammakamera, nicht mit dem Scanner möglich.

Nach Anlegen einer Stauung am Oberarm erfolgt eine rasche Injektion von Technetium in möglichst hoher Konzentration als Bolus in eine Kubitalvene. Nach Lösen der Staubinde erfolgt die Impulsregistrierung durch die Kamera und Speicherung auf einem Magnetband. Die bildliche Darstellung erfolgt auf Polaroid- oder Röntgenfilm. Die erste Aufnahme erfolgt etwa 12 – 16 Sekunden nach Lösen der Staubinde. Danach folgt eine schnelle Serie von 10 – 15 Aufnahmen innerhalb von 45 – 70 Sekunden.

Man erhält aber nur Bilder in einer Aufnahmeposition, da der Patient in der Kürze der Zeit nicht umgelagert werden kann. Meist werden nur frontale Szintigramme mit dieser Untersuchungsmethode erstellt. Etwa 8 – 12 Sekunden nach Injektion des Nuklids läßt sich normalerweise im Halsbereich die erste Radioaktivität nachweisen. Dies entspricht der Nuklidanflutung in den A. carotis communis, A. carotis internae und externae, A. vertebrales und anderen aufsteigenden Ästen der A. subclaviae. Die nächste Aufnahme, 12 – 16 Sekunden später, zeigt die A. cerebri mediae beiderseits, sowie der A. cerebri anteriores. Nach etwa 20 Sekunden erfolgt die arteriovenöse Übergangsphase und dann eine Mischung im Lungenkreislauf, gefolgt von weiteren Rezirkulationen des arteriovenösen Systems, die keine genaue Messung der Gehirndurchblutung mehr erlauben. Wenn 30 – 45 Minuten vergangen sind, wird jede dynamische Hirnszintigraphie routinemäßig durch die statische Hirnszintigraphie in den vier Grundeinstellungen ergänzt.

Da die Hirnszintigraphie wesentlich weniger belastend ist und auch eine geringere Komplikationsrate gegenüber der zerebralen Angiographie aufweist, hat sie sich einen festen Platz in der neuro-radiologischen Diagnostik erobert.

Elektroenzephalographie (EEG)

In der Diagnostik zerebraler Erkrankungen sowie in der Therapieüberwachung nimmt die Elektroenzephalographie einen besonderen Stellenwert ein. Sie ist in der Lage, Funktionen und Störungen der Hirnrinde zu dokumentieren und darzustellen. Man muß sich aber im klaren sein, daß diese Methode nur im Zusammenhang mit weiteren neurologischen Untersuchungsbefunden zu werten ist.

Prinzip

Wie beim EKG wird beim EEG die bioelektrische Tätigkeit des Gehirns durch Ableitung und Registrierung von Potentialschwankungen aufgezeichnet. Von der Hirnoberfläche gehen dauernd kleinste Ströme mit Spannungen von einigen millionstel Volt aus, die man auch von der Schädelaußenseite ableiten, verstärken und dann aufzeichnen kann. Für diese Ableitungen benötigt man eine Anordnung von speziellen Elektroden, meist dünnen Stichelektroden, die durch die Kopfschwarte bis zum Periost reichen (Abb. 4).

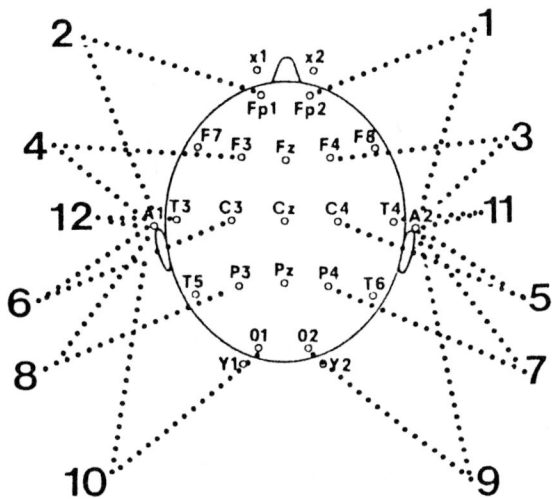

Abb. 4: Standardableitungen des EEG

Durch die Wahl standardisierter (internationaler) Ableitungspunkte lassen sich die bioelektrische Tätigkeit definierter Hirnregionen erfassen und die Aktivitäten bestimmter Abschnitte absolut und im Seitenvergleich untersuchen. Das EEG ist absolut schmerzlos, unschädlich und jederzeit wiederholbar. Es kann auch bei bewußtlosen Patienten durchgeführt werden, sowie als Dauermonitoring eingesetzt werden. Der Zeitaufwand für ein Routine-EEG beträgt 20 – 30 Minuten. Ein „positives" EEG (mit Veränderungen) kann wertvolle diagnostische Hinweise geben, ein „negatives" EEG (d. h. normales EEG) schließt aber keinesfalls eine Erkrankung des Gehirns aus.

Wellenformen

Bei der EEG-Ableitung werden wellenförmige Spannungsbilder registriert, die man nach ihren Frequenzen, deren Häufigkeit, Form und Amplitude unterscheidet. Da für die Hirntätigkeit bestimmte sich überlagernde Wellenmuster typisch sind, wurden diese nach ihrer Frequenz (Schwingungen pro Sekunde) in Alpha-, Beta-, Delta- und Theta-Wellen eingeteilt. Die wichtigsten Wellen sind:

Alpha-(α)-Wellen   8 – 13 Schwingungen / Sekunde
Beta-(β)-Wellen   14 – 40 Schwingungen / Sekunde
Delta-(δ)-Wellen   0,5 – 3,5 Schwingungen / Sekunde
Theta-(τ)-Wellen   4 – 7 Schwingungen / Sekunde

Daneben werden noch verschiedene Wellenformen unterschieden (Abb. 5).

EEG NORMALBEFUND

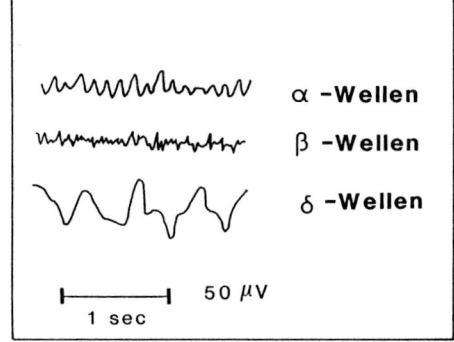

α -Wellen

β -Wellen

δ -Wellen

50 μV

1 sec

PATHOLOGISCHE WELLEN

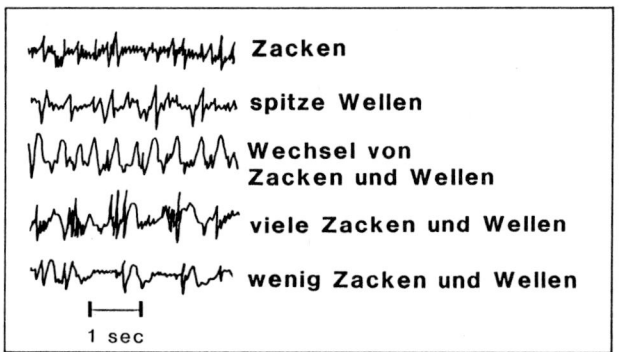

Zacken

spitze Wellen

Wechsel von
Zacken und Wellen

viele Zacken und Wellen

wenig Zacken und Wellen

1 sec

Abb. 5: Physiologische und pathophysiologische Wellenformen des EEG

Normales EEG

Das EEG des gesunden Erwachsenen wird in Ruhe bei geschlossenen Augen von einem Alpha-Grundrhythmus beherrscht. Beim Augenöffnen, bei Sinnesreizungen sowie bei geistiger Betätigung wird dieser Grundrhythmus blockiert, d. h. die synchronen Alpha-Wellen verschwinden und werden durch die unregelmäßigen Beta-Wellen ersetzt. Dies gehört zur Charakteristik eines normalen EEGs (Abb. 6).

Im Kindes- und Jugendalter ist das EEG unregelmäßiger und langsamer als beim Erwachsenen. Der Alpha-Rhythmus setzt erst allmählich, nach dem 3. Lebensjahr, ein. Das EEG reift erst jenseits der Pubertät zu dem Kurvenbild, das später während des ganzen Lebens für das Individuum charakteristisch ist. Erst in diesem Alter schränkt sich auch die vorher sehr große Variationsbreite des normalen ein, die die Beurteilung des kindlichen EEGs sehr schwierig macht.

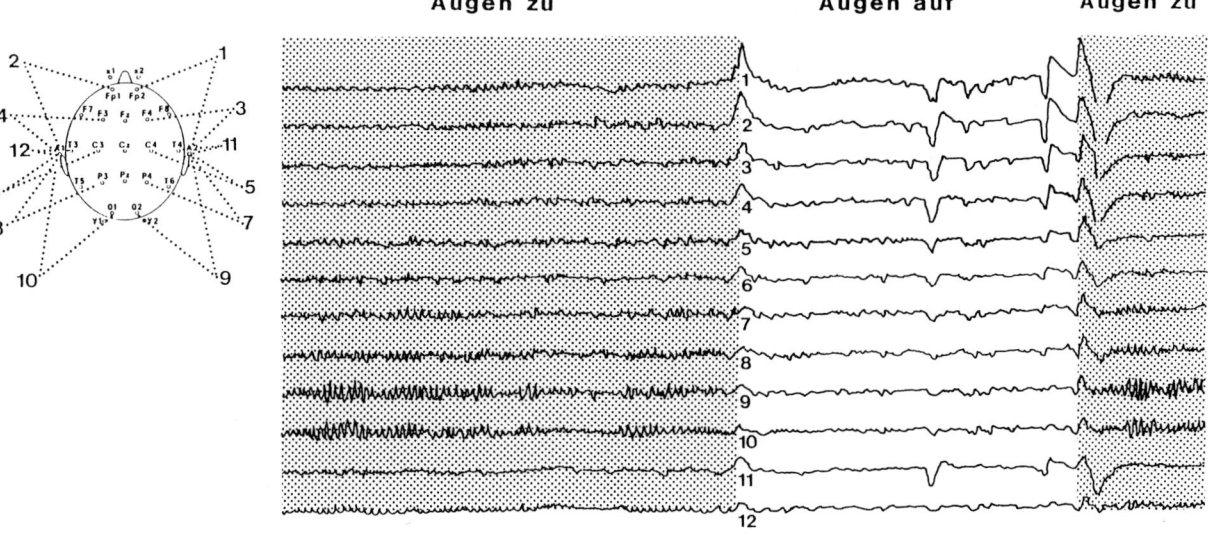

Augen zu **Augen auf** **Augen zu**

Abb. 6: Normales EEG

Diagnostische Bedeutung

Lokalisation zerebraler Schädigungen

Epilepsie

Die größte Bedeutung hat das EEG in der Diagnostik der Epilepsie. Das Auftreten von Krampfpotentialen spricht bei einem Patienten, der Anfälle hat, für deren epileptische Genese. Bei fokaler oder auch bei klinisch generalisierter symptomatischer Epilepsie kann das EEG einen Hinweis auf einen eventuellen Tumor geben.

- Abschätzung der allgemeinen oder fokalen Dekompensation
- Überwachung von Komplikationen, Anfallsbereitschaft
- Tumorrezidivwachstum
- Therapieüberwachung beim Einsatz von Medikamenten
- Bestimmung der Komatiefe,
- In Fällen von Dezerebration, z. B. nach schwerer anoxischer Schädigung des Gehirns zeigt das EEG an, ob noch irgendeine kortikale Aktivität vorhanden ist.
- Zusatzkriterium zur Hirntodfeststellung

In der Diagnostik von Hirntumoren, Blutungen oder Abszessen ist das EEG durch die Computertomographie stark in den Hintergrund gedrängt worden. Ein für die Intensivmedizin und Anästhesie wichtiger Kurvenverlauf soll an dieser Stelle beschrieben werden.

Burst-Suppression-Muster

Dieser Begriff beschreibt einen besonderen Kurvenverlauf bei dem Phasen der Depression durch hochamplitudige, steile und unterschiedlich lange Ausbrüche hirnelektrischer Tätigkeit unterbrochen wird. Nach diesem hirnelektrischen Ausbruch (Burst) folgt dann wieder eine Kurvensuppression. Man kann das Burst-Suppression-Muster als Vorboten für ein Nullinien-EEG werten. Dieses Muster ist für die Komadiagnostik sowie zur Dosierungskontrolle von Barbituraten beim Schädel-Hirn-Trauma von Bedeutung.

Das Burst-Suppression-Muster ist Zeichen einer diffusen, intermittierenden Erregbarkeitssteigerung nach hypotoxischen Hirnschädigungen. Pharmakologisch wird ein Burst-Suppression-Muster mit schneller Injektion von Barbituraten oder anderen Hypnotika erreicht. Eine Narkose nach einem Burst-Suppression-Muster zu steuern, ist nicht immer sinnvoll, da nicht bei jedem Patienten ein Burst-Suppression-Muster dem Nullinien-EEG voraus geht.

Evozierte Potentiale

Prinzip

Die beim Elektroenzephalogramm (EEG) ableitbaren Ströme zeigen die spontane elektrische Hirnrindenaktivität, ohne daß ein äußerer Reiz dazu erforderlich wäre. Jeder auf das Nervensystem einwirkende Reiz, sei er sensibel, optisch oder akustisch, löst bei einem gesunden Erwachsenen eine spezielle hirnelektrische Aktivität aus. Solche ausgelösten, d. h. evozierten Potentiale sind eine elektrische Antwort des Hirnstamms oder der Hirnrinde auf sensible, akustische oder optische Reize der Peripherie und können über die Kopfhautelektroden, ähnlich der Ableitung des EEGs, erfaßt werden. Dabei handelt es sich nicht um eine direkte elektrische Übertragung vom Reizort auf die Hirnrinde, sondern um spezifische Aktivitätsschwankungen, aus denen man erkennt, daß an verschiedenen Stellen des Zentralnervensystems Veränderungen im Sinne von Nervenzellerregung erfolgt. Durch verschiedene Reize evozierte Potentiale wie
visuell evozierte Potentiale durch Flackerlicht,
akustisch evozierte Potentiale durch Klick-Geräusche,
somatosensorisch evozierte Potentiale durch Nervenreizung erfaßt man unterschiedliche Strukturen des ZNS.

Die meisten dieser Reaktionen sind so niedrig, daß sie normalerweise in der Grundaktivität des EEGs untergehen. Nach Unterdrückung des gleichzeitig abgeleiteten EEGs und Verstärkung der übriggebliebenen Spannungen werden diese Wellen auf einem Bildschirm oder Schreiber sichtbar gemacht. Zeitlicher Verlauf und Veränderung des entstehenden Wellenbildes erlauben Aussagen über Störungen in den jeweiligen Bahnen und Kerngebieten innerhalb des Zentralnervensystems.

Anwendung der evozierten Potentiale in der Intensivmedizin

Der Vorteil der Ableitung evozierter Potentiale besteht darin, daß man Aussagen über Funktionen, zum Beispiel des Hirnstammes machen kann, die anders nicht möglich sind. Diese Untersuchungsmethode kann am Bett vorgenommen werden und ist jederzeit durchführbar. So kann beispielsweise bei schweren Schädel-Hirn-Traumen oder Ischämien bis zu einem gewissen Grad aus dem Verlauf die Prognose eingeschätzt werden. Das Fehlen besonders der akustisch evozierten Hirnstammpotentiale bei komatösen Patienten zeigt den **drohenden** Hirntod an.

Visuell evozierte Potentiale (VEP)

Visuell evozierte Potentiale können durch visuelle Reize (Lichtblitze, Schachbrettmuster mit Kontrastumkehr) ausgelöst werden. Bei Gesunden kommt es nach etwa 100 ms zu einer spezifischen positiven Auslenkung. Visuell evozierte Potentiale sind Potentiale mit später Latenz und sehr großen Schwankungsbreiten. Störungen der Vigilanz, der Aufmerksamkeit, Bewußtseinsstörungen sowie medikamentöse Einflüsse können diese Potentiale stark verändern.

Akustisch evozierte Potentiale (AEP)

Bei dieser Untersuchung wird die elektrische Antwort des N. acusticus zum Hirnstamm und der Hirnrinde auf akustisch dargebotene Reize erfaßt. Diese werden durch überschwellige Klickreize ausgelöst, die mittels Kopfhörer den Ohren dargeboten werden. Mit der Summations-Computertechnik können die weit ausgedehnten elektrischen Ereignisse des sensorischen Geschehens der Hörbahn von der Cochlea (Schnecken-Teil des Innenohrs) über den Hirnstamm bis zum Cortex aufgenommen werden. So kann die Funktion des Hirnstamms direkt untersucht werden.

Die Aussagekraft der Methode wird bei Vorliegen von Hörstörungen oder Defekten des Hörorgans (z. B. defektes Trommelfell) eingeschränkt bzw. sie ist nicht verwertbar. Beide müssen vorher durch eine Ohrspiegelung ausgeschlossen werden. Eine normale Signalantwort besteht aus sieben Wellen (Abb. 7).

Im Gegensatz zum EEG werden akustisch evozierte Potentiale durch Anästhetika, Sedativa, Hypnotika und metabolische Veränderung nicht unterdrückt, wohl aber durch Hypothermie. Im Gegensatz zu klinisch-neurologischen Untersuchungen können mittels akustisch evozierter Potentiale Hirnstammfunktionen auch bei Intoxikationen beurteilt werden, auch wenn Spontanatmung, okulovestibulärer-, okulocephaler-, Korneal- und Pupillenreflexe fehlen. Damit kann diese Methode dann einen wichtigen diagnostischen Beitrag zur Hirntodfeststellung leisten.

Mit dieser Methode kann man auch eine relativ sichere Diagnostik von Tumoren der hinteren Schädelgrube betreiben, um Schädigungen der Hörbahn durch den Tumor zu erkennen.

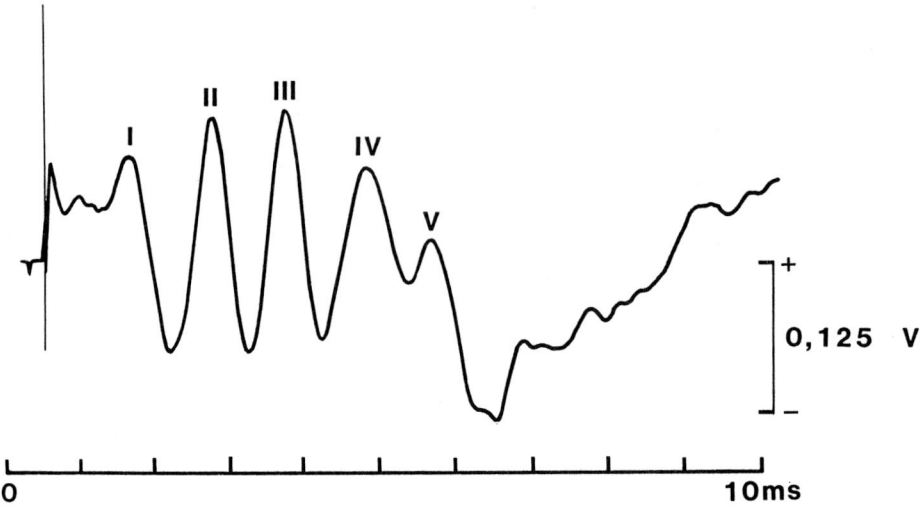

I   : N. VIII
II, III : Medulla oblongata
IV, V : Lemniskus lat., Colliculus inf.

Abb. 7: Wellenformen der Summationsantwort der akustisch evozierten Potentiale

Somatosensorisch evozierte Potentiale

Zur Auslösung somatosensorisch evozierte Potentiale werden Reize in Rechteckstromstößen auf periphere Nerven gegeben. Man unterscheidet hier zwischen kortikalen und spinalen Ableitungen. Bei Schädigung im Rückenmarksbereich läßt sich so die Läsionshöhe bestimmen, weil bei Stimulationen von distal gelegenen Nerven die Reizantworten ausbleiben, unvollständig sind oder verzögert auftreten.

Kranielle Computertomographie

Die Computertomographie hat sich wegen ihrer hohen Aussagekraft und der relativen Risikolosigkeit ihrer Anwendung rasch durchgesetzt und dadurch die vielfach aufwendigere und risikoreichere Angiographie verdrängt. Sie stellt eine Methode mit geringer Strahlenbelastung und hoher Treffsicherheit dar (Abb. 8).

Prinzip

In Abhängigkeit von der Gewebedichte werden Röntgenstrahlen beim Durchdringen dieses Gewebes abgeschwächt. Im Gegensatz zu üblichen Röntgenaufnahmen, bei der ein Röntgenfilm geschwärzt wird, werden bei der Com-

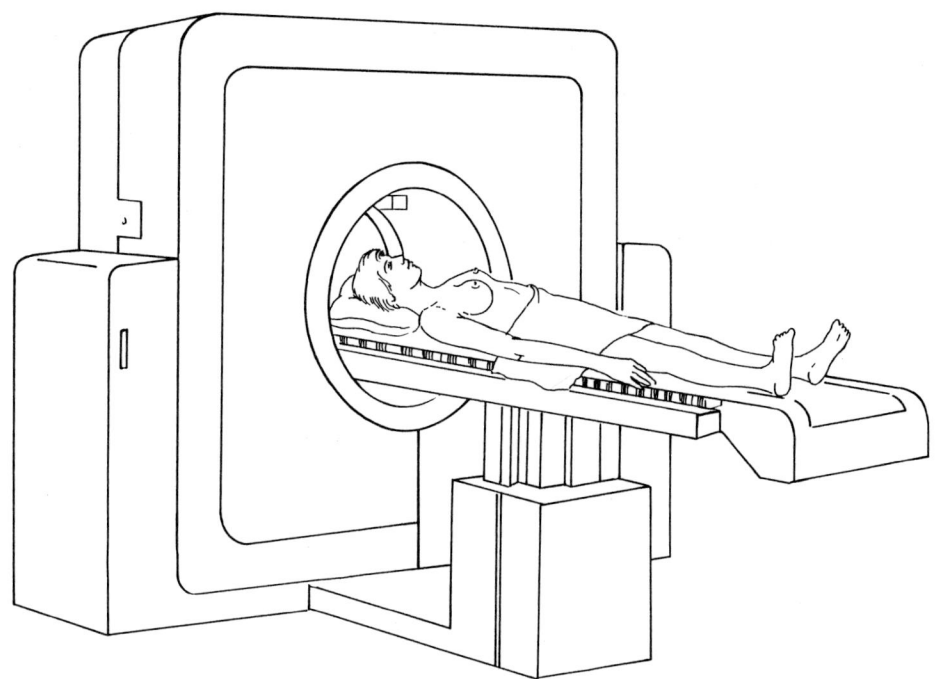

Abb. 8: Gesamtansicht eines Computertomographen

putertomographie mit Hilfe spezieller Detektoren die Intensität der Röntgen-
strahlen gemessen. Das Maß der Strahlenabsorption wird durch Vergleich der
Strahlenintensität nach Passage des Schädels mit dem Eingangswert ermittelt.
Röntgenröhre und Detektoren laufen auf festgelegten Schnittebenen um den
Schädel herum (Abb. 9).

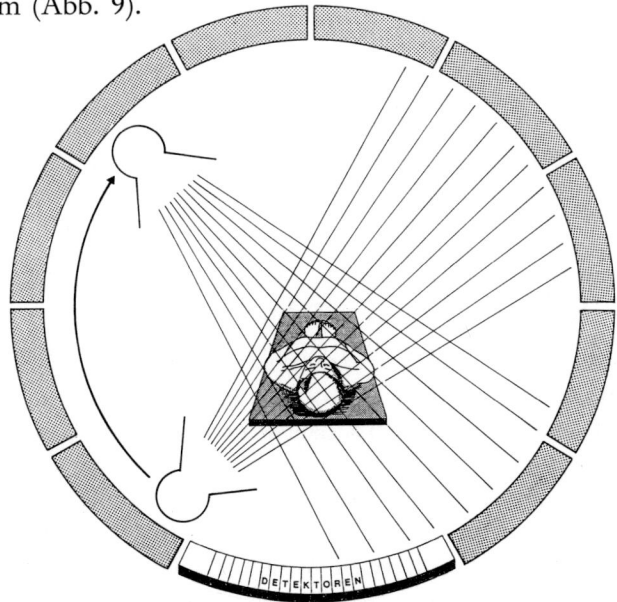

Abb. 9: Funktionsprinzip des Computertomographen der vierten Generation

Mit Hilfe eines Rechenprogramms kann der Computer für die einzelnen Punkte der untersuchten Schicht Absorptionskoeffizienten (Hounsfield-Zahl) errechnen, die, in Graustufen umgesetzt, auf einem Bildschirm sichtbar gemacht werden. Im Schichtverfahren werden Schädel und Schädelinhalt in verschiedenen Ebenen von der Schädelbasis bis zur Kalotte untersucht und ihre Strukturen abgebildet (Abb. 10). Mit der kraniellen Computertomographie ist es möglich, die intrakraniellen anatomischen Strukturen gut zu differenzieren.

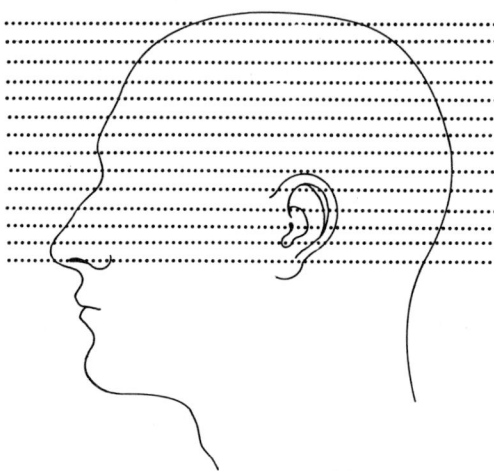

Abb. 10: Prinzip der Schichtaufnahme (Schnittflächen)

Indikation

Lokalisation von Hirntumoren, Hirninfarkte, intrakranielle Blutungen, Hirnödem, traumatische Schädigungen des Gehirns, degenerative Veränderungen u. a.

Intravenöse Kontrastmittelverstärkung

Um die unterschiedliche Röntgendurchlässigkeit der verschiedenen Gewebe zu verstärken, kann man mittels Kontrastmittelinjektion die Kontrastdichte innerhalb des Körpers so verändern, daß sich zum Beispiel bestimmte Tumoren wesentlich besser vom benachbarten Gewebe abheben. Der Grund dafür ist die bessere Anreicherung des Kontrastmittels in diesen Tumoren.

Durch die intravenöse Gabe von jodhaltigen Röntgenkontrastmitteln läßt sich auch die Absorption im Bereich von Blutgefäßen und in Gehirnkompartimenten mit gestörter Blut-Hirn-Schranke erhöhen. Es können so auch Gefäßanomalien wie Angiome und Aneurysmen dargestellt werden.

Kernspin-Resonanz-Tomographie (NMR)

Ein neues bildgebendes Verfahren, das immer mehr in der Diagnostik verwendet wird, ist die Kernspin-Resonanz-Tomographie. Mit diesem Verfahren ist es möglich, nicht nur anatomische Veränderungen darzustellen, sondern bis zu einem gewissen Grad auch Stoffwechselvorgänge sichtbar zu machen. Die dabei entstehenden Bilder ähneln denen, die man bei einer Computertomographie gewinnt, entstehen aber ohne Anwendung von Röntgenstrahlen. Allein diese Tatsache macht die Anwendung der Kernspin-Resonanz-Tomographie interessant. Die übliche Abkürzung „NMR-Tomographie" kommt aus der Ableitung der englischen Bezeichnung „Nuclear Magnetic Resonanz"-Tomographie. Aus dieser Bezeichnung kann man das Funktionsprinzip der NMR-Tomographie ableiten und erkennen, wie die Bilder gewonnen werden.

Prinzip

Grundlage der Kernspin-Resonanz-Tomographie ist, daß sich alle Atome um ihre eigene Achse drehen. Diese sogenannte Eigenrotation der Atome wird als Spin bezeichnet. Bedingt durch die elektrische Ladung der Atomkerne entstehen bei dieser Rotation ringförmige Strombahnen, die bewirken, daß jeder Atomkern ein Magnetfeld besitzt. Somit haben auch alle Atomkerne einen Süd- und einen Nordpol. Unter normalen Bedingungen sind die Atomkerne ganz unterschiedlich geordnet, d. h. sie sind nicht in der gleichen magnetischen Richtung ausgerichtet. Wenn man jetzt außerhalb der Atomkerne ein Magnetfeld anlegt, so erfahren die Atomkerne eine gleichförmige Ausrichtung, wobei sich eine Hälfte in Richtung Nordpol, die andere Hälfte zum Südpol ausrichtet (Abb. 11).

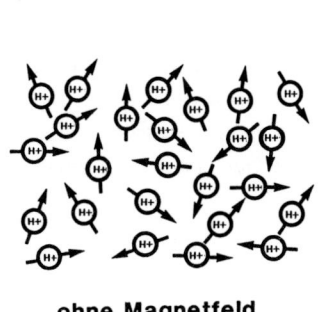

ohne Magnetfeld

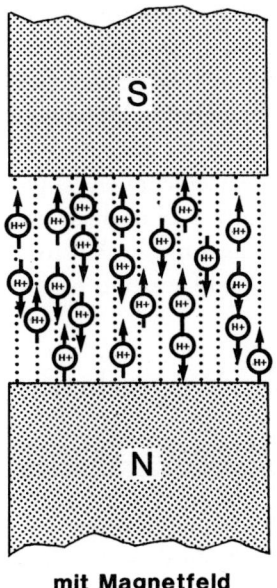

mit Magnetfeld

Abb. 11: Funktionsprinzip der Kernspin-Resonanz-Tomographie

Bei der Kernspin-Resonanz-Tomographie werden die am häufigsten im Körper vorkommenden Atome, die Wasserstoffatome benutzt. Wenn man nun das äußere Magnetfeld abschaltet, fällt die Kraft zur gleichförmigen Ausrichtung der Atomkerne schlagartig weg und die Atomkerne geraten in eine taumelnde Bewegung. Die dabei auftretenden Änderungen im Magnetfeld können als Kernresonanzsignale in einer Empfangsspule registriert werden und dann nach Verrechnung im Computer in ein Bild umgesetzt werden.

Strukturen, die wenig Wasserstoffatome enthalten, zum Beispiel Knochen, Luft, Liquor usw., werden dunkel oder auch schwarz dargestellt, da von ihnen kein Magnetsignal zu empfangen ist. Es werden auch vom fließenden Blut keine Signale empfangen, da die ausgerichteten Wasserstoffatome im Blut weitertransportiert werden. Fett zum Beispiel, das einen hohen Wasserstoffanteil hat, wird mit diesem Verfahren fast weiß dargestellt.

Wesentliche Vorteile sind die gleichzeitige Struktur- und Stoffwechselanalyse und die fehlende Strahlenbelastung. Ein Nachteil ist die lange Untersuchungszeit, die sich durch die physikalischen Gegebenheiten erklärt, sowie die zur Zeit hohen Anschaffungs- und Entwicklungskosten.

Angiographie

Um in Röntgenbildern eine Gefäßdarstellung (Angiogramm) zu erhalten, ist die Injektion eines Kontrastmittels in dieses Gefäß erforderlich. Für die Neurochirurgie sind die Angiogramme der zerebralen Gefäße von wesentlicher Bedeutung. Bei der Angiographie werden während und kurz nach der Injektion eines jodhaltigen Kontrastmittels in kurzen Abständen Röntgenaufnahmen (Serienaufnahmen) gemacht. Der Vorteil dieser Serienaufnahmen besteht darin, die verschiedenen Phasen der Gefäßfüllung (Arterien – Kapillaren – Venen) später nebeneinander betrachten und wesentlich besser und umfassender interpretieren und beurteilen zu können.

Zweck der zerebralen Angiographie ist die Feststellung raumfordernder Prozesse (Tumoren, Blutungen usw.) oder von Gefäßveränderungen. Die zerebrale Angiographie kann in Allgemeinnarkose oder in Lokalanästhesie durchgeführt werden. Die allgemeine Komplikationsrate liegt bei etwa 1 – 2 Prozent.

Methoden der zerebralen Angiographie

Direkte Methoden der zerebralen Angiographie
1. Karotisangiographie
2. Vertebralisangiographie
Indirekte Methoden der zerebralen Angiographie
1. Retrograde Brachialisangiographie
2. Katheterangiographie (Femoralispunktion)

Die A. carotis und die A. vertebralis sind mit verschiedenen Techniken zugänglich. Bewährte Methoden sind die direkte Punktion am Hals, die retrograde Füllung über die A. brachialis sowie die Sondierung der A. carotis und A. vertebralis mittels eines Katheters über die A. femoralis.

Karotisangiographie

Die direkte Punktion der A. carotis ist, bei entsprechender Erfahrung des Untersuchers, unproblematisch. Die Karotispunktion ist am leichtesten in mäßiger Deflektionshaltung des Kopfes durchzuführen. Die Lokalisation der Punktionsstelle geschieht durch Palpation, wobei das Maximum der Pulsation meistens der Bifurkation der A. communis entspricht.

Die intravasale Lage der Kanüle wird mittels einer Testinjektion von 3 – 5 ml Kontrastmittel kontrolliert. Bei allen Injektionen wird zwischen Nadel und Spritze ein durchsichtiger Plastikschlauch eingeschaltet, der es erlaubt, mögliche Luftblasen oder frische Gerinsel sofort zu erkennen und die Injektion zu unterbrechen.

Durch die Kontrastmittelinjektion werden die A. carotis interna und ihre großen Äste: A. cerebri anterior und media sowie deren Aufzweigungen dargestellt.

Der Nachteil dieser Methode ist, daß, auch bei entsprechender Vorsicht, Läsionen an der Gefäßwand unvermeidbar sind. Weiterhin können sich bei älteren Patienten bei der Punktion Plaques von den Gefäßwänden lösen, die zu einer Embolie im Gehirn führen können. Embolien können auch durch einen in der Nadel selbst gebildeten Thrombus entstehen.

Vertebralisangiographie

Die direkte Punktion der A. vertebralis hat den Vorteil, daß es zu einer guten Füllung der intrakraniellen Gefäße kommt. Bedingt durch die schwierige Punktion des Gefäßes, die hohe Komplikationsrate sowie eine fehlende Interpretationsmöglichkeit ihres Ursprunges (der A. subclavia), ist diese Angiographietechnik aus der Routineuntersuchung herausgenommen worden. Spezielle Komplikationsmöglichkeiten dieser Technik sind:
1. Vasospasmen,
2. arterio-venöse Fisteln,
3. Punktion des Spinalraumes in Höhe C2/3 oder C3/4

Retrograde Brachialisangiographie

Nach Punktion der A. brachialis, entweder am Oberarm oder in der Achselhöhle, wird Kontrastmittel (30 – 35 ml) mit einer Hochdruckpumpe injiziert. Bei Punktion der rechten A. brachialis erfolgt die Füllung der rechten A. vertebralis und der rechten A. carotis, während sich bei der linksseitigen Punktion nur die linke A. vertebralis darstellt. Diese Punktionstechnik der A. brachialis wird genutzt, um die Gefäße der hinteren Schädelgrube darzustellen. Da die linke A. vertebralis meist stärker angelegt ist als die rechte, wird erstere dazu benutzt. Diese Technik setzte sich maßgeblich durch, da die Punktion der A. brachialis meistens einfach und mit weniger Komplikationen verbunden ist.

Spezielle Nachteile dieser Technik sind:

1. Da vor der Untersuchung die Anatomie unbekannt ist, muß bei Hypoplasie der linken A. vertebralis oder bei Ursprung dieses Gefäßes am Aortenbogen zusätzlich die Angiographie über die rechte A. brachialis erfolgen.
2. Bei Füllung über die rechte A. brachialis kann die Mitfüllung der A. carotis zu ungünstigen Überlagerungen führen.
3. Die Füllung der Gefäße der hinteren Schädelgrube ist nicht immer optimal und somit zum Studium feiner Gefäßstrukturen oft nicht ausreichend.

Katheterangiographie (Femoralispunktion)

Dieser Untersuchungsmethode wird vielerorts der Vorzug gegeben, da sie angenehmer und schonender für die Patienten ist und eine geringere Komplikationsrate im Vergleich zu den oben geschilderten Verfahrensmöglichkeiten aufweist. Die Benutzung eines Katheters gestattet nicht nur eine sichere selektive Darstellung der interessierenden Gefäße, sondern auch die Ausdehnung der Untersuchung auf andere Gefäßbezirke.

Bei wachen, ansprechbaren und kooperativen Patienten kann auf eine Narkose verzichtet werden. Die Untersuchung benötigt aber einen weit größeren Aufwand an Technik, als die zuvor beschriebenen Möglichkeiten (Beherrschung der Kathetertechnik nach Seldinger, höhere Anforderung an die Sterilität, Röntgeneinrichtung mit allen Möglichkeiten der Durchleuchtung, Assistenzpersonal). Die Katheteruntersuchung hat folgende Vorteile:

1. Eine direkte Punktion der Karotiden oder Vertebralarterien mit den entsprechenden Punktionsrisiken ist nicht notwendig.
2. Die Punktion der relativ weiten und gut fixierten A. femoralis ist technisch einfach.
3. Die selektive Darstellung aller Hirngefäße ist von einer Punktionsstelle aus möglich.
4. Möglicherweise auftretende Komplikationen bei der Punktion haben nicht derart katastrophale vitale Folgen, wie sie bei punktionsbedingter Blutung oder Verschluß der A. carotis oder der A. vertebralis möglich sind.
5. Die Kopfbewegungen sind vollkommen frei.

Folgende Anforderungen müssen an einen Katheter gestellt werden:

1. Der Katheter muß relativ weich sein, um eine Intimschädigung zu vermeiden.
2. Die Katheterwand muß dünn sein (großes Lumen bei möglichst kleinem Durchmesser).
3. Gute Torsionkontrolle.
4. Beibehaltung der gewünschten Biegung während der gesamten Katheterisierung.
5. Der Katheter muß röntgenundurchlässig sein, um bei der Durchleuchtungskontrolle sofort gesehen zu werden.
6. Die Katheteroberfläche muß glatt und nicht thrombogen sein.
7. Der Führungsdraht muß im Katheter leicht gleiten und flexibel sein und er darf unter keinen Umständen brechen.

60

Technik der Katheteruntersuchung

Nach Rasieren, sorgfältiger Reinigung und Desinfektion der Haut sowie steriler Abdeckung des Patienten wird die A. femoralis 3 – 4 cm unterhalb des Lig. inguinale palpiert. Nach einer kleinen Stichinzision in die Haut wird die Arterie punktiert. Bei korrekter Lage der Nadelspitze folgt das Einführen des Führungsdrahtes nach Seldinger in das Gefäß, was ohne Widerstand gelingen muß.

Unter Durchleuchtungskontrolle wird der Draht in die Aorta geschoben. Danach entfernt man das Inlay der Punktionskanüle, und der Katheter wird über den liegenden Führungsdraht in das Gefäßlumen vorgeschoben. Der Führungsdraht wird entfernt und der Katheter mittels einer heparinisierten 0,9prozentigen NaCl-Lösung gespült. Unter Kontrastmittelinjektion wird der Katheter in die gewünschte Position weitergeschoben.

Kontrastmittel

Von einem Kontrastmittel verlangt man, daß es bei guter Verträglichkeit eine kontrastreiche Darstellung der Gefäße liefert. Die Einführung der Trijodate wie Diatrizoat, Metrizoat, Iothalamat, bekannt als Angiographin®, Conray® und Telebrix® hat die Kontrastmittelverträglichkeit erheblich verbessert.

Spezielle Aufnahmetechnik

Digitale Subtraktionsangiographie (DSA)

Wie schon erwähnt werden bei der Angiographie Serienaufnahmen mit sehr kurzen zeitlichen Abständen gemacht. Die Beurteilung der entstandenen Röntgenbildserien ist durch Überlagerungen von Knochengebilden teilweise schwierig. Die zerebralen Angiogramme werden mittels der digitalen Subtraktionsmethode entschieden verbessert. Dazu wird eine Leeraufnahme des Schädels ohne Kontrastmittel im Computer gespeichert und von dem, nach der Kontrastmittelinjektion gewonnenen Durchleuchtungsbild subtrahiert. Das heißt, Knochen und sonstige Strukturen, die auf der Leeraufnahme abgebildet sind, werden von dem nach Kontrastmittelinjektion gewonnenen Bild subtrahiert und somit bleibt nur die Gefäßdarstellung übrig (Abb. 12).

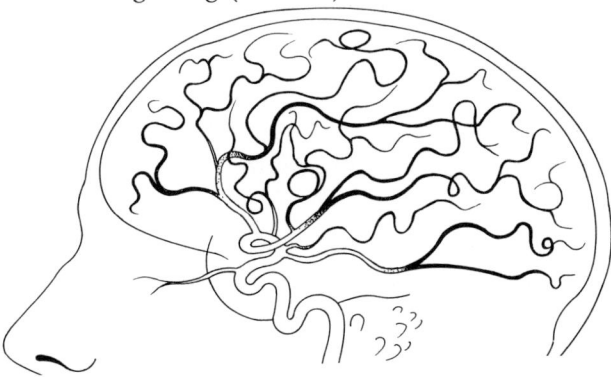

Abb. 12: Schematische Darstellung eines normalen zerebralen Angiogramms. Ausschluß der knöchernen Anteile des Schädels durch die Digitale Subtraktionsangiographie (DSA)

Um eine perfekte Subtraktion zu erhalten, sind deckungsgleiche Bilder erforderlich. Die Ruhigstellung des Patienten ist unerläßlich und manchmal ist sogar eine Intubationsnarkose nötig.

Indikation

Gefäßerkrankungen und -mißbildungen sowie Darstellung von Tumorgefäßen sind die Hauptindikationen.
1. Stenosierende Gefäßprozesse und Gefäßverschlüsse zeigen sich als Lumeneinengung, Abbrüche oder fehlende Darstellung der Gefäße.
2. Aus der Verlagerung von Gefäßen und aus gefäßfreien Räumen kann auf die Lokalisation von Hirntumoren oder Hirnblutungen geschlossen werden.
3. Durch charakteristische Anfärbung pathologischer Gefäße und arteriovenöser Kurzschlüsse mit beschleunigter Kreislaufzeit werden bei einigen Hirntumoren auch artdiagnostische Hinweise gewonnen, z. B. bei Meningiomen, Metastasen und Glioblastomen.
4. Gefäßmißbildungen (Aneurysmen, Angiome) sind meist eindeutig zu erkennen.
5. Die Verdachtsdiagnose einer Sinusvenenthrombose kann nur durch Angiographie gesichert werden.
6. Beim Hirnödem ist die Durchblutung verlangsamt (relative Indikation).
7. Hirntoddiagnostik (Perfusionsstillstand). Zur Bestätigung der klinischen Diagnose des Hirntodes.

Kontraindikationen

Die wesentliche Kontraindikation ist die falsche Indikation, d. h. wenn die Diagnostik mit einer ungefährlicheren Technik möglich ist, z. B. wenn eine zerebrale Computertomographie (CCT) als Alternative in Frage kommt.
Relative Kontraindikation sind:
● Einschränkung der Nierenfunktion (Elimination des Kontrastmittels)
● Hyperthyreose (jodhaltige Kontrastmittel)
● Kontrastmittelallergie (Anaphylaxien möglich)
● Gefäßspasmen nach SA-Blutung (Auslösung oder Verstärkung von Spasmen)

Komplikationen

Komplikationen infolge der Gefäßpunktion

Karotispunktion
● Massive Blutung nach der Punktion bis hin zur Kompression der Trachea (Hämatome)
● Tracheaverletzungen
● Luftembolie
● Karotisverschluß durch Thromben, Gefäßspasmen, Kompression durch Blutung

Vertebralispunktion

- Massive Blutung (Hämatome)
- Gefäßspasmen
- Punktion des Spinalraumes

Femoralispunktion

- Hämatome und Gefäßspasmen
- A-V Fisteln zur V. femoralis
- Verschluß der Art. femoralis
- Extremitätenamputation (selten)

Im allgemeinen kann es zu einer Katheterembolie durch Verschluß von Gefäßen durch den Katheter kommen, außerdem ist auch eine Embolie durch Abriß eines Katheters möglich.

Komplikation infolge der Injektion

1. Ablösen arteriosklerotischer Plaques von der Gefäßwand (Emboliegefahr)
2. Kontrastmittelunverträglichkeit (Gefahr eines anaphylaktischen Schocks)
3. Einengung des Gefäßlumens durch die bei der Direktpunktion mögliche Kontrastmittelinjektion in die Intima.

Neurologische Komplikationen

1. Durch den Angiographiekatheter kann der Blutfluß in der schon eingeengten Arterie unter das notwendige Niveau herabgesetzt werden. Der Katheter kann sogar zu einer vollständigen Blockierung der Strömung führen.
2. Während der Injektion des Kontrastmittels, sogar bis zu 10 Sekunden danach, kommt es zu einer vorübergehenden Ischämie im Versorgungsgebiet der Arterie. Bei labilen, am Rande der Dekompensation stehenden Versorgungsverhältnissen kann dieser Ausfall wirksam werden.
3. Direkt neurotoxische Wirkung des Kontrastmittels, besonders bei einer gestörten Blut-Hirn-Schranke.

3. Anästhesie bei intrakraniellen Eingriffen

Von Dr. Holger Hilt

Einleitung

Als vor über 70 Jahren die moderne Neurochirurgie durch Harvey Cushing begründet wurde, galt die Lokalanästhesie als Anästhesie der Wahl. Dies lag sowohl am Entwicklungsstand der Neurochirurgie als auch der Anästhesie: War der Neurochirurg noch stark darauf angewiesen, die Tolerabilität einer Maßnahme am reaktionsfähigen, wachen Patienten zu überprüfen, so war der Anästhesist noch nicht in der Lage, eine sichere Narkose zu gewährleisten. Inzwischen ist man durch die Entwicklung neuer operativer und anästhesiologischer Techniken jedoch von dieser Vorstellung abgerückt und die Lokalanästhesie ist nur noch wenigen Ausnahmeindikationen vorbehalten. Aus operativer Sicht wären hier spezielle stereotaktische Eingriffe zu nennen und aus anästhesiologischer Sicht Patienten mit hohem Narkoserisiko von seiten des Allgemeinzustandes bei relativ kleinen Eingriffen, wie Bohrlöchern zur Hämatomausräumung oder Anlage einer Druckmessung. Bis auf diese wenigen Ausnahmen ist also die Allgemeinanästhesie, die Narkose, die Methode der Wahl bei intrakraniellen Eingriffen.

Das Ziel der Narkoseführung dabei ist, wie bei allen operativen Eingriffen, die Erfüllung folgender drei Kriterien:
1. Schmerzfreiheit und Amnesie für den Patienten,
2. Schutz des Patienten vor gefährdenden Auswirkungen der Operation und der Narkose selbst und
3. Optimierung der Operationsbedingungen für den Operateur durch Beeinflussung physiologischer Vorgänge, das heißt:
   Unterdrückung unerwünschter Reizantworten vegetativer oder motorischer Art,
   Relaxierung, im übertragenen Sinn auch des Gehirns,
   Sicherung einer ausreichenden Perfusion bei gleichzeitig minimaler Blutfülle des Operationsgebietes.

Diese Kriterien gelten grundsätzlich für alle Eingriffe, auch für intrakranielle Operationen. Da jedoch immer alle drei Kriterien erfüllt werden sollen, ergeben sich für verschiedene OP-Gebiete aus den jeweiligen physiologischen und pathophysiologischen Besonderheiten unterschiedliche anästhesiologische Vorgehensweisen.

Um nur das erste Kriterium zu erfüllen, könnte bei intrakraniellen Eingriffen jede beliebige Narkoseform gewählt werden. Betrachtet man jedoch die Auswirkungen der einzelnen Anästhetika, Narkotika und Adjuvantien auf das zu operierende kranke Organ und die Operationsbedingungen, so ergeben sich bei intrakraniellen Eingriffen eine Vielzahl von Einschränkungen ihrer sicheren Anwendbarkeit.

Die Auswahl der Narkosemittel hat also, neben der Beachtung der allgemeinen Kontraindikationen, besonders deren positive wie negative Auswirkungen auf das intrakranielle Organ zu berücksichtigen. Konkret heißt das, die anästhesiologischen Maßnahmen dürfen das höchst empfindliche und zudem oft schon krankheitsbedingt gestörte Gleichgewicht des Hirnstoffwechsels nicht verschlechtern, sie sollen dieses sogar, wenn möglich, verbessern. Auf der Verbrauchsseite bedeutet dies, sie sollten den Stoffwechsel eher senken, auf keinen Fall aber steigern. Auf der Angebotsseite muß eine optimale Sättigung an Substraten, Sauerstoff und Glukose, sowie ein adäquater zerebraler Blutfluß gewährleistet sein. Die Autoregulation des zerebralen Blutflusses (CBF) sollte möglichst wenig gestört werden.

Physiologische Grundlagen[1]

Zum besseren Verständnis folgen einige kurze Erläuterungen von Zusammenhängen und Definitionen bezüglich der Hirndurchblutung und der Autoregulation. Weitere Einzelheiten sind der Literatur zu entnehmen.

Der zerebrale Blutfluß ist über autoregulative Mechanismen in weiten Bereichen bedarfsorientiert gesteuert (Abb. 1). Parallel zu einem Anstieg oder Abfall des Hirnstoffwechsels, gemessen als zerebraler Sauerstoffumsatz ($CMRO_2$) steigt oder sinkt der zerebrale Blutfluß. Der Gewebe-pH oder PCO_2 stellt für die fokale und der arterielle PCO_2 für die globale Hirndurchblutung die wesentlichste Meßgröße dar.

Innerhalb eines arteriellen Mitteldruckbereiches (MAD) von 60 bis 120 mmHg bleibt der CBF konstant, darüber oder darunter folgt der CBF dem arteriellen Blutdruck passiv.

Ein Absinken der arteriellen Sauerstoffspannung unter 50 mmHg führt zu einem raschen Anstieg des CBF. Ein geringer Abfall ist erst bei hohen PO_2-Werten zu beobachten, etwa ab Werten über 200 mmHg.

Geregelt wird der Blutfluß nervös an den Sphinkteren der präkapillären Arteriolen, also über den zerebralen Gefäßwiderstand (CVR). Als weitere Größe in

---

[1] Abkürzungen:

CBF	zerebraler Blutfluß
CMR	zerebrale Stoffwechselrate, global
$CMRO_2$	zerebrale Stoffwechselrate, für Sauerstoff
CPR	zerebraler Perfusionsdruck
CVR	zerebralvaskulärer Widerstand
ICP	intrakranieller Druck
MAD	mittlerer arterieller Druck

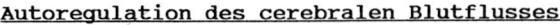

Autoregulation des cerebralen Blutflusses

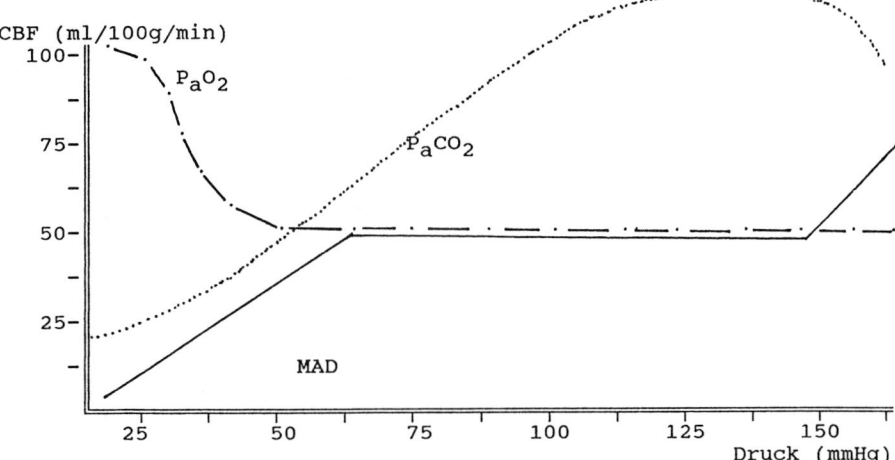

Abb. 1: Autoregulation des zerebralen Blutflusses

dem nach dem Ohm'schen Gesetz vereinfachten Zusammenhang ist der zerebrale Perfusionsdruck (CPP) zu erläutern. Der zerebrale Perfusionsdruck ist die Differenz von mittlerem arteriellen und intrakraniellem Druck (ICP).

Der intrakranielle Druck ist nach dem Laplace'schen Gesetz bestimmt durch die Größe des Schädelinnenraums und des Volumens der darin befindlichen Kompartimente Gehirngewebe, Liquor und Blut. Volumenänderungen eines der Kompartimente kann in einem gewissen Umfange auf Kosten der anderen kompensiert werden. Die Compliance ist Maß dieser Kompensationsfähigkeit. Nach Ausschöpfung der Kompensationsmöglichkeit, also bei entsprechenden Krankheitsbildern mit eventuell sogar schon erhöhtem intrakraniellen Druck führen selbst kleine Volumenzunahmen zu erheblichem Druckanstieg (Abb. 2).

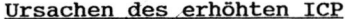

Ursachen des erhöhten ICP

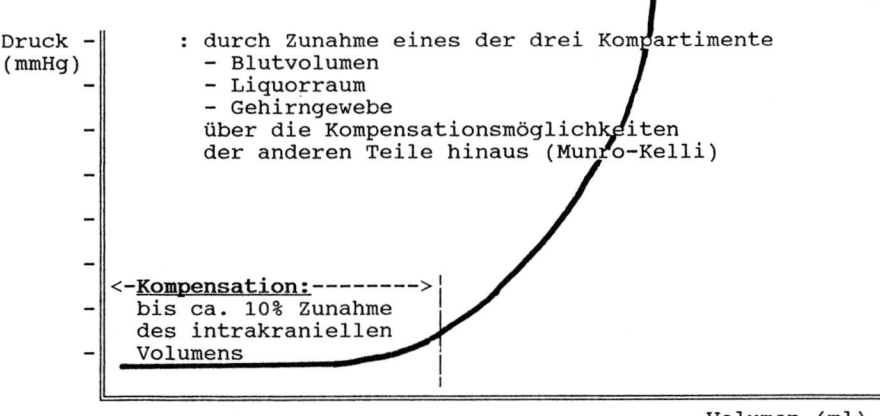

Abb. 2: Ursachen des erhöhten ICP

Änderungen der Kompartimente Gehirngewebe und Liquorraum stehen bei der Betrachtung anästhesiologischer Maßnahmen nicht im Vordergrund. Dafür um so mehr Änderungen des intrakraniellen Blutvolumens. Diese können dabei durch folgende Mechanismen zustande kommen:

1. Durch die autoregulativen Mechanismen des zerebralen Blutflusses mit Zunahme durch
Erhöhung des PCO_2 bei inadäquater Ventilation,
Erhöhung der $CMRO_2$ durch Streß- oder medikamentenbedingte adrenerge Zustände oder exzitatorisch wirkende Medikamente,
Hypoxie
und umgekehrt mit Abnahme durch
kontrollierte Hyperventilation mit gesicherter O_2-Versorgung oder stoffwechseldepressive Medikamente.

2. Ebenfalls führt eine Unter- oder Überschreitung des Autoregulationsbereiches des MAD zu einer Erhöhung des zerebralen Blutvolumens, bei Unterschreitung und absinkendem zerebralen Blutfluß durch Vasodilatation infolge der Mangelperfusion und bei Überschreiten durch direkte druckbedingte Volumensteigerung. Zudem kann sich in letzterem Falle ein druckbedingtes Ödem ausbilden. Zu bedenken ist dabei auch, daß der Autoregulationsbereich unter pathologischen Bedingungen verändert sein kann. So ist er bei Hypertonikern in Richtung höherer Werte verschoben und bei vorbestehender intrakranieller Druckerhöhung im unteren Wert angehoben und insgesamt eingeengt.

3. Weiter ist zu vermerken, daß verschiedene Anästhetika neben ihrer indirekten Wirkung über den Stoffwechsel auch eine direkte Wirkung auf das zerebrale Blutvolumen haben, indem sie eine direkte Vasodilatation bewirken. Auch ist deren systemische Kreislaufwirkung zu berücksichtigen, insbesondere dann, wenn die Compliance des Gehirns schlecht und die Autoregulation eingeschränkt sind. Unter solchen Bedingungen sind auch Maßnahmen, die den zentralen Venendruck erhöhen, geeignet, den intrakraniellen Druck zu steigern. Ebenfalls ist von Bedeutung, daß vasodilatatorische Medikamente und Anästhetika die untere Grenze der Autoregulation in Richtung höherer Werte verschieben.

Zur Erfüllung des eingangs genannten zweiten Kriteriums „Schutz des Patienten" lassen sich aus dem bisher Gesagten folgende spezielle Forderungen an die Anästhesie ableiten:

Die ergriffenen Maßnahmen und gewählten Mittel dürfen zu keiner Imbalance des häufig schon gestörten Stoffwechselgleichgewichtes führen. Konkret und im wesentlichen bedeutet dies, sie dürfen den zerebralen Perfusionsdruck nicht senken, weder über eine Senkung des arteriellen Blutdruckes noch über eine Steigerung des ICP, sei es durch Erhöhung des zerebralen Blutflusses oder Volumens, und sie dürfen den zerebralen Stoffwechsel nicht steigern, sondern sollten ihn senken. Eine übermäßige Steigerung des mittleren arteriellen Druckes muß ebenso vermieden werden, wie eine Verschlechterung des venösen Abflusses durch Erhöhung des Venendruckes oder schlechte Lagerung.

Der Schutz des Patienten vor perioperativen Folgen des Eingriffes beinhaltet neben dem Ersatz von Blutverlusten, Hormonsubstitution, bei bestimmten Eingriffen auch die Unterdrückung von vegetativen, insbesondere sympathischen Reaktionen bei entsprechenden Stimulationen der zerebralen Zentren. Diese letzte Forderung stellt gewisse Probleme, wie später noch dargestellt wird.

Die Erfüllung der dritten Forderung „Optimierung der Operationsbedingungen" geht eng mit dem eben Gesagten einher. Ein Operateur erwartet ein schlaffes, „relaxiertes" (gleichbedeutend: blutarmes) Gehirn. Die getroffenen Maßnahmen zur Senkung der $CMRO_2$ und des CBV sind dafür meist ausreichend. Darüber hinaus sind gegebenenfalls dehydrierende Maßnahmen, zum Beispiel Mannit-Infusionen, insbesondere bei ödematösen Hirnen, indiziert. Auf die Problematik der kontrollierten Hypotension wird später eingegangen.

Prämedikation

Der erste Kontakt mit dem Patienten ergibt sich für den Anästhesisten häufig leider erst bei der Prämedikationsvisite. Die Einschätzung der Narkosefähigkeit und des Narkoserisikos hat nach den Regeln der allgemeinen Anästhesie zu erfolgen. Besonderes Augenmerk vor intrakraniellen Eingriffen ist aber auf folgende Parameter zu richten:

- Neurologischer Status, Einschränkung der intrakraniellen Compliance, Anfallsbereitschaft.
- Ruheblutdruck: Liegt ein Hypertonus vor, sind die autoregulativen Grenzen verschoben?
- Kardiale Leistungsfähigkeit, Hydratationszustand zur Einschätzung unerwünschter Blutdruckabfälle.
- Pulmonale Leistungsreserve, eventuell Lungenfunktionsprüfung; immer sollte eine präoperative arterielle Blutgasanalyse unter normalen Bedingungen zur Einschätzung der erforderlichen und sicheren Hyperventilationstiefe vorliegen.
- Bei Hypophysentumoren oder Prozessen im Bereich der Sella: Hormonstatus, hormonelle Vorbereitung.
- Nach Rücksprache mit dem Operateur sind Besonderheiten des operativen Vorgehens wie Lagerung, erwarteter Blutverlust, erwünschte kontrollierte Hypotension oder Hypothermie festzustellen.

Anhand der erhobenen Befunde und Daten ist das anästhesiologische Vorgehen und Monitoring festzulegen. Schon bei der Wahl der Prämedikation sind die Besonderheiten der intrakraniellen Pathophysiologie zu berücksichtigen. Besteht kein Verdacht einer eingeschränkten Compliance, kann die Prämedikation nach den üblichen Richtlinien erfolgen, zum Beispiel mit Atropin, Pethidin und Promethazin. Liegt aber der Verdacht nahe, die Compliance könne eingeschränkt sein, ist von der Verabreichung von Opioiden abzuraten, da über eine Atemdepression und einen CO_2-Anstieg der ICP ansteigen kann. Atropin sollte, wenn es für erforderlich gehalten wird, vor Einleitung intravenös gegeben werden, um unerwünschte Kreislaufreaktionen unter Kontrolle zu haben. Empfehlenswert sind Benzodiazepine per os, i.m. oder rektal, zum Beispiel Diazepam 0,1 mg / kg rechtzeitig vor Beginn der Narkoseeinleitung. Antiepileptische und antihypertensive Medikamente sollten in der gewohnten Weise auch am Operationstag gegeben werden.

Monitoring

Das erforderliche Monitoring bei intrakraniellen Eingriffen ist entsprechend der vitalen Bedeutung des OP-Gebietes groß. Routinemäßig umfaßt es:
- EKG (Ableitung II oder V5),
- direkte arterielle Blutdruckmessung,
- Venendruck über einen zentralen Venenkatheter,
- Kapnometrie, intermittierende Blutgasanalysen,
- Temperaturmessung,
- stündliche Urinausscheidung
- und intermittierende Analysen der Serumelektrolyte, Blutzucker, Gerinnung und des Blutbildes,
- sowie bei sitzender Position: Dopplersonogramm.

Wünschenswert wäre, die invasiven Meßtechniken schon vor Einleitung der Narkose zur Verfügung zu haben, doch ist zu bedenken, daß diese unter Umständen bei der Applikation unerwünschte Streß- und Schmerzreaktionen hervorrufen können, mit der Gefahr der intrakraniellen Druckerhöhung. Unter solchen Bedingungen sollte darauf verzichtet werden, und der Blutdruck sollte während der Einleitung noch nicht direkt, sondern mittels eines automatischen Gerätes, zum Beispiel Dinamap®, überwacht werden.

Auswahl der Anästhetika

Wenn der durch die Prämedikation gut sedierte Patient im Vorbereitungsraum streßfrei auf dem OP-Tisch gelagert ist und mit dem erforderlichen Basismonitoring überwacht wird, kann die Narkose eingeleitet werden. Je weniger der Patient prä- oder perioperativ hirndruckgefährdet ist, desto freier ist der Anästhesist in der Wahl seiner Mittel. In der Regel sollte bei intrakaniellen Eingriffen aber davon ausgegangen werden, daß die Compliance eingeschränkt ist, und zudem erwartet der Operateur ein möglichst blutarmes Gehirn. Die Auswahl der Anästhetika muß also nach den oben dargestellten Kriterien erfolgen, und so soll nun die Wirkung der typischen Anästhetika und Adjuvantien auf den zerebralen Blutfluß, das zerebrale Blutvolumen, respektive den intrakraniellen Druck im einzelnen dargestellt werden.

Eine Beeinflussung des zerebralen Blutflusses und damit Blutvolumens durch Anästhetika erfolgt über drei Mechanismen (Abb. 3):

1. durch Beeinflussung des zerebralen Stoffwechsels und die autoregulative Antwort darauf,
2. durch einen direkten Angriff an den Gefäßen, einer direkten Erweiterung der Arteriolen und/oder der Venolen und
3. durch eine Beeinflussung des peripheren Kreislaufs und der Herzleistung.

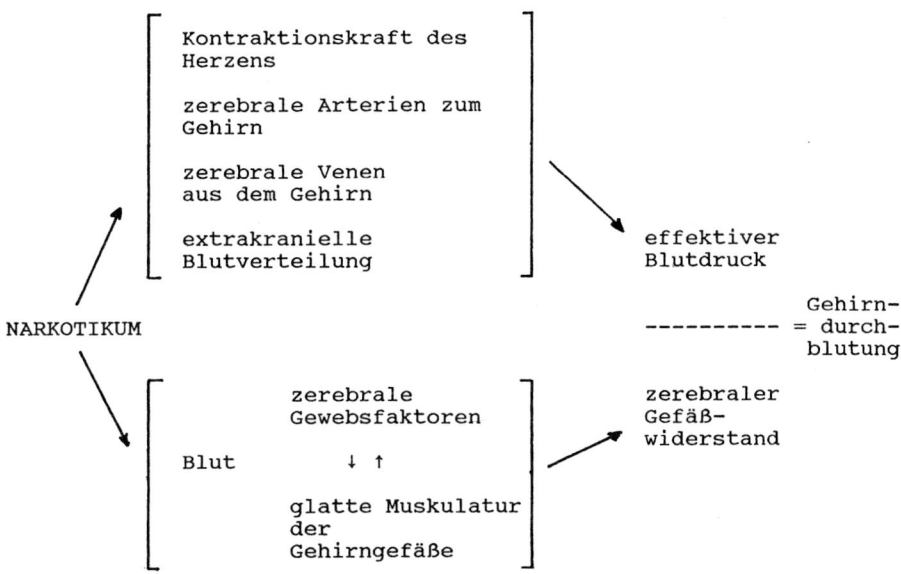

Abb. 3: Einflüsse der Narkotika auf die Hirndurchblutung

Die Wirkung der Anästhetika auf die extrakraniellen Organsysteme soll hier als bekannt vorausgesetzt und nur die speziellen intrakraniellen Wirkungen betrachtet werden. Zum exakten Verständnis der Beeinflussung des Hirnstoffwechsels und der Hirndurchblutung durch die verschiedenen Anästhetika sind wesentlich genauere Erkenntnisse über deren molekularen Wirkmechanismus im Hirn nötig, als derzeit bekannt sind. Eine Einteilung in exzitatorisch und depressorisch wirksame Hypno-Anästhetika ist sicher zu grob, soll hier aber erwähnt werden, um daran zu erinnern, daß der Bewußtseinsverlust unter einem Anästhetikum nicht zwangsläufig Stoffwechselreduktion bedeutet, sondern auch durch Aktivierung hemmender Strukturen mit einer erhöhten Aktivität einhergehen kann. Als Vertreter dieser beiden Extreme seien hier Barbiturate und Ketamine genannt. Als weitere Schwierigkeit kommt hinzu, daß durch Kombination von Anästhetika und Wirkungen der Anästhetika auf Atmung und Kreislauf deren alleinige direkte Wirkung auf den CBF verändert wird. Die aus experimentellen und klinischen Untersuchungen gewonnenen Daten müssen daher genau hinterfragt werden, ob nicht die gewählte Methode, besonders die Basisnarkose im Tierexperiment oder extrakranielle Faktoren das Ergebnis beeinflußt haben. Als Beispiel für diese Problematik kann die Diskussion über die

Ketamine genannt werden. Die typische Steigerung der Hirndurchblutung und Aktivität kann durch Vorgabe eines Barbiturates fast ganz und durch Kombination mit Benzodiazepinen noch erheblich reduziert werden.

Für den praktischen klinischen Gebrauch liegen aber ausreichende Befunde vor, die eine Aussage über die narkosetypischen Veränderungen des zerebralen Metabolismus, des CBF und damit intrakraniellen Druckes und Perfusionsdruckkes zulassen.

In Abbildung 4 sind die Veränderungen des zerebralen Metabolismus ($CMRO_2$), des zerebralen Blutflusses (CBF), des intrakraniellen Druckes (ICP) und des zerebralen Perfusionsdruckes (CPP) durch verschiedene Anästhetika dargestellt.

Bis zu 50 Prozent werden der Stoffwechsel und die Durchblutung parallel gesenkt, wenn **Thiopental** bis zur EEG-Unterdrückung verabreicht wird. Voraussetzung für diesen parallelen Abfall ist, daß Kreislauf und Ventilation im Normbereich gehalten werden. Ähnliches gilt für **Althesin** und **Etomidete**.

Substanz	$CMRO_2$	CBF	ICP	CPP
Intravenöse Narkotika:	↓	↓	↓	↑
Barbiturate:	↓↓	↓↓	↓↓	↑
Etomidate:	↓	↓	↓	↑
Fentanyl \ :	↓	↓	↓	↑
(NLA) :	↓↓	↓↓	↓↓	↑
DHBP / :	φ	φ(↓)	φ(↓)	φ(↓)
bei MAP ↓ :	φ	↓	↓	↓
Ketamine :	↑↑	↑↑↑	↑↑	↓↓
Inhalations-anästhetika:	↓	↑↑ − ↓	↑↑ − ↓	↓
Lachgas :	↓	↑	↑	↓
Halothan :	↓	↑↑	↑↑	↓↓
Enflurane :	↓	↑	↑	↓
Isoflurane :	↓	(↑)	(↑)	(↓)

Abb. 4: Verhalten zerebraler Parameter unter verschiedenen in der Anästhesie eingesetzten Pharmaka

Verwirrend und widersprüchlich sind die Ergebnisse zu den **Narkotika**. Hier liegen im wesentlichen Tierversuchsergebnisse vor. Aus methodischen und speciesbegründeten Problemen sind die Ergebnisse nicht ohne weiteres auf den Menschen übertragbar. So sind die Narkotika bei einer Reihe von Versuchstieren starke zerebrale Vasokonstriktoren, woraus sich der relativ stärkere Abfall der Durchblutung gegenüber dem Stoffwechsel für das Fentanyl erklärt. Aus Messungen an freiwilligen Probanden und klinischen Untersuchungen muß aber eher davon ausgegangen werden, daß bei kontrollierter Ventilation und stabiler Kreislaufsituation die Narkotika und das Droperidol in klinisch üblichen Dosen nur eine geringe und parallele Reduktion des CBF und der CMR bewirken. Bei sehr hohen Dosen, wie sie bei reinen Fentanylnarkosen erforderlich sind, also 100 bis 400 µg/kg kommt es zu einer dosisabhängigen Senkung des CBF und der CMR bis zu 40 Prozent.

Für **Benzodiazepine** gilt auch beim Menschen eine bis etwa 15prozentige Reduktion des CBF und der CMR als gesichert.

Eine Sonderstellung nehmen die **Ketamine** unter den intravenösen Anästhetika ein. Wie dargestellt, führen sie in einer allerdings sehr hohen Dosierung zu einem drastischen Anstieg des CBF und einem deutlichen, aber passageren Anstieg der CMR. Letzterer ist Ausdruck der exzitatorischen Wirkung dieses Mittels bis zum Erreichen des narkotischen Stadiums. Die darüber hinausschießende Steigerung des CBF ist ein Resultat der systemischen sympathikus-stimulierenden Wirkung der Ketamine. Bei niedrigeren Dosen fallen beide Steigerungen weniger drastisch und weniger diskrepant aus. Diese Wirkung gilt in der Literatur allgemein als gesichert. Es sind aber auch Berichte publiziert worden, in denen dies besonders für Dosierungen von 0,2 bis 0,5 µg/kg angezweifelt wird.

Abgesehen von den dosisabhängigen Unterschieden drücken sich in solchen unterschiedlichen Einschätzungen und Ergebnissen die methodischen Probleme aus. Soweit nachvollziehbar führt die alleinige Applikation der Ketamine zu den dargestellten Steigerungen des CBF. Wird aber das Ketamin, wie regelmäßig im Tierversuch, in eine schon bestehende, wenn auch flache Basisnarkose hinein appliziert, so entfällt die sonst typische psychomimetische, exzitatorische Wirkung. Eine ähnliche Situation ergibt sich klinisch bei Vorgabe eines Benzodiazepins. Auch dann ist die Exzitationsphase deutlich verändert, auch im subjektiven Erleben der Patienten.

Es bleibt aber auch bei Unterdrückung der zentralen exzitatorischen Wirkung die Kreislaufreaktion und deshalb sollten Ketamine bei Patienten mit eingeschränkter intrakranieller Compliance nicht gegeben werden. Eine Ausnahme bilden Notfallsituationen, insbesondere bei Vorliegen einer Schocksituation, bei der der sympathikomimetische Effekt eher günstig als störend sein kann.

Alle in der Anästhesie eingesetzten **gasförmigen Anästhetika** führen zu einer mehr oder weniger ausgeprägten Steigerung des intrakraniellen Blutflusses (Abb. 4). Dies gilt auch für das Basisanästhetikum **Lachgas**. Wie an Hunden gezeigt wurde, führt die Zufuhr von Lachgas zu einer Zunahme des CBF um über 200 Prozent. Parallel dazu kommt es auch zu einer Steigerung des zerebralen Stoffwechsels. Diese extremen Befunde sind sicher beim Menschen weniger deutlich ausgeprägt, aber ebenfalls nachweisbar. Beim klinisch typischen Einsatz in Kombination mit einem Barbiturat als Einleitungshypnotikum ist dieser Effekt jedoch kaum noch vorhanden. Trotzdem sollte aus Sicherheitsgründen bei eingeschränkter Compliance Lachgas nicht mit über 50 Prozent und bei pathologisch erhöhtem Hirndruck überhaupt nicht eingesetzt werden.

Im Gegensatz zum Lachgas führen die fluorierten Kohlenwasserstoffe zu einer Senkung des zerebralen Stoffwechsels. Jedoch ist eine Zunahme des zerebralen Blutflusses besonders unter **Halothan** zu beobachten. Ursache dafür ist eine ausgeprägte direkte Vasodilatation. Unter **Isoflurane** oder **Enflurane** ist diese Steigerung der zerebralen Blutfülle weniger stark ausgeprägt. Unter allen drei Inhalationsanästhetika kommt es zu einer dosisabhängigen Steigerung des ICP, dabei fällt gleichzeitig, ebenfalls dosisabhängig, der Blutdruck ab, woraus sich eine doppelt negative Beeinflussung der zerebralen Perfusion ergibt. Wenn auch kein prinzipieller Unterschied dargestellt wird, so werden doch zum Teil erhebliche quantitative Unterschiede beschrieben. Auch soll der Anstieg des zerebralen Blutflusses und damit des intrakraniellen Druckes unter Isoflurane nur zeitlich begrenzt sein. Isoflurane ist heute in niedrigen anästhetischen Dosen bis 0,8 Volumenprozent auch bei eingeschränkter Compliance als Zusatzanästhetikum vertretbar.

Zusammenfassend ist aus dem bisher Dargestellten zu sagen, daß bei intrakraniellen Eingriffen als Anästhetika alle halogenierten Kohlenwasserstoffe zur alleinigen Narkose und das Ketamin abzulehnen sind. Lachgas ist mit Vorsicht einzusetzen und bei pathologisch erhöhtem ICP zu meiden. Geeignete Einleitungsanästhetika stellen die Barbiturate und das Etomidate dar. Als Basisnarkose bietet sich die Neuroleptanästhesie geradezu an.

Auf einen weiteren Unterschied zwischen den halogenierten Kohlenwasserstoffen und einer Neuroleptanästhesie ist im Zusammenhang mit Operationen in Stammhirnnähe oder an den großen zuführenden Gefäßen des Kopfes, aber auch bei jeder anderen Operation noch einzugehen. Stimulationen der vegetativen Zentren können ebenso wie Schmerzreize eine sympathische Reaktion auslösen. Diese würde mit Herzfrequenz- und Blutdruckanstieg einhergehen und damit eine Gefährdung des Patienten mit eingeschränkter Compliance darstellen. Lachgas und Barbiturate beeinflussen das sympathische Nervensystem nicht. Die Neuroleptanästhesie hat aber als typische Wirkung eine Aktivierung dieses vegetativen Systems zur Folge, stellt also unter diesem Aspekt eine eher ungünstige Narkoseform dar. Die halogenierten Kohlenwasserstoffe hingegen dämpfen den Sympathikus und damit Kreislaufreaktionen bei entsprechenden Stimulationen. Von einer Reihe von Autoren wird daher empfohlen, ein solches volatiles Anästhetikum in niedriger Dosierung der NLA beizugeben, in der Regel nach Eröffnen der Dura. Die vasodilatatorische Komponente von z. B. 0,5 Volumenprozent Enflurane ist relativ gering und kann entweder durch Barbiturate oder Hyperventilation überspielt werden. Enflurane bei Hyperventilation birgt allerdings die Gefahr der Krampfprovozierung in sich. Isoflurane soll diese Nebenwirkung nicht haben und stellt so eine Alternative bei intrakraniellen Operationen dar, wenn die Sympathikusdämpfung auf diese Weise erwünscht ist.

In einer weiteren Tabelle (Abb. 5) sind die Wirkungen der sogenannten Anästhesie-Adjuvantien dargestellt. Die **Muskelrelaxantien** haben allesamt keine direkte Wirkung auf den intrakraniellen Druck. Vorsicht ist jedoch bei den nichtdepolarisierenden Relaxantien geboten, die über eine Histaminfreisetzung einen Blutdruckabfall bewirken können, also beim Alloferin und wahrscheinlich auch beim Atracurium, während das Vecuron und das Pancuron hier sicher einzuset-

Substanz	$CMRO_2$	CBF	ICP	CPP
Relaxantien:				
Succinylcholin :	φ	?	(↑)	(↓)
Pancuronium :	φ	φ(↓)	φ(↓)	φ(↓)
Vecuronium :	φ	φ	φ	φ
Prämedikation :				
Opioide : (Morphin,Pethidin)	↓	↓	↓	↑
Benzodiazepine :	↓	↓	↓	↑
sonstige :				
Opiatantagonisten :	φ	↑	(↑)	(↓)

Abb. 5: Verhalten zerebraler Parameter unter verschiedenen in der Anästhesie eingesetzten Pharmaka

zen sind. Succinylcholin kann gelegentlich bei starken Muskelfaszikulationen über einen erhöhten ZVP zu einem passageren Anstieg des intrakraniellen Druckes führen. Dies kann aber durch entsprechende Vorgabe eines nicht-depolarisierenden Relaxans vermieden werden.

Zu erwähnen ist weiterhin, daß **Opiatantagonisten**, z. B. Naloxone, über eine allgemeine Kreislaufreaktion zu einem Anstieg des CBF und damit des ICP führen können. Ihr Einsatz wird allerdings eher die Ausnahme darstellen, da Patienten mit postoperativ erhöhtem ICP oder der Gefahr eines solchen in der Regel nachbeatmet werden.

Die **typische Narkose** für intrakranielle Eingriffe stellt also die Neuroleptanästhesie dar, mit eventuell späterer Zugabe von Isoflurane. Die Einleitung erfolgt in typischer Weise mit einem Barbiturat. Die Intubation, wie die gesamte Einleitung, hat streßfrei zu erfolgen. Eine ausreichend tiefe Anästhesie und Relaxierung zur Vermeidung von Husten- und Abwehrreaktionen bei der Intubation ist besonders bei erhöhtem ICP zwingend erforderlich. Zur weiteren Intubationsreizunterdrückung wird häufig ein Lokalanästhetikum in den Nasenrachenraum gesprüht oder auch intravenös (z. B. 1 mg/kg Lidocain) gegeben. Letzteres soll zu einer zentralen Hustenreizunterdrückung führen und eine eventuell doch auftretende Streßreaktion mildern.

Druckabfälle sind ebenso unbedingt zu vermeiden und durch entsprechende Volumenvorgaben oder, wenn es sein muß, mit einem Sympathikomimetikum abzufangen.

Die Narkosefortführung folgt den allgemeinen Regeln der NLA. Hinzu kommt als Besonderheit bei intrakraniellen Eingriffen die sogenannte „Relaxierung" des Gehirns, d. h. die Blutarmut, gegebenenfalls auch Entwässerung des

Gehirns. Dazu werden, neben den schon dargestellten Mechanismen, die Hyperventilation, beim Lungengesunden auf 4 kPa arteriellen CO_2, und die fraktionierte Gabe eines kurz wirksamen Barbiturates, z. B. Thiopental eingesetzt. Versagt auch die Gabe von 30 mg / kg Thiopental die erwünschte Wirkung, so ist der Einsatz von Mannit, von 0,5 bis 1 g/kg nach Wirkung, indiziert. Eine lumbale Liquordrainage kann zusätzlich Raum im Intrakranium schaffen, darf aber grundsätzlich erst nach Eröffnen der Dura erfolgen, um einen kraniolumbalen Druckgradienten zu vermeiden.

Probleme der speziellen Lagerung in sitzender Position

Grundsätzlich ist bei allen Operationen darauf zu achten, daß durch die Lagerung des Kopfes die zerebrale Perfusion und insbesondere der venöse Abfluß über die Jugularvenen nicht behindert werden. Auch ist darauf zu achten, daß die Ventilation bei Seiten- und Bauchlagerung adäquat, seitengleich und ohne erhöhten intrathorakalen Druck erfolgt.

Vor- und Nachteile der sitzenden Position

Eine ganz besondere Problematik stellt die sitzende Position dar, wie sie von einigen Operateuren für Eingriffe in der hinteren Schädelgrube oder der Halswirbelsäule bevorzugt wird. Vor- und Nachteile der sitzenden Position in der Neurochirurgie sind in der Abbildung 6 nach Pasch zusammengefaßt. Der wesentliche Vorteil liegt im optimalen Zugang zum OP-Gebiet. Daneben sind die geringeren Blutungsneigungen, die verminderte Ödemneigung und die verbesserte Beatmung durch Erhöhung der funktionellen Residualkapazität und Abnahme des Verschlußvolumens zu nennen. Als Nachteile sind die systemischen Kreislaufreaktionen beim Aufsetzen des Patienten, der Abfall des mittleren

Vorteile	Nachteile
Optimaler Zugang zum Operationsgebiet	Venöse Luftembolie
Verbesserte Kopflagerung	Systemische Kreislaufreaktionen (RR-abfall beim Aufsetzen)
geringere intrakranielle Venenstauung	Einfluß auf die zerebrale Durchblutung
geringere Blutungsneigung	Respiratorische Komplikationen
verminderte Ödembildung	Lagerungsschäden (bes. am Gesicht)
verbesserte Beatmung	

Abb. 6: Vor- und Nachteile der sitzenden Position in der Neurochirurgie

zerebralen arteriellen Blutdruckes, Lagerungsschäden besonders am Gesicht, respiratorische Komplikationen wie Tubuslagenveränderung oder Ventilations-perfusionsstörungen bei hypovolämischen Kreislaufreaktionen hervorzuheben und als schwerstwiegende Komplikation ist die venöse Luftembolie zu erwähnen.

Die Luftembolie

Die schwerstwiegendste Komplikation der sitzenden Position, die venöse Luftembolie, tritt auf, wenn bei Eröffnen einer großen Vene im OP-Gebiet und einem dort regelmäßig herrschenden negativen Venendruck Luft angesaugt und zum Herzen fortgeleitet wird. Die Häufigkeit solcher Luftembolien wird in der Literatur mit etwa 25 Prozent angegeben. Anzumerken ist, daß die Luftembolie nicht nur bei sitzender Position auftreten kann sondern in allen Fällen, in denen das OP-Gebiet deutlich über dem Niveau des rechten Vorhofes liegt. D. h., unter Umständen auch bei liegenden Positionen mit allerdings deutlich geringeren Volumina an aspirierter Luft.

Die Folgen der Luftembolie lassen sich gut verstehen, wenn man den Weg betrachtet, den die Luft von der Hohlvene bis zur Lunge nimmt. Die einzelnen Symptome sind abhängig von der Menge der aspirierten Luft. Im rechten Herzen kommt es zu einer Vermischung der Luft mit dem zuströmenden Blut, und durch die Pumpbewegung des Herzens entsteht ein schaumiges Blut-Luftgemisch. Rhythmusstörungen und Extrasystolen werden am EKG-Monitor sichtbar. Aufgrund des mangelnden Blutauswurfs des rechten Herzens kommt es zu einem Blutdruckabfall. Die anschließende Luftembolie der Lunge führt zu einem dem Ausmaß entsprechenden Ausfall der Perfusion und damit des Gasaustausches. Der Sauerstoffgehalt sinkt ab, der CO_2-Gehalt des Blutes steigt an und der CO_2-Anteil in der Ausatmungsluft fällt ab. Durch Vasokonstriktion der pulmonalen Gefäße kommt es zu einer drastischen Erhöhung des pulmonal-arteriellen Widerstandes und damit zu einer deutlichen Rechtsherzbelastung. Der ZVP steigt an, ebenso der pulmonal-arterielle Druck. Theoretisch fällt der pulmonal-arterielle Verschlußdruck („wedge", PCWP) ab, läßt sich häufig aber nicht mehr verläßlich messen. Infolge der schlechteren Füllung des linken Herzens wird der Blutdruckabfall aufrechterhalten. Akute Luftembolien über 100 ml sind für einen erwachsenen Menschen tödlich.

Aus den genannten Zeichen und Symptomen lassen sich die Möglichkeiten der Erkennung einer Luftembolie ableiten. Es sind allerdings nur die Folgen der Luftembolie und nicht die Luftembolie selbst zu erkennen. Da die Luft aber nicht als eine große Luftblase eintritt, sondern die Luftbläschen wie Perlen auf der Schnur hintereinander zum Herz gelangen, ergeben die Kapnometrie und das EKG dennoch eine sichere, frühe Information über eine stattgehabte Luftembolie.

Wesentlich rascher und empfindlicher reagiert das Dopplersonogramm, dessen Transducer und Empfänger auf der Brustwand über der Einmündung der oberen Hohlvene in den rechten Vorhof plaziert wird. Das technische Prinzip beruht auf dem Dopplereffekt und als Signal wird ein 2,5 MHz Ultraschallton benutzt. Die Empfindlichkeit kann bis zur Erfassung von 0,25 ml großen Luftblasen eingestellt werden. Die korrekte Position des Dopplerschallkopfes kann durch Einspritzen von 10 ml 0,9prozentiger Kochsalzlösung über einen liegenden Venenkatheter akustisch verifiziert werden. Der zentrale Venenkatheter wird bei diesen Patienten in atypischer Weise bis in den Vorhofeingang geschoben. Diese Position ist entweder durch eine Röntgenkontrolle oder mittels der EKG-Ableitung über den Venenkatheter zu verifizieren.

Der tiefliegende Katheter dient im Falle einer Luftembolie dem frühzeitigen Absaugen der Luft vor dem rechten Vorhof. Besonders erscheinen hierzu Spezialvenenkatheter mit mehreren endständigen und seitlichen Löchern geeignet. Da das Absaugen eventuell eingetretener Luft per Spritze sehr mühselig ist, verwenden wir dazu eine Vakuum-ACD-Flasche, die wir, über einen Dreiwegehahn an den Venenkatheter angeschlossen, bereithalten. Das mit der Luft abgesaugte Blut kann anschließend über einen Filter retransfundiert werden (Abb. 7).

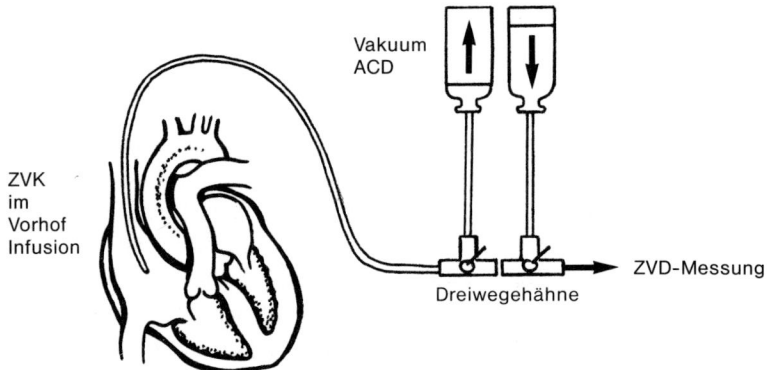

Abb. 7: Anschluß der Vacuum-ACD-Flasche

Die Gefahr der Luftembolie ist bei Operationen am Schädel nicht während aller Phasen des Eingriffs gleich groß. Besonders hoch ist die Wahrscheinlichkeit zu Beginn der Operation, wenn Schädel- und Duravenen eröffnet werden können. Während der eigentlichen Phase der Gehirnoperation ist die Gefahr sehr gering. Ein erneuter Anstieg des Risikos ist am Ende der Operation beim Verschluß der äußeren Wundschichten gegeben.

Da im Blut gelöstes Lachgas sehr rasch in embolisierte Luft hineindiffundiert, kommt es zu einer raschen Vergrößerung der Luftblasen. Bei einer eingestellten Lachgaskonzentration von 70 Prozent kommt es theoretisch zu einer Vergrößerung der Luftblasen um das 3- bis 4fache. Aus diesem Grunde ist zu empfehlen, während der Phasen des erhöhten Risikos auf die Anwendung von Lachgas ganz zu verzichten oder maximal 50 Vol% einzustellen. Bei Verdacht einer Luftembolie ist Lachgas sofort abzustellen und mit 100 Prozent Sauerstoff zu beatmen.

Die einzige effektive Maßnahme nach stattgehabter Luftembolie ist die Absaugung der Luft. Der Operateur ist unverzüglich von dem Ereignis in

Kenntnis zu setzen. Sein wesentlicher Beitrag besteht in der sofortigen Abdeckung aller möglichen Eintrittsstellen mit feuchten Tüchern. Bei sehr dramatischen Verläufen ist die akute Umlagerung aus der sitzenden in die liegende Position vorzunehmen. Die häufig empfohlene drastische Erhöhung des endexspiratorischen Beatmungsdruckes ist wenig hilfreich. Hier müßten Drucke von 30 und mehr Zentimeter Wassersäule eingestellt werden, um einen sinnvollen Effekt auf den Venendruck oberhalb des Herzens auszuüben.

Eine seltene, aber durchaus nicht unwahrscheinliche Komplikation der Luftembolie besteht in der sogenannten paradoxen Embolisierung. Nur bei 75 Prozent der erwachsenen Bevölkerung ist das Foramen ovale anatomisch verschlossen. Bei den übrigen ist es nur funktionell, durch die Druckverhältnisse zwischen rechtem und linkem Vorhof, geschlossen. Bei einer Luftembolie kommt es aber zu einer akuten Druckerhöhung im rechten Vorhof, so daß Luft von rechts nach links gelangen kann. Dadurch ist es möglich, daß Luft direkt in die arterielle Ausstrombahn gelangt und Luftembolien in anderen Organen Infarzierungen hervorrufen können. Besonders schwerwiegend sind solche Embolien, wenn sie das Gehirn betreffen.

Hypophysen- und hypophysennahe Operationen

Über die allgemeine Problematik intrakranieller Operationen hinaus sind bei diesen Operationen die daraus resultierenden, möglichen hormonellen Störungen von Interesse. Häufig bestehen schon präoperativ, entsprechend der Art und Lokalisation des Tumors, solche Störungen. Sie sollten dem Anästhesisten bei der Prämedikationsvisite bekannt sein. Betroffen sind die Hormonsysteme der Mittelhirn-Hypophysen-Nebennierenrindenachse, der Schilddrüse und die Geschlechtshormone. Außerdem kann ein Diabetes insipidus auftreten.

Für den perioperativen Verlauf ist insbesondere der Ausfall der Glukokortikoide von Bedeutung. Diese müssen schon frühzeitig substituiert werden. Die Beurteilung der Situation und Substitutionsnotwendigkeit der übrigen Hormone erfolgt hingegen erst einige Wochen nach der Operation. Ein Substitutionsschema für das lebensnotwendige Cortison ist in Abbildung 8 dargestellt. Anzu-

```
Op.-tag:          3 x 100mg HC in je 500ml Gluc.5% über je 8 Std.

1. p.o. Tag       200mg HC über 24 Stunden als Infusion

2. p.o. Tag       120mg HC über 24 Stunden als Infusion

3. p.o. Tag       60mg HC / Tag i.v. oder per os

4. p.o. Tag       40mg HC / Tag i.v. oder per os

5.u.ff.p.o. Tag   15mg morgens und 10mg abends per os
```

Abb. 8: Perioperative Hydrocortisonsubstitution bei Hypophysenoperationen

merken ist, daß bei perioperativer, antiödematöser Medikation mit einem Korti-koid (Dexamethason) eine zusätzliche Gabe von Hydrocortison erst nach Un-terschreiten der Äquivalenzdosis des Dexamethason erforderlich wird.

Die Substitution von antidiuretischem Hormon ist bei Hypophysen-Opera-tionen eher selten. Häufiger anzutreffen ist diese Notwendigkeit bei Operatio-nen von Kraniopharyngeomen. Die dabei resultierenden Wasser- und Elektro-lytstörungen können sehr anhaltend sein und eine unter Umständen lebenslange Substitution mit diesem Hormon erforderlich machen.

Intrakranielle Tumoren

Eine besondere Gruppe stellen Patienten mit Hirntumoren dar. In der Regel geht das Wachstum eines Hirntumors ohne Erhöhung des intrakraniellen Druk-kes vor sich. Eine eingeschränkte Kompensationsfähigkeit ist aber häufig aus Sicherheitsgründen vom Anästhesisten anzunehmen. Entsprechend ist die Nar-kose zu gestalten. Bei Lage des Tumors in Stammhirnnähe ist perioperativ mit Rhythmusstörungen, Bradykardien und Blutdruckabfällen und postoperativ mit einer Störung seitens des Atemzentrums zu rechnen. Zur Reduzierung des peri-tumorösen Ödems erhalten alle Patienten schon präoperativ ein Cortison-Präpa-rat, vorzugsweise Dexamethason. Die Medikation wird postoperativ zur Unter-drückung der inflammatorischen ödembildenden Reaktion des Gehirns auf das OP-Trauma fortgesetzt. An dieser Stelle sei erwähnt, daß auch bei anderen gro-ßen intrakraniellen Eingriffen aus letzterem Grund eine Dexamethasongabe über einige Tage zu empfehlen ist.

Operationen an Aneurysmen der Hirngefäße

Noch vor den Tumoroperationen in der hinteren Schädelgrube mit ihren besonderen Problemen durch die sitzende Position und Stammhirnnähe stellen Operationen an den großen intrakraniellen Gefäßen, Angiomen und Aneurys-men höchste Ansprüche an den Anästhesisten. Besonders rupturierte Aneurys-men erfordern höchste Konzentration. Ein rupturiertes Aneurysma heilt im Sinne eines bindegewebigen Verschlusses nicht vor 6 Wochen nach Ruptur aus und es besteht so bei einem typischerweise früheren Operationstermin stets die Gefahr der Nachblutung, besonders in der Einleitungsphase der Narkose.

Den höchsten Schwierigkeitsgrad, sowohl für den Operateur als auch für den Anästhesisten, bereiten rupturierte Aneurysmen in der hinteren Schädelgrube: sitzende Position, schwieriger Zugang, Stammhirnnähe, Gefäßoperation, dazu kontrollierte Hypotension und eventuell Hypothermie.

Wie bei allen Operationen an Arterien ist auch bei denen an Hirngefäßen die Gefahr der akuten, massiven arteriellen Blutung gegeben. Am geringsten ist diese Möglichkeit noch bei arterio-venösen Angiomen, die aber durch ihre Größe und Lage operative Probleme bereiten können. Am größten ist die Gefahr bei Aneurysmen der basalen Hirnarterien, da diese selbst oder das tragende Gefäß intraoperativ platzen oder einreißen können. Noch mehr als bei Patienten mit eingeschränkter Kompensationsfähigkeit oder erhöhtem intrakraniellen Druck ist bei Patienten mit zerebralen Aneurysmen auf eine schonende Einleitung und streßfreie Narkoseführung Wert zu legen.

Häufig erübrigt sich das Problem der präoperativen Narkoseeinleitung, da diese Patienten von der Intensivstation intubiert und schon „narkotisiert" übernommen werden. Ist dies nicht der Fall oder stellt sich das Problem auf der Intensivstation, so ist eine Narkoseeinleitung nach den schon dargestellten Methoden als Neuroleptanästhesie durchzuführen. Dabei ist in erhöhtem Maße darauf zu achten, daß keine Blutdruckanstiege auftreten, unter denen das Aneurysma rupturieren und nachbluten kann. Auch Druckabfälle sind zu vermeiden, um die Perfusion bei zwar selten aber möglicherweise erhöhtem intrakraniellen Druck und bei Vorliegen von Spasmen der Hirnarterien nicht zu gefährden. Nach erfolgreicher Einleitung, Stabilisierung der Narkose und Anschluß des Monitorings beginnt der Operateur mit der Kraniotomie. Während dieser Phase ist es Aufgabe des Anästhesisten, die Erschlaffung des Gehirns herbeizuführen. Dies kann durch zusätzlich gegebene Barbiturate oder durch Entwässerung mit Mannit geschehen. Wir bevorzugen die Kombination von Hyperventilation mit Barbituraten. Nach Eröffnen der Dura kann zur sympathischen Blockade ein volatiles Anästhetikum, z. B. Isoflurane oder Enflurane in niedriger Dosis eingestellt werden.

Während der präparativen Darstellung der Gefäße kann eine mäßige Hypotension, insbesondere bei zuvor erhöhtem Blutdruck zur Verminderung des Blutungsrisikos eingeleitet werden. Während der eigentlichen Aneurysmapräparation und Clippung wird diese Hypotension bis an die untere Grenze der Sicherheit gesenkt. Nach sicherer Clippung des Aneurysmas und sicherer Blutstillung wird die Hypotension langsam wieder beendet.

Nach Beendigung der Operation ist es grundsätzlich von vielen Operateuren erwünscht, daß der Patient wach wird. Handelt es sich um Patienten mit präoperativ neurologisch unauffälligem Zustand oder Patienten mit intakten kleinen Aneurysmen und geringerer Operationstraumatisierung, spricht nichts gegen eine Ausleitung der Narkose. Bei vorbestehenden neurologischen Ausfällen oder bei schwieriger operativer Präparation mit der Gefahr der operationstraumatischen Schädigung von Hirngewebe und nach kontrollierter Hypotension sollte allerdings auf eine unmittelbare Ausleitung der Narkose verzichtet werden und eine mindestens 6- bis 24stündige Nachbeatmung auf der Intensivstation erfolgen.

Kontrollierte Hypotension

Indikationen und Kontraindikationen

Die Indikationsstellung zu dieser nicht ungefährlichen Maßnahme sollte sich einzig aus einer patientenbezogenen Gefahr ergeben. Lediglich dem Komfort des Operateurs zu dienen, ein blutarmes Operationsfeld zu haben, genügt nicht. Unter Einbeziehung des letztgenannten Kriteriums ergäbe sich eine Vielzahl von Indikationen, von denen für uns aber fast ausschließlich intrakranielle neurochirurgische Operationen in Frage kommen, wobei Meningiome eher selten eine Indikation darstellen. Die Hauptindikation ist die Operation an Gefäßen des Gehirns.

Zur Durchführung einer Hypotension sind eine Vielzahl von Substanzgruppen und Medikamenten vorgeschlagen worden. Zu erwähnen sind hier die volatilen Anästhetika, Vasodilatatoren – sowohl venöse wie arterielle – Ganglienblocker, Alpha- und Beta-Rezeptorenblocker und Kalzium-Antagonisten, sowie in neuester Zeit Adenosin-Triphosphat. Aus Gründen der guten Steuerbarkeit mit kurzer Anschlagszeit und kurzer Wirkungsdauer bei geringen Nebenwirkungen haben sich zwei Substanzen durchgesetzt: das Natriumnitroprussid und das Nitroglycerin. Das früher häufig eingesetzte Trimethaphan ist wegen einer ausgeprägten Tachyphylaxie verdrängt worden. Länger wirkende Substanzen wie Dihydralazine u. a. sind schlecht steuerbar. Die ebenfalls schlecht steuerbaren Betablocker oder der Alphablocker Urapidil sind alleine nicht oder nur beschränkt einsetzbar, eignen sich aber zur Kombination, insbesondere mit Natriumnitroprussid zur Einsparung dieses Wirkstoffes. Die wesentlichste Kontraindikation zur kontrollierten Hypotension ist die falsch gestellte Indikation. Bei einer Beschränkung auf Eingriffe an intrakraniellen Aneurysmen und, etwas relativiert, auch an arteriovenösen Angiomen, welches beide vital bedrohliche Erkrankungen sind, treten Gefährdungen des übrigen Organismus in den Hintergrund. Relative Kontraindikationen sind, insbesondere was das Ausmaß der Blutdrucksenkung anbetrifft, schwere Arteriosklerose, Koronarstenose, anamnestische Herzinfarkte, Thrombosen in vitalen Organen, schwere Anämien und Hypovolämie. Die prinzipiellen Wirkmechanismen der eingesetzten Medikamente sind in Abbildung 9 dargestellt.

Gefahren und Grenzen

Unabhängig von der gewählten Substanz sind folgende Grenzen der kontrollierten Hypotension in der Neurochirurgie zu berücksichtigen:
1. Kritischer Abfall der Hirndurchblutung unter einen Perfusionsdruck von 40 mmHg,
2. kritische Abnahme der Myokarddurchblutung bei Abfall des diastolischen arteriellen Blutdruckes unter 40 mmHg,
3. Abnahme der Sauerstofftransportkapazität durch Senkung des Herzzeitvolumens und/oder Abfall des arteriellen O_2-Partialdruckes,

4. Einklemmungsgefahr bei abrupter Steigerung des intrakraniellen Druckes durch Steigerung des intrakraniellen Blutvolumens bei Vasodilatantien,
5. Toxizität des angewandten Medikamentes und
6. Gegenregulationsphänomene, „Reboundhypertension", nach Absetzen des Medikamentes.

Auf diese genannten Punkte soll im folgenden nun näher eingegangen werden.

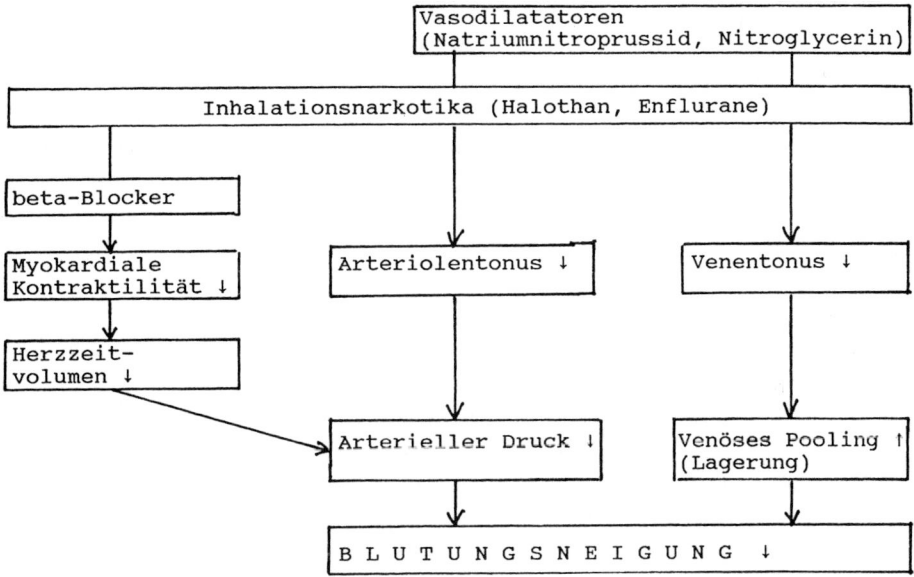

Abb. 9: Kontrollierte Hypotension – Wirkmechanismen typischer Pharmaka

Hirndurchblutung

Die untere Grenze der Hypotension, bei der noch eine sichere Hirndurchblutung gewährleistet ist, läßt sich im Individualfall nur ungefähr festlegen. Unter Normalbedingungen ist eine minimale globale Hirndurchblutung von 18 ml / 100 g pro Minute erforderlich, wozu ein Perfusionsdruck von 40 mmHg benötigt wird. Dies entspricht am liegenden Patienten und bei normalem intrakraniellen Druck einem mittleren arteriellen Blutdruck von 50 mmHg. Dieser Wert liegt etwas unter der Untergrenze der normalen Autoregulation. Nach oben modifiziert werden muß diese Grenze aber bei folgenden Gegebenheiten: erhöhter intrakranieller Druck, fokale oder regionale Hirngewebsdruckerhöhungen durch Ödeme oder Raumforderungen, arterielle Spasmen durch Subarachnoidalblutungen und Verlust der Autoregulation nach Subarachnoidalblutung oder Trauma, sowie Verschiebung der autoregulativen Grenzen durch chronische Hypertonie, Zerebralsklerose oder Medikamente. Zu berücksichtigen ist auch, daß der vom Operateur eingesetzte Retraktor, also Spatel, im darunterliegenden Hirngewebe einen höheren Perfusionsdruck erfordert.

Ferner ist bekannt, daß bei einer zu starken Hyperventilation mit einem arteriellen CO_2 unter 25 mmHg eine Absenkung des zerebralen Perfusionsdruckes unter 40 mmHg schlechter toleriert wird, als bei nur mäßiger Hyperventilation oder Normoventilation. Für die Praxis bedeutet dies generell, daß der mittlere arterielle Druck am liegenden Patienten nicht unter 50 mmHg gesenkt werden sollte. Bei chronischer arterieller Hypertonie kann als Richtwert eine 30prozentige Senkung des mittleren arteriellen Ruhedruckes dienen. Kurzfristige Senkungen zum Beispiel zur Clippung eines gerade rupturierten Aneurysmas für nur 1 – 3 Minuten werden aber toleriert. Längere Absenkungen aus operativen Gründen wären eine Indikation zur gleichzeitigen kontrollierten Hypothermie.

Bei Patienten, die nicht liegen sondern eventuell sogar sitzen, ist der mittlere arterielle Blutdruck auf Schädelbasisebene zu beziehen, wobei wegen fehlender direkter Meßmöglichkeiten nur das hydrostatische Druckgefälle meßtechnisch oder rechnerisch berücksichtigt werden kann (1 cm entspricht 1,3 mmHg).

Myokarddurchblutung

Die kritische Grenze der Myokardperfusion, respektive der O_2-Versorgung des Myokards ist beim Gesunden in der gleichen Größenordnung wie die der Hirnperfusion anzusetzen. Auch gilt als untere Grenze der Autoregulation ein koronarer Perfusionsdruck von 50 mmHg und eine untere Sicherheitsgrenze von 40 mmHg. Der O_2-Bedarf des Herzens ändert sich bekanntermaßen parallel zum Produkt aus Frequenz und systolischem Druck. Eine Reduzierung des Druckes führt zu einem geringeren O_2-Bedarf des Myokards, wenn dies nicht durch eine entsprechende Frequenzsteigerung überspielt wird. Die Herzauswurfleistung bleibt unter diesen Bedingungen in etwa konstant.

Bei kontrollierter Hypotension mit Natriumnitroprussid tritt dies häufig ein. Durch die Absenkung des koronaren Perfusionsdruckes bei gleichbleibendem O_2-Bedarf wird die O_2-Versorgung gefährdet. Zudem wird unter Natriumnitroprussid die myokardiale Blutverteilung durch Dilatation der endständigen Arteriolen beeinflußt. Dies führt beim Vorliegen von sklerotischen Koronararterien mit Verengung oder gar Stenose zum sogenannten Steal-Phänomen mit der Gefahr eines Herzinfarktes. Eine Blockierung der Herzfrequenzsteigerung durch Zugabe eines Betablockers kann diese Gefahr mindern. Grundsätzlich sollte jedoch beim Vorliegen einer koronaren Herzkrankheit auf die Anwendung von Natriumnitroprussid verzichtet werden.

Günstiger ist hier der Einsatz von Nitroglycerin, das bevorzugt größere, zuführende Koronargefäße erweitert und so die Kollateraldurchblutung verbessert. Zudem ist die Herzfrequenzsteigerung weniger ausgeprägt. Aufgrund des Wirkmechanismus, einer Senkung der Vorlast, kommt es zu einer Reduzierung des Herz-Minuten-Volumens. Eine schwere koronare Durchblutungsstörung sollte aber auch bei Anwendung von Nitroglycerin zur äußersten Vorsicht mahnen, wenn diese nicht gar kontraindiziert erscheint. Eine Überwachung der Endstrecken im EKG in Ableitung II ist eine hilfreiche, aber nicht vollständig sichere Maßnahme zur Steuerung der erforderlichen Koronarperfusion.

Lungenfunktion und Sauerstoffsättigung

Unter dem Einsatz der gefäßerweiternden Mittel kommt es auch zu einer Dilatation der Lungengefäße, woraus sich ein erhöhter Rechts-Links-Shunt ergibt. Zudem wird die Herzauswurfleistung, wie dargestellt, gesenkt, woraus sich, funktionell gesehen, eine erhöhte Totraumventilation ergibt. Aus beiden genannten Gründen kommt es unter der kontrollierten Hypotension zu einer Verschiebung des Ventilations-Perfusions-Verhältnisses in der Lunge. Es wird also eine erhöhte Fraktion von Blut durch die Lunge gepumpt, ohne mit Sauerstoff gesättigt zu werden und gleichzeitig wird ein Teil der Lunge belüftet, ohne durchblutet zu sein. Daraus erklärt sich die Gefahr einer arteriellen Sauerstoffmangelsättigung. Diese Gefahr kann vermindert werden, wenn durch entsprechende Volumengaben unter engmaschiger Kontrolle der Füllungsdrucke (Venendruck) die Herzauswurfleistung konstant gehalten wird. Gelingt dies nicht, so ist mit einer schlechteren O_2-Sättigung des arteriellen Blutes zu rechnen. Zudem kann der Shunt auch dadurch vergrößert werden, daß unter der Vasodilation die hypoxische Vasokonstriktion von Pulmonalgefäßen (Euler-Liljestrand-Reflex) ausbleibt. Unter kontrollierter Hypotension sollte daher die arterielle O_2-Sättigung häufig gemessen werden (BGA) und bei nicht vorhandenem Pulmonalarterien-Einschwemmkatheter zur Sicherheit der Sauerstoffanteil über das sonst notwendige Maß erhöht werden (auf 50 Prozent O_2) und zweitens ein stärkerer Abfall des Venendruckes durch Volumengabe kompensiert werden; insbesondere sind Blutverluste frühzeitig zu ersetzen.

Steigerung des intrakraniellen Druckes

Alle Vasodilatatoren erhöhen das intrakranielle Blutvolumen und damit den intrakraniellen Druck durch direkten Angriff auch an den Hirngefäßen. Dadurch wird der zerebrale Perfusionsdruck verschlechtert. Ein quantitativer Unterschied zwischen Nitroglycerin und Natriumnitroprussid ist nicht gegeben. Wie experimentell gezeigt werden konnte, ist der zu erwartende intrakranielle Druckanstieg umso stärker, je mehr die Kompensation des intrakraniellen Raumes eingeschränkt ist. Das heißt, bei schon erhöhtem intrakraniellen Druck ist die Gefahr einer ischämischen Schädigung oder auch einer akuten Einklemmung besonders gegeben. Eine kontrollierte Hypotension sollte daher auf keinen Fall vor Eröffnung des Schädels und gegebenenfalls zusätzlicher Senkung des intrakraniellen Druckes durch Barbiturate oder Osmodiuretika eingeleitet werden. Hyperventilation ist dabei eine eher schlechte Maßnahme. Die Reagibilität der Hirngefäße auf das Absenken des Kohlendioxids ist nachgewiesenermaßen unter Halothan- oder Trimetaphan-induzierter Hypotension aufgehoben und unter Natriumnitroprussid nur noch gering erhalten. Unter Nitroglycerin ist sie besser erhalten, der intrakraniell drucksenkende Effekt aber wegen der venösen Dilatation ebenfalls eingeschränkt. Eine einschleichende Dosierung des blutdrucksenkenden Medikamentes kann den Effekt auf den intrakraniellen Druck mindern.

Toxizität

Ein weiteres Kriterium bei der Auswahl des Hypotensionsverfahrens ist die Toxizität des eingesetzten Medikamentes. Für das früher häufig eingesetzte Trimethaphan (Arfonat®) ist, neben der gelegentlich starken Histaminfreisetzung mit ihren Folgen, auch eine direkte neurotoxische Wirkung berichtet worden.

Halothan, welches ebenfalls zur Hypotension eingesetzt wurde, wirkt über eine Vasodilatation und über seine in den erforderlichen Konzentrationen von 2 – 3 Volumenprozent kardiodepressive Wirkung. Bei diesen Konzentrationen ist dann auch mit einer erheblichen toxischen Stoffwechselbelastung zu rechnen.

Von den heute bevorzugt eingesetzten Mitteln Nitroglycerin und Natriumnitroprussid zeichnet sich das Nitroglycerin durch seine fehlende Toxizität aus. Hingegen bereitet gerade diese beim Natriumnitroprussid Probleme hinsichtlich der maximalen Dosierungen. Die Toxizität des Natriumnitroprussids ergibt sich aus seinem Stoffwechsel. Es enthält fünf Zyanidmoleküle. Von diesen wird im Kontakt mit Hämoglobin, Natriumnitroprussid perfundiert rasch in die Erythrozyten, ein Molekül an Hämoglobin gebunden, woraus Zyanhämoglobin entsteht. Vier weitere Moleküle werden über einen instabilen Eisenkomplex gebunden, woraus Zyanid dem Zyanidpool zugeführt wird. Dieser wird über vier Wege abgebaut: Ein kleiner Teil wird über die Lunge abgeatmet und ein weiterer kleiner Teil wird als Hydroxycobalamin über die Niere ausgeschieden. Der Hauptabbau des Zyanids erfolgt in der Leber und in der Niere. Hier wird das Zyanid durch das Enzym Rhodanase an Thiosulfat gebunden. Dabei entsteht das wenig toxische Thiozyanat mit einer allerdings langen Eliminationshalbwertszeit von etwa einer Woche. Der vierte Stoffwechselweg ist der gefährlichste. Hierin wird ein Teil des Zyanids an der mitochondrialen Zytochromoxydase gebunden und hemmt damit die zelluläre Atmungskette. Neben der weniger bedeutenden Methämoglobinbildung liegt in diesem Vorgang die wesentlichste Toxizität des Natriumnitroprussids begründet. Zusätzlich wird auch die erythrozytäre Carboanhydrase gehemmt.

Die maximal zulässige Infusionsrate wird also vom Zyanidspiegel bestimmt, welcher seinerseits abhängig von der Entgiftungsrate ist. Die in der Literatur genannten Sicherheitsgrenzen sind im Laufe der Jahre drastisch reduziert worden. Heute gilt als maximale Dosierung 4 – 5 µg/kg pro Minute und/oder 0,5 bis 0,7 mg/kg und eine 2- bis 3stündige Operation als zulässig. Diese Grenze kann überschritten werden, wenn in den Stoffwechsel, wie oben dargestellt, eingegriffen wird. Versuche, die Bindung des Zyanids an Hämoglobin durch Zugabe von Methämoglobinbildnern, wie Natriumnitrit, zu forcieren, führen zu einer toxischen Methämoglobinbildung. Die Zufuhr von Thiosulfat hingegen führt zu einer sicheren Erhöhung der Elimination über das Rhodanase-System. Durch Auflösen von 50 mg Natriumnitroprussid in 50 ml 1prozentiger Natriumthiosulfatlösung und damit gleichzeitiger Applikation im Gewichtsverhältnis von 1:10 kann die zulässige Dosis etwa verdoppelt werden auf 10 – 15 µg / kg pro Minute. Die Toxizität des aus dem Thiozyanat wieder entstehenden Zyanids ist quantitativ perioperativ unbedeutend, bei langfristiger Anwendung aber von Bedeutung.

Zu erwähnen ist an dieser Stelle noch, daß die wässrige Natriumnitroprussid-Lösung durch Verwendung von lichtundurchlässigen Systemen oder Einwickeln in Aluminiumfolie vor Lichteinwirkung geschützt werden muß, da unter UV-Einwirkung Zyanid freigesetzt wird. Eine weitere Nebenwirkung des Natriumnitroprussids ist eine reversible Hemmung der Thrombozytenaggregation und Thrombozytenfreisetzung, woraus sich eine Kontraindikation bei entsprechenden Vorerkrankungen ergibt.

Keiner Dosierungseinschränkung hingegen unterliegt das Nitroglycerin. Obwohl beim Abbau des Nitroglycerins in der Leber im molaren Verhältnis von 1:1 Nitrit (NO_2) entsteht, ist die theoretisch zu erwartende Methämoglobinbildung praktisch unbedeutend. Die Wirkungshalbwertszeit beträgt etwa zwei Minuten. Neben einer seltenen Tachyphylaxie liegt das wesentlichste Anwendungsproblem in einer relativ häufigen Wirkungslosigkeit oder ungenügenden Blutdrucksenkung, auch bei hohen Dosen. Dies trifft insbesondere bei jungen, trainierten, herzgesunden Patienten auf, die eine Vorlastsenkung, also eine Verringerung des venösen Rückstroms kompensieren können. Hier ist ein Wechsel auf Natriumnitroprussid erforderlich. Die Dosierung des Nitroglycerins beginnt mit 0,5 bis 1 µg/kg pro Minute und kann nach Wirkung gesteigert werden. Normalerweise genügt eine Dosis von 2 µg/kg pro Minute. Die Applikation erfolgt zweckmäßigerweise über eine Infusionspumpe (Perfusor).

Rebound

Häufig werden bei der Anwendung von Natriumnitroprussid weitere drucksenkende Medikamente in Kombination empfohlen. Dadurch kann der Natriumnitroprussidbedarf reduziert und damit die Toxizitätsgefahr gemindert werden. Entsprechende Untersuchungen liegen über die Kombination von Natriumnitroprussid mit Vasodilatatoren, Ganglienblockern, Alpha- und Beta-Rezeptorenblockern vor. Neuerdings wird auch die Kombination mit dem Angiotension-Converting-Enzym-Hemmer Captopril empfohlen. Neben dem Einspareffekt an potentiell toxischer Substanz ist ein weiterer Effekt dieser Kombination von Interesse. Der sogenannte Rebound-Effekt nach Absetzen des hypotensiven Medikamentes wird unterbunden. Unter Reboundeffekt versteht man das überschießende Ansteigen des Blutdruckes nach Absetzen des blutdrucksenkenden Mittels. Dieser Effekt tritt bei direkten arteriellen Dilatatoren häufiger und überschießender auf als bei den venösen Dilatatoren, wie Nitroglycerin, oder den Ganglienblockern. Die Ursache liegt, vor allen Dingen beim Natriumnitroprussid, in einer Aktivierung des Renin-Angiotension-Systems unter der Hypotension und das entstehende Angiotensin II kann nach dem Wegfall der Wirkung des direkten Vasodilatators voll zur Wirkung kommen. Die Verhinderung des Rebounds ist nachgewiesenermaßen auch mit den eben genannten Antihypertensiva möglich, pathophysiologisch bietet sich jedoch der Converting-Enzym-Hemmer geradezu an, da das Angiotensin II der stärkste Vasokonstriktor ist.

Die Einsparung an Natriumnitroprussid unter der Hypotension wird ebenfalls durch Blockierung des Renin-Angiotensin-Systems erreicht. Die Angaben zur Dosierung des Captopril, präoperativ per os gegeben, variieren derzeit allerdings noch stark. Sie reichen von 25 mg bis etwa zur 8fachen Menge von 3 mg/kg.

Neben der Aktivierung des Renin-Angiotensin-Systems kommt es unter der vasodilatatorischen Hypotension auch zu einer Steigerung des Katecholaminspiegels, wodurch sich ebenfalls ein Teil des Rebounds erklärt. Die Hemmung des Converting-Enzyms alleine reicht jedoch zur Verhinderung des Rebounds aus.

Etwas anders sieht es bei der Anwendung des Ganglienblockers Trimethaphan aus. Hier wird die Renin-Ausschüttung durch die Sympathikusblockade verhindert. Ebenfalls reduziert ist die Katecholamin-Ausschüttung, so daß der Rebound nach Trimethaphan weniger ausgeprägt oder gar nicht auftritt.

Kontrollierte Hypothermie

Eine weitere, sehr spezielle Technik in der Neuroanästhesie ist die kontrollierte Hypothermie. Die Indikation dazu ist gegeben, wenn aus operationstechnischen Gründen eine längere passagere Gefäßunterbindung erforderlich wird oder, bei schwieriger Darstellung des Operationsgebietes, ein längerer mechanischer Druck auf das Hirngewebe ausgeübt werden muß, und damit die regionale Durchblutung herabgesetzt oder eine längere Hypotensionsphase erforderlich wird.

Die protektive Wirkung der Hypothermie für ein mangelhaft versorgtes Gewebe ist seit langem bekannt und heute klinisch und experimentell belegt. Die Überlebenszeit eines Organs in der Ischämie, insbesondere auch des Gehirns, läßt sich durch Hypothermie und nur durch Hypothermie entscheidend verländern. Wird der Organismus künstlich gekühlt und werden dabei gegenregulatorische Mechanismen blockiert, so sinkt der O_2-Verbrauch, als Maß des Stoffwechsels, pro Grad Celsius Temperatursenkung etwa um 5 Prozent. Nach dieser Van't Hoff'schen Regel ist der Q10, d. h. das Verhältnis von O_2-Verbrauch bei 38 °C und bei 28 °C, für das Gehirn 2,23 bis 2,5 und für den Gesamtkörper 1,94. Andere Messungen haben ergeben, daß der globale Sauerstoffverbrauch pro Grad Celsius Temperatursenkung sogar um 7 bis 15 Prozent sinkt. Daraus ergibt sich, daß die normalerweise auf 4 – 5 Minuten beschränkte Ischämietoleranz des Gehirns sich wie folgt verlängert: bei 30 °C auf 8 Minuten, bei 22 °C auf 16 Minuten, bei 16 °C auf 30 Minuten. Die Ursache dieser Toleranzverbesserung liegt in der globalen Depression aller metabolischen Vorgänge durch die Hypothermie. Der Organismus wird sozusagen in ein Zeitlupentempo geschaltet, während die Umwelt im Normaltempo Interventionen oder Eingriffe vornehmen kann. Dieser Vorteil wird bei Operationen mit Herzkreislaufstillstand oder vorübergehender Gefäßabklemmung genützt.

Inwieweit eine nach eingetretener Ischämie eingeleitete Hypothermie die Überlebenszeit des Gewebes verbessert, ist in der Literatur umstritten. Aus Tierexperimenten ist für fokale Ischämien ein positiver Effekt berichtet worden, während für Experimente mit globaler Ischämie diese positiven Befunde nicht wiederholt werden konnten.

Neben der Reduktion des Metabolismus bewirkt die Hypothermie eine reduzierte Ödembildung, eine reduzierte entzündliche Antwort auf eine Schädigung und sie soll auch die Enzymsysteme schützen. Diese günstigen Effekte auf den intrakraniellen Druck wie auch der verringerte zerebrale Blutfluß sind als Folge des reduzierten Stoffwechsels anzusehen.

Beim Einsatz der Hypothermie ist zu bedenken, daß sowohl der Aktivitätsstoffwechsel, als auch der Erhaltungsstoffwechsel und damit Reparaturstoffwechsel in gleichem Maße gesenkt werden. Erst bei Temperaturen unter 18 °C stellt die Hirnrinde ihre elektrische Aktivität völlig ein. Hier ist anzufügen, daß durch die Kombination von Hypothermie und Barbituraten der Stoffwechsel bei Temperaturen über 18 °C additiv reduziert werden kann. Eine verlängerte Ischämietoleranz ist damit aber nicht verbunden, da eine Ischämie von 10 Sekunden den gleichen Effekt auf den Aktivitätsstoffwechsel wie ein hochdosiertes Barbiturat hat, nämlich die Einstellung desselbigen.

Die klinische Indikation zur Hypothermie muß im wesentlichen auf die protektiven Wirkungen abgestellt sein. Die nachträgliche Einleitung einer Hypothermie ist umstritten, wird aber von einigen Autoren empfohlen

1. für die erste hypermetabolische Phase nach einer Hirnschädigung, d. h. für 3 – 12 Stunden nach Schädigung,
2. als weitere Möglichkeit ein bedrohliches Hirnödem zu bremsen,
3. um Zeit zu gewinnen, ein potentiell oder schon schädigendes Agens interventiv zu beseitigen (z. B. Hämatom, Aneurysma) oder extrakranielle, z. B. kardiopulmonale Insuffizienzen zu therapieren.

Auf weitere Einzelheiten der Techniken kann hier nicht eingegangen werden. Doch sollen kurz einige unerwünschte Wirkungen, besonders der längeren Hypothermie (über 12 Stunden) erwähnt werden:

● Herzrhythmusstörungen
● Erhöhung der Blutviskosität mit Perfusionsstörungen
● erhöhte Infektionsrate durch unterdrücktes Immunsystem
● bei ungenügender vegetativer Blockierung erheblicher Streß mit allen Folgen
● Reduzierung des Leber- und Nierenstoffwechsels und damit des Entgiftungsstoffwechsels (für Arzneimittel usw.)
● sehr problematische Erwärmungsphase, wenn die Hypothermie länger Zeit bestanden hat (Aufwärmschock).

Postoperative Phase

Wenn die Operation beendet, der Schädel wieder verschlossen ist, ist keiner mehr als der Operateur daran interessiert, zu sehen, wie der Patient den Eingriff überstanden hat. Am besten wäre es für den Operateur, wenn die Narkose in üblicher Weise ausgeleitet und der Patient wach, ansprechbar und extubiert wäre. Dem stehen jedoch oft Gründe aus Sicht des Anästhesisten entgegen. Nach einer langen Operation und dem damit verbundenen quantitativ hohen Einsatz von Narkosemitteln, womöglich mit einer Auskühlung des Patienten verbunden, empfiehlt sich eine langsame, schonende Ausleitung der Narkose auf der Intensivstation. Hier können sorgfältig und in Ruhe die Funktionen des Herzkreislaufsystems und der Atmung kontrolliert und überwacht werden. Gerade die Patienten nach intrakraniellen Eingriffen sollten hier nur optimalen Bedingungen ausgesetzt werden. Selbstverständlich müssen alle Patienten, bei denen schon präoperativ aus extra- oder intrakranieller Ursache eine Beatmungsindikation gestellt wurde, postoperativ weiterbeatmet werden. Aber es sollten auch alle Patienten postoperativ in Narkose verbleiben und zur Nachbeatmung auf eine Intensivstation verlegt werden, bei denen ein großer intrakranieller Eingriff vorgenommen wurde. Jede intrakranielle Manipulation bewirkt eine Traumatisierung von Hirngewebe mit Ödemreaktion. Insbesondere sind Patienten mit Blut im Subarachnoidalraum wegen postoperativer Spasmen, mit großen oder schwer zugänglichen Tumoren wegen starker Ödemneigung und vor allem Patienten, bei denen perioperativ eine kontrollierte Hypotension durchgeführt wurde, postoperativ gefährdet. Eine postoperative 6- bis 24stündige kontrollierte Hyperventilation hat sich nach einer Vielzahl von klinischen Studien positiv auf das Ergebnis ausgewirkt. Die Entscheidung über eine solche Nachbeatmung hängt im wesentlichen von der Traumatisierung durch die Operation ab. Die Entscheidung wird noch im Operationssaal zwischen Operateur und weiterbehandelndem Intensivarzt abgesprochen. Bei ganz schonenden Eingriffen reduziert sich die Nachbeatmung auf eine kontrollierte Normoventilation bis zur endgültigen Stabilisierung des Patienten und Ausleitung der Narkose. Bei erheblichen Traumatisierungen durch die Operation (Komplikation usw.) kann eine längere Nachbeatmung mit Hyperventilation indiziert sein und eine Entscheidung über das Ausleiten der Narkose von einem postoperativen Kontroll-CT abhängig gemacht werden. Während der Ausleitung der Narkose auf der Intensivstation ist eine engmaschige Überwachung des Patienten und Beobachtung des neurologischen Status erforderlich.

Da die Ödemphase zwischen 24 und 72 Stunden postoperativ ihr Maximum hat und darüber hinaus anhalten kann, ist eine postoperative Überwachung auf der Intensivstation von etwa drei Tagen wünschenswert. Insbesondere bei Eingriffen in der hinteren Schädelgrube ist in den ersten Tagen nach Operation mit plötzlich eintretenden Störungen der Atmungs- und Kreislaufregulation zu rechnen. Die Gefahr der postoperativen Blutungen im Operationsgebiet ist durch entsprechende Operationstechniken stark reduziert worden. Doch ist immer damit zu rechnen, besonders wenn perioperativ eine künstliche Hypotension durchgeführt wurde und postoperative, hypertensive Phasen nicht hinreichend abgefangen werden können. Eine solche Nachblutung wird sich je nach Lokalisation und Ausmaß durch entsprechende neurologische Ausfälle, insbesondere des Bewußtseinsgrades und den Zeichen einer intrakraniellen Drucksteigerung manifestieren.

Perioperative Ischämien mit den postischämischen Folgen der Hirngewebszerstörung, der perifokalen Ödembildung und dem daraus folgenden Circulus vitiosus, der um sich greifenden Mangeldurchblutung und weiterer Ödembildungen, sind sicher durch optimale Operationstechniken, Operationsmikroskop, minimal schädigende, balancierte Retraktoren und optimale Narkose- und gegebenenfalls Hypotensionssteuerung seltener geworden. Doch können durch perioperative Gefäßspasmen, aber auch durch direkte mechanische Schädigungen solche ischämischen Zonen entstehen.

Die Gefahren der postoperativen Phasen nach intrakraniellen Eingriffen sind in Abbildung 10 noch einmal zusammengefaßt. Bei auffälligem klinischen Verlauf ist ein umgehendes Kontroll-CT angeraten, um frühzeitig kausal therapieren zu können. Weitere Einzelheiten der Überwachung und Therapie in der postoperativen Phase sind an anderer Stelle in diesem Buch dargestellt.

- Ödembildung (fokal oder regional)

- ICP - Steigerung

- postischämisches Syndrom

- stammhirnnahe Operationen:
  Atmungs-, Kreislauf-, und Temperaturregulationsstörungen

- Elektrolytentgleisungen, Diabetes insipidus

- hormonelle Störungen

Abb. 10: Gefahren der postoperativen Phase nach intrakraniellen Eingriffen

4. Neurochirurgische Operationen

Von G. Weber-Gugg

Allgemeine Anmerkungen

Neurochirurgische Eingriffe, d. h. Schädeleröffnungen, sind bereits aus der Steinzeit bekannt. Vor etwa hundert Jahren wurde die erste neurochirurgische Operation in Europa durchgeführt.

Die Entdeckung von Mikroorganismen unter dem Mikroskop im 17. Jahrhundert, die man sich als Krankheitserreger vorstellen konnte und Joseph Lister, der im 19. Jahrhundert mit der Bekämpfung der Wundinfektion mit Carbolsäure begann, leiteten das Zeitalter der Antisepsis und Asepsis ein, wodurch Operationen heutigen Ausmaßes erst möglich geworden sind.

Zu dem Fachgebiet der Neurochirurgie zählen alle Eingriffe am Kopf, mit Ausnahme des Gesichtsschädels, sowie Operationen im Bereich der Wirbelsäule und der peripheren Nerven. Neben den Entdeckungen der letzten Jahrhunderte stellt die Verwendung des Operationsmikroskops einen weiteren wichtigen Schritt im Erfolgsverlauf der neurochirurgischen Operationen dar. Erst hierdurch wurde die notwendige Feinheit des Operateurs und damit die geringere Traumatisierung des Gehirn- und Nervengewebes erreicht. Aber auch die exakte Einhaltung aller Regeln der Sterilität ist von absoluter Wichtigkeit, da eine Infektion im Bereich der Nerven- und Gehirnzellen schwerwiegende Folgen für den Patienten haben kann.

Operationen im Kopfbereich, also Eingriffe mit Eröffnung des Schädelinneren, werden als **intrakranielle Eingriffe** bezeichnet. Die Technik der Eröffnung der Schädelkapsel wird **Trepanation** bzw. **Kraniotomie** genannt. Zwei Arten der Schädeleröffnung werden unterschieden:
- die osteoplastische Trepanation
- die osteoklastische Trepanation.

Die Lokalisation der Trepanationsstelle wird mit Hilfe von CT-Bildern möglichst kurz über dem pathologischen Prozeß (Abb. 1 a – c) und unter Berücksichtigung der lebenswichtigen Hirnareale gewählt.

Die Trepanation erfolgt bei Prozessen im Stirn- und Schläfenbereich in Rükkenlage, eventuell mit Kopfdrehung zur Gegenseite. Eine Seitenlagerung ist meist bei Eingriffen im Scheitel- und eventuell im Occipitalbereich erforderlich. Operationen im Bereich der hinteren Schädelgrube erfolgen meist in sitzender Position (Abb. 2 und 3).

Wichtig ist, neben den allgemeinen Lagerungsregeln, daß der Kopf nicht unterhalb der Herzebene liegt, um den venösen Rückfluß des Blutes zum Herzen

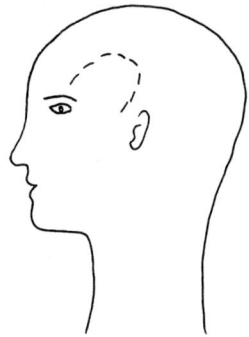
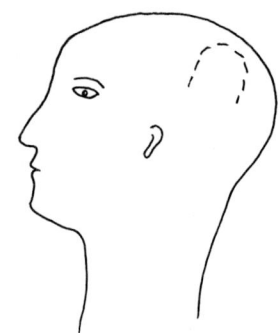

a) Fronto-temporale Freilegung

b) Parietale Freilegung

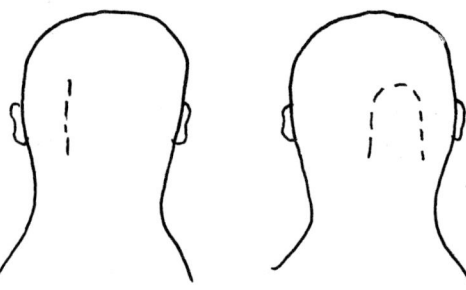

c) Occipitale Freilegung

Abb. 1 a – c: Lokalisation der Trepanationsstellen

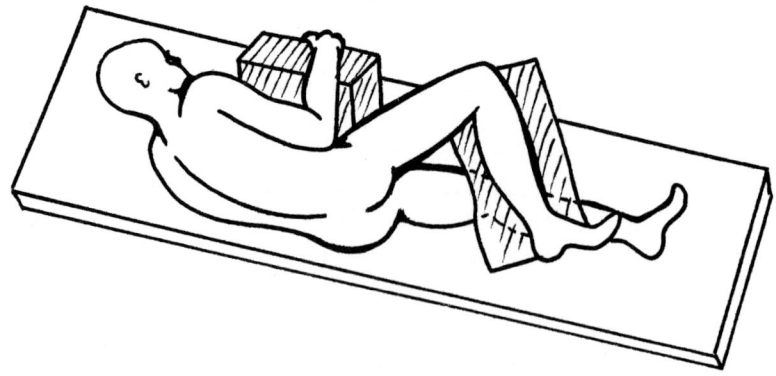

Abb. 2: Die Seitenlagerung zur Trepanation

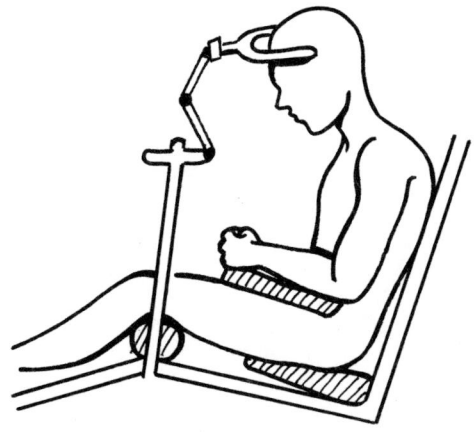

Abb. 3: Die sitzende Lagerung

nicht zu behindern. Intrakranielle Druckanstiege und Luftembolien durch die Verletzung von Gefäßen können die Folgen sein.

Zur weiteren OP-Vorbereitung gehört, neben der ausreichend großen Feinrasur der Kopfhaut, auch die sorgfältige Jodierung des Operationsfeldes. Mit einem Blaustift oder einer Skalpellklinge wird der beabsichtigte Hautschnitt markiert. Anschließend erfolgt die sterile Abdeckung des Operationsfeldes mit Tüchern oder Op-Folie.

Durchführung der Trepanation

Die osteoplastische Trepanation

Osteoplastische (knochenerhaltende) Trepanation (Abb. 4 a – e) bedeutet, daß ein sogenannter Knochendeckel aus der Schädelkapsel gelöst und nach Operationsende wieder in den bestehenden Defekt eingesetzt wird.

Zunächst wird ein bogenförmiger Hautschnitt angelegt und die entstandene Blutung am Hautrand mit sogenannten Dandy-Klemmen und Kölner-Sparklemmen gestillt. Anschließend wird die Galea des Hautlappens vom Knochen abgeschoben und der Hautlappen zurückgeklappt. Der Hautlappen wird in feuchte Kompressen eingewickelt und an den Op-Tüchern festgeklemmt. Anschließend wird mit dem Setzen der Bohrlöcher begonnen. Vorsichtig wird, mit Hilfe der Lauensteinsonde, die Gigli-Säge zwischen zwei Bohrlöchern plaziert und der Schädelknochen nun systematisch durchtrennt. Die Lauensteinsonde hat die Aufgabe, die Dura vor Verletzungen durch das Sägeblatt zu schützen (Abb. 5).

Am verbleibenden Knochenrand werden nun kleine Drillbohrlöcher angelegt, und die Dura mit dünnen Fäden fixiert (Durahochnähte). Durch diesen Vorgang wird eine eventuelle Blutung auf das Operationsgebiet beschränkt.

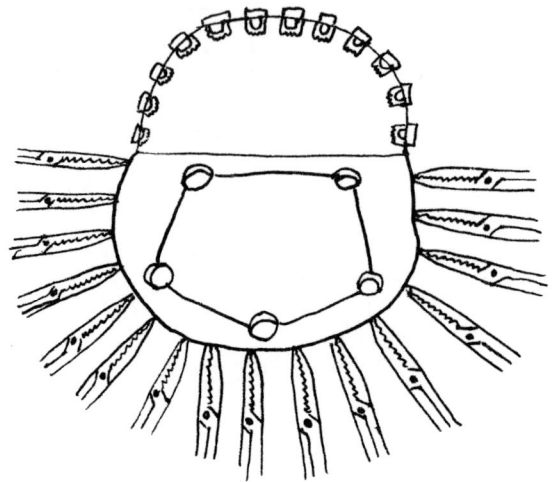

Abb. 4 a: Blutstillung am Skalprand und Plazierung der Bohrlöcher bei osteoplastischer Trepanation

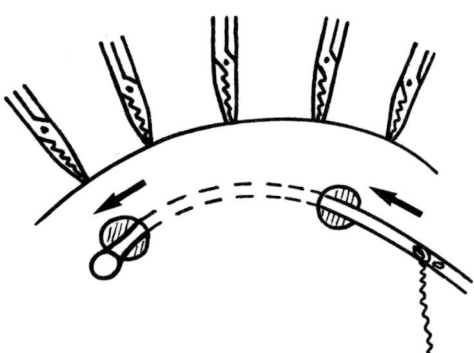

Abb. 4 b: Einführung der Lauensteinsonde und der Gigli-Säge

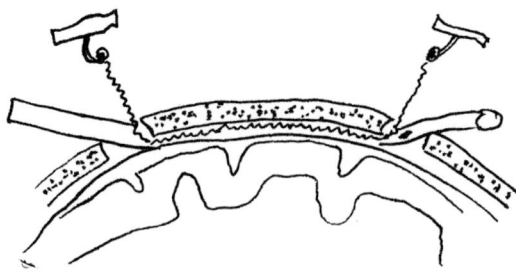

Abb. 4 c: Plazierung der Gigli-Säge. Durch wechselseitiges Herausziehen der Säge wird der Schädelknochen zwischen zwei Bohrlöchern durchgesägt.

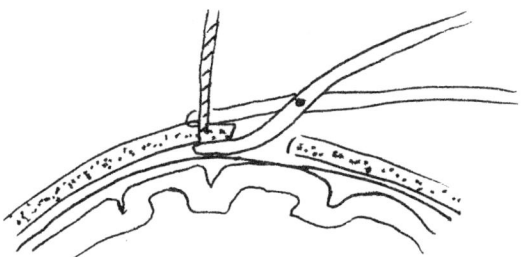

Abb. 4 d: Plazierung der Drillbohrlöcher am Knochenrand

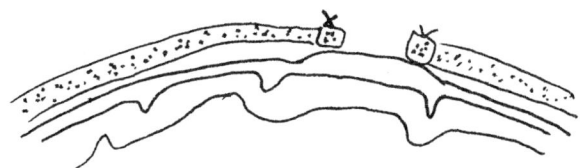

Abb. 4 e: Durahochnähte

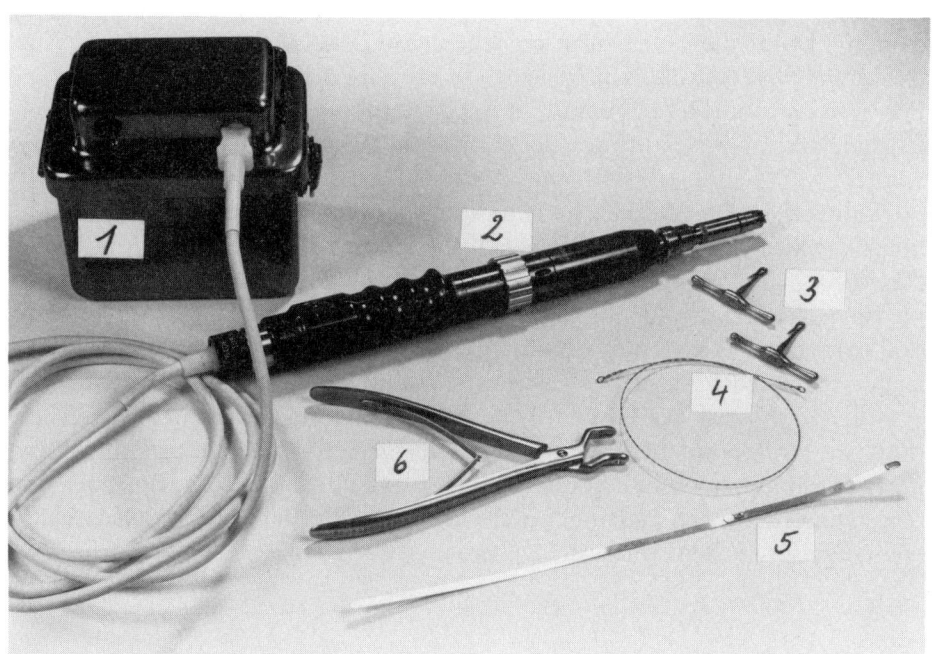

Abb. 5: Bohrset mit Zubehör
1 Batteriekasten
2 Handstück mit Trepan
3 Handgriffe für die Gigli-Säge
4 Gigli-Säge
5 Lauenstein-Sonde
6 Lochzange

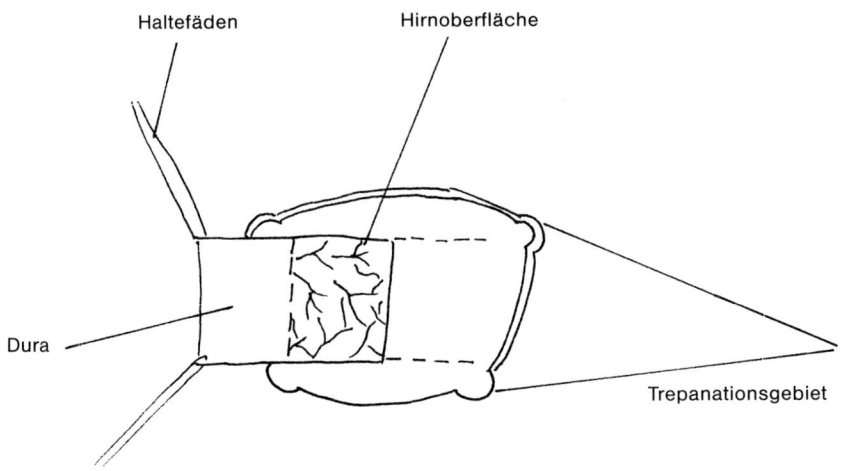

Haltefäden   Hirnoberfläche

Dura

Trepanationsgebiet

Abb. 6: „Türflügelartige Duraeröffnung" mit Durahaltenähten

Anschließend erfolgt die meist „türflügelartige" Eröffnung der Dura, welche dann mit Durahaltenähten zurückgehalten wird (Abb. 6). Zum Schutz vor Austrocknung wird auf die nun freiliegende Hirnoberfläche eine dünne faserfreie Hirnwatte aufgelegt, die immer mit physiologischer Natriumchloridlösung feuchtgehalten wird. Nun kann der eigentliche Eingriff am Gehirn durchgeführt werden.

Während der Operation erfolgt mit Hilfe der bipolaren Koagulationspinzette und/oder kleinen Fibrinschwämmchen die intermittierende Blutstillung. Nach Beendigung des Eingriffs und exakter Blutstillung wird meist ein weicher Katheter zur Ableitung des Wundsekrets eingelegt und dann die Dura „wasserdicht" und spannungsfrei verschlossen. Unter Umständen ist hierzu ein kleiner Periostlappen erforderlich. Nach dem Duraverschluß soll kein Liquor mehr austreten. Anschließend wird der entnommene Knochendeckel mit dicken Fäden, die durch die Drillbohrlöcher am Knochenrand gezogen werden, festgeknotet. Darunter wird meist noch eine Redondrainage plaziert, die durch das Bohrloch und den Hautschnitt nach außen geleitet wird. Zum Abschluß erfolgt der schichtweise Wundverschluß mit anschließendem Wundverband.

Die osteoklastische Trepanation

Bei der osteoklastischen Trepanation wird der Schädelknochen stückweise entfernt. Diese Form der Trepanation wird zum Beispiel zur Freilegung der hinteren Schädelgrube angewendet. Am Operationsende bleibt der Knochendefekt erhalten. Er wird mit Weichteilen ausreichend abgedeckt. Alternativ kann der Knochendefekt auch mit einer Knochenzementplastik verschlossen werden.

Operationen im Bereich der Wirbelsäule

Zu den Operationen an der Wirbelsäule gehören die Eingriffe zur Entfernung von spinalen Tumoren und Bandscheibenvorfällen sowie stabilisierende Maßnahmen bei Wirbelfrakturen. Im allgemeinen werden diese Operationen in Bauchlage (Abb. 7) oder auch in Seitenlage durchgeführt. Bei Prozessen im dorsalen Zervikalbereich wird vorwiegend die sitzende Position mit vorgeneigtem Kopf gewählt. Ausnahmen bilden der mediale Bandscheibenvorfall, ventral gelegene Tumore oder durch Tumorgewebe zerstörte Halswirbelkörper. Hierbei wird in Rückenlage mit überstrecktem Kopf die sogenannte **ventrale Fusion** vorgenommen.

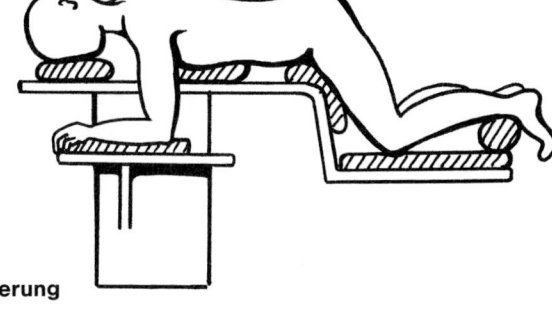

Abb. 7: Die Bauchlagerung

Die interlaminäre Fensterung

Der kleinste Eingriff im Lumbal- beziehungsweise Thorakalbereich ist die interlaminäre Fensterung. Sie dient hauptsächlich der Entfernung von Bandscheibenvorfällen (Abb. 8, links).

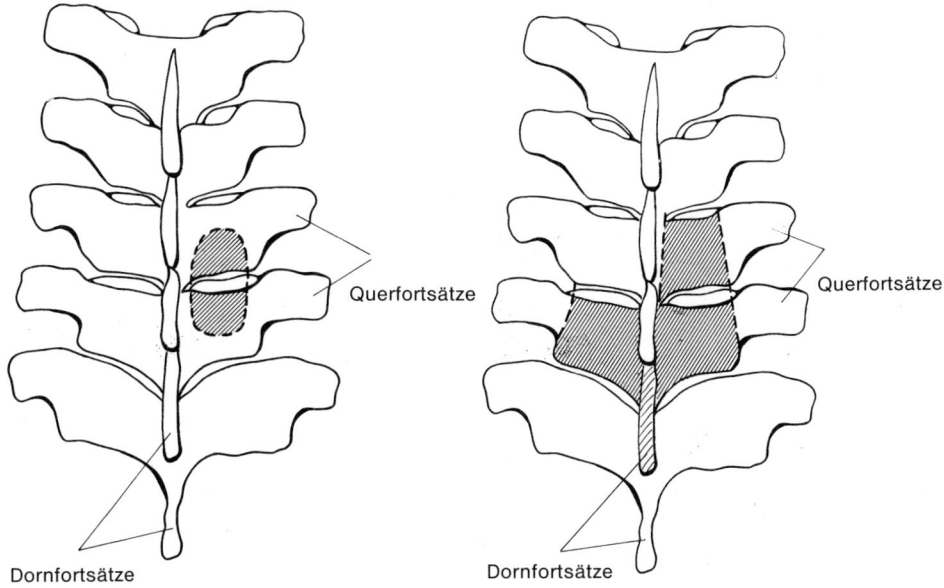

Querfortsätze

Querfortsätze

Dornfortsätze

Dornfortsätze

Abb. 8: links: interlaminäre Fensterung, rechts: Hemilaminektomie bzw. Laminektomie

99

Die Hemilaminektomie und Laminektomie

Der nächstgrößere Eingriff ist die Hemilaminektomie. Hierbei wird der halbe Wirbelbogen vom Dornfortsatz bis zum seitlichen Wirbelgelenk entfernt.

Bei der Laminektomie wird dagegen der gesamte Wirbelbogen einschließlich des Dornfortsatzes entfernt. Die Wirbelgelenke bleiben erhalten. Nach der Laminektomie liegt das von den Rückenmarkshäuten umgebene Rückenmark frei (Abb. 8, rechts).

Die ventrale Fusion

Das Prinzip der ventralen Fusion besteht darin, den Bandscheibenvorfall beziehungsweise das Tumorgewebe von vorne (ventral) aus zu entfernen. Diese Methode wird fast ausschließlich im HWS-Bereich angewendet. Nach dem Ausbohren der beiden Wirbelkörper und der Knochenkanten wird der Intervertebralraum beziehungsweise der obere und untere Wirbelkörper mit einer Knochenzementplastik verblockt, da sonst die Gefahr des Wirbelkörpereinbruchs besteht.

5. Die postoperative Überwachung und Pflege

Von A. Korn

Allgemeine Anmerkungen

Die postoperative Überwachung von Patienten nach einem neurochirurgischen Wahleingriff dient in erster Linie der Erkennung und Verhütung von Komplikationen der Vitalfunktionen. Dies wird besonders deutlich, wenn man sich vergegenwärtigt, welche Fortschritte im Bereich der Diagnostik, Operationstechnik und Anästhesie in den letzten 20 Jahren gemacht wurden. Durch den Einsatz modernster Technologie in diesen Bereichen können immer mehr Operationen mit Aussicht auf Erfolg durchgeführt werden. Galt früher ein Patient als inoperabel, so ist heutzutage mittels Operationsmikroskop, Lasertechnik, invasivem Monitoring und der computergestützten Diagnosestellung fast jede Operation im Bereich der Neurochirurgie durchführbar. Modernste Narkoseverfahren erlauben es, selbst präoperativ vital bedrohte Patienten sicher in Narkose zu versetzen und zu überwachen.

Gerade im Bereich der postoperativen Überwachung von neurochirurgischen Patienten ist die Ausnutzung der technischen Möglichkeiten zur vollständigen Überwachung zu fordern, da jede auftretende Komplikation Auswirkungen auf die Gehirnfunktion hat. Die Aufgabe des Pflegepersonals muß daher darin bestehen, den Patienten in dieser oft kritischen Phase optimal, adäquat und situationsgerecht zu überwachen und zu pflegen, um die Komplikationen so gering wie möglich zu halten.

Die Übernahme des Patienten aus dem Operationssaal

Die Indikation zur postoperativen Aufnahme eines Patienten auf die Intensivstation stellt sich in erster Linie in Beantwortung der Frage, ob ein ungestörter postoperativer Verlauf zu erwarten ist. Dies geschieht individuell aus neurochirurgischer und anästhesiologischer Sicht. Derzeit werden prinzipiell **alle** Patienten nach großen intrakraniellen Eingriffen, wie z. B. Hirntumoren, Aneurysmaclipping, auf die Intensivstation aufgenommen. In den meisten Fällen schließt sich eine postoperative Nachbeatmung an, die mit der Extubation des Patienten endet, wenn Blutgasanalysen, Körpertemperatur und Herz-Kreislauf stabilisiert wurden und keine Komplikationen von Seiten der Gehirnfunktion zu erwarten sind. Patienten deren Operationsverlauf auf postoperative Komplikationen schließen läßt, z. B. intraoperative Barbiturat- oder Osmotherapie, kardiopulmonale Insuffizienz und schwer zugängliche Operationsgebiete, werden aus Gründen der sicheren Sauerstoffversorgung zunächst nicht extubiert. Die postoperative Beatmung erfolgt hier über etwa 24 – 48 Stunden, in Einzelfällen auch länger.

Nach der Aufnahme des Patienten erfolgt eine ausführliche Übergabe an den Stationsarzt und an die den Patienten betreuende Pflegeperson. Hierbei werden Informationen bezüglich des präoperativen Zustandes, des intraoperativen Verlaufes sowie mögliche postoperative Komplikationen besprochen. Um alle Informationen gesammelt für jeden Mitarbeiter reproduzierbar zu machen, haben sich hierzu postoperative Verlaufsbögen bewährt, die täglich um den aktuellen Zustand des Patienten erweitert werden. Somit ist es möglich, den postoperativen Verlauf eines Patienten, selbst nach längerer Zeit, nachzuvollziehen.

Nachdem der Patient an einen EKG- und Blutdruckmonitor angeschlossen und die Beatmung sichergestellt wurde, hat sich die Pflegeperson vom richtigen Sitz des Tubus sowie dessen Fixierung und Blockung zu überzeugen. Weiterhin müssen alle invasiven Kanülen und Katheter auf ihre richtige Lage und auf Durchgängigkeit überprüft werden. Drainagebeutel sind so anzubringen, daß ein ungehinderter Abfluß gewährleistet ist. Das Drainagesystem zur externen Liquordrainage wird auf Ventrikelniveau geeicht und der Systemüberlauf 10 – 15 cm über Ventrikelniveau plaziert. Somit wird erst Liquor drainiert, wenn dessen Druck diesen Wert erreicht hat.

Auf eine situationsgerechte Lagerung des Patienten (30 ° Oberkörperhochlage mit gerade liegendem Kopf) ist zu achten. Nach der Ausführung dieser ersten Tätigkeiten ist es von außerordentlicher Wichtigkeit, sich ein Bild über den Gesamtzustand des Patienten zu verschaffen (Abb. 1). Hierzu werden die derzeit erfaßbaren Atmungs- und Herz-Kreislaufparameter sowie die Körpertemperatur und die Urinausscheidung ermittelt und dokumentiert.

Ein neurologischer Status mit Beurteilung der Bewußtseinslage und der Pupillomotorik schließt sich an. Der neurologische Status muß mindestens für 24 Stunden fortlaufend erhoben und anfangs stündlich dokumentiert werden (Abb. 2). Längere Intervalle sind unserer Meinung nach nur bei stabiler neurologischer Situation und bei adäquat reagierenden Patienten erlaubt. Routineblutentnahmen, wie sie nach jeder Operation auf der Intensivstation üblich sind, runden das Management der postoperativen Übernahme eines Patienten ab.

Die apparative Überwachung

Die apparative Überwachung läßt sich in ein Standardmonitoring und in ein „erweitertes Monitoring" unterteilen (Tab. 1, 2). Der Einsatz des erweiterten Monitorings richtet sich im wesentlichen nach den Komplikationen, die ein Patient bietet sowie nach den Erfordernissen der Therapie. So wird der Pulmonalarterienkatheter, verbunden mit Oxymetrie und HZV-Bestimmung, immer dann eingesetzt, wenn die Kreislaufsituation die gezielte Beurteilung der linksventrikulären Herzfunktion erfordert und hochdosiert Katecholamine erforderlich werden.

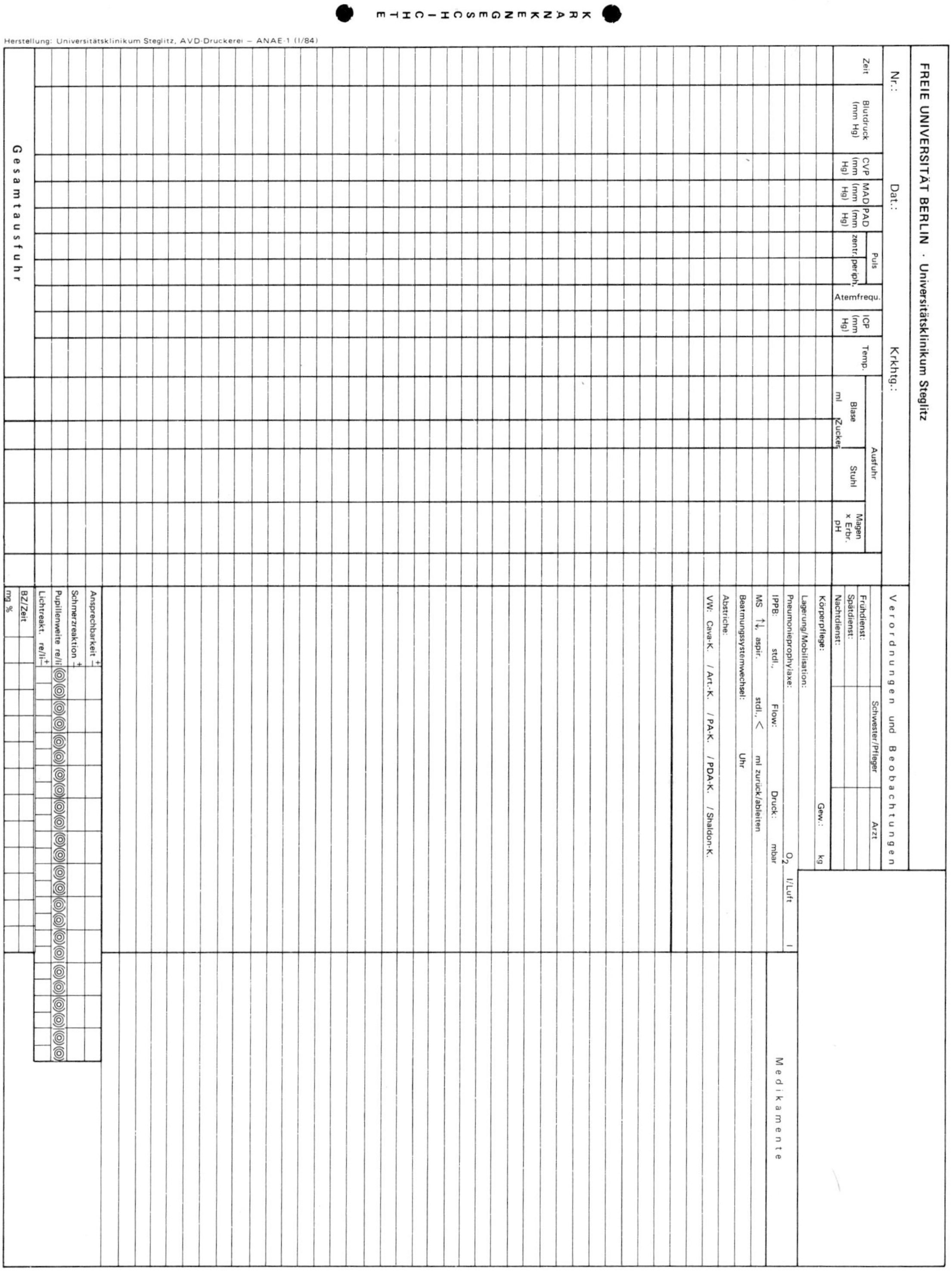
KRANKENGESCHICHTE

Herstellung: Universitätsklinikum Steglitz, AVD-Druckerei – ANAE-1 (1/84)

FREIE UNIVERSITÄT BERLIN · Universitätsklinikum Steglitz

Nr.: Dat.: Krkhtg.:

Zeit
Blutdruck (mm Hg)
CVP (mm Hg)
MAD (mm Hg)
PAD (mm Hg)
Puls zentr. periph.
Atemfrequ.
ICP (mm Hg)
Temp.
Ausfuhr: Blase ml Zucker, Stuhl, Magen x Erbr. pH
Gesamtausfuhr

Verordnungen und Beobachtungen
Schwester/Pfleger
Arzt
Frühdienst:
Spätdienst:
Nachtdienst:
Körperpflege: Gew.: kg
Lagerung/Mobilisation:
Pneumonieprophylaxe: O_2 l/Luft
IPPB: stdl., Flow: Druck: mbar
MS ↑↓ aspir. stdl., < ml zurück/ableiten
Beatmungssystemwechsel: Uhr
Abstriche:
VW: Cava-K. / Art.-K. / PA-K. / PDA-K. / Shaldon-K.

Ansprechbarkeit + −
Schmerzreaktion + −
Pupillenweite re/li
Lichtreakt. re/li + −
BZ/Zeit
mg %

Medikamente

Abb. 1: Allgemeiner Überwachungsbogen

Herstellung: Universitätsklinikum Steglitz, AVD-Druckerei – NCH-8 (V./81)

FREIE UNIVERSITÄT BERLIN · Universitätsklinikum Steglitz — Neurochirurgischer Überwachungsbogen

Datum: OP / Unfall / Blutung

Diagnose: Druckmessung am:

Blatt-Nr.:

R = Relaxierung; N = Narkose
S = Sedierung

Parameter		Score
	Datum / Uhrzeit	
Augenöffnen	spontan	4
	auf Aufforderung	3
	auf Schmerz	2
	gar nicht	1
Beste verbale Antwort	orientiert	5
	verwirrt	4
	Wortsalat	3
	unverst. Laute	2
	keine	1
Beste motorische Antwort	befolgt Aufforderungen	6
	gezielte Abwehr	5
	ungezielt, Beugemech.	4
	Streckmech. eins. / beugt	3
	Streckmech. bds.	2
	keine	1
Glasgow Coma Score (GCS) (max. 15, min. 3)		
Atmung	spontan	5
	intubiert	4
	assistiert	3
	kontrolliert	2
	Atemstillstand	1
Pupillenweite	stecknadelkopfgross	5
	eng	4
	mittel	3
	weit	2
	max. entrundet	1
Pupillenreaktion	prompt	3
	träge	2
	nein, fehlt	1
Cornealreflex	prompt	3
	träge, fragl.	2
	fehlt	1
Herdsymptome (Paresen)	keine	5
	leicht	4
	mittelgradig	3
	hochgradig	2
	Paralyse	1
Stammhirnzeichen	keine	5
	a. Schmerz li. o. re.	4
	a. Schmerz brz.	3
	spontan li. o. re.	2
	spontan bds., Streckstarre	1
GCS + neurolog. score (max. 40; min. 10)		

(Datenspalten mit Wiederholung re / li)

Abb. 2: Neurochirurgischer Überwachungsbogen

● Monitor für die Überwachung von Herzfrequenz, Atemfrequenz und Körpertemperatur
● art. Blutdruckmessung (A. radialis)
● zentraler Venenkatheter
● Kapnometer
● intrakranielle Druckmessung

Tab. 1: Standardmonitoring

● kontinuierliche gemischtvenöse Oxymetrie
● Pulmonalarterienkatheter
● Pulsoxymetrie
● HZV-Bestimmung
● bipolare EEG-Ableitung

Tab. 2: Erweitertes Monitoring

Die neurologische Überwachung

Neben der apparativen Überwachung stellt der neurologische Status die wohl wichtigste Überwachung von neurochirurgischen Patienten dar (Tab. 3). Wir sind der Meinung, daß die Erhebung des neurologischen Status konsequent und fortlaufend zu erfolgen hat, um bereits frühzeitig Veränderungen zu erfassen und somit zerebrale Komplikationen vom Patienten abzuwenden.

● Bewußtseinslage
● Pupillomotorik
● Corneal- und Lidreflex
● Hustenreflex
● Spontanmotorik
● Paresen
● Nackensteifigkeit (kann bei bewußtlosen Patienten fehlen!)

Tab. 3: Neurologische Überwachung

Bei der Überprüfung des neurologischen Status werden, neben der Bewußtseinslage, die Pupillo- und Spontanmotorik sowie die Ausprägung des Husten- und Cornealreflexes erfaßt. Auch auf eine eventuell vorliegende Nackensteifigkeit, Paresen und der Entwicklung eines Diabetes insipidus ist zu achten.

Die Bewußtseinslage

Unmittelbar postoperativ sind meist alle Patienten noch soporös oder gar komatös. Besonders nach einem großen neurochirurgischen Eingriff kann dieser Zustand beabsichtigt sein, um dem Patienten ein möglichst schonendes Aufwachen auf der Intensivstation zu ermöglichen. In dieser Phase ist es wichtig, den Patienten in kurzen Abständen immer wieder anzusprechen, um sich ein genaues Bild über die Vigilanzänderung zu machen. Reagiert der Patient nicht auf Ansprache, so wird versucht, mittels Schmerzreizen eine Reaktion auszulösen. Hierzu wird der Patient in den Oberarm oder im Bereich der Clavicula gekniffen. Normalerweise reagiert der Patient ein bis zwei Stunden postoperativ bereits adäquat, sodaß die Beurteilung der Bewußtseinslage mit zunehmender Wachheit an Wertigkeit gewinnt.

Nicht selten kommt es vor, daß ein Patient abrupt aus diesem Schlafzustand gerissen wird. Eine solche Streßsituation sollte beim Auftreten von starker motorischer Unruhe mit Benzodiazepinen oder Barbituraten unterbrochen werden. Wir verabreichen zu diesem Zweck meist Midazolam (Dormicum®) in einer Dosierung von 1,5 mg pro Injektion oder Thiopental in einer Dosierung von 1–2 mg/kgKG. Hierdurch lassen sich langfristig streßarme Aufwachphasen erreichen.

Nachdem der Patient postoperativ adäquat reagiert, erfolgt die Beurteilung der Bewußtseinslage meist nur noch in Form einer gezielten Ansprache. Im weiteren postoperativen Verlauf können Durchgangssyndrome, Nachblutungen oder intrakranielle Druckanstiege die Bewußtseinslage wieder verschlechtern. (s. s. 161)

Die Pupillomotorik

Die Voraussetzungen für die Beurteilung der Pupillomotorik sind der Ausschluß von medikamentösen Einflüssen (Mydriatika, hochdosierte Katecholamine oder Opiate), der akzidentellen (zufällig vorkommenden) Hypothermie, von Schockzuständen mit adrenerger Reaktionslage sowie peripherer Läsionen des 2. und 3. Hirnnerven oder Bulbusläsionen.

Beurteilt werden immer die Weite der Pupillen, die Form und Seitengleichheit sowie deren Reaktion auf Lichteinfall (Abb. 3). Für die Beurteilung der Lichtreaktion haben sich die Begriffe prompt, träge und keine Reaktion bewährt. Die Begriffe weit, mittelweit und eng sollten aufgrund der schlechten Reproduzierbarkeit nicht zur Beurteilung der Pupillengröße verwendet werden. Empfohlen wird die Angabe der Pupillengröße in Millimeter.

Bei akuten intrakraniellen Drucksteigerungen z. B. durch intrakranielle Hämatome, wird meist eine einseitige Pupillendilatation beobachtet. Sie ist Folge einer tentoriellen Herniation mit Kompression des Mittelhirns und des N. oculomotorius. (s. S. 168)

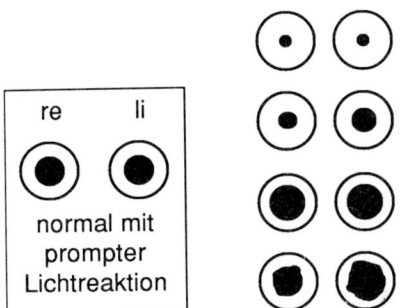

re   li

= eng; Lichtreaktion verzögert

= Pupillendifferenz li > re
Lichtreaktion fehlt bzw. verzögert

= Pupillen isocor, jedoch max. weit
keine Lichtreaktion

= Anisocorie li > re mit Entrundung
keine Lichtreaktion

re   li

normal mit
prompter
Lichtreaktion

Abb. 3

Der Hustenreflex

Die Bahnen des Hustenreflexes gehören zum N. vagus und zum N. glosso-pharyngeus. Eine Reizung der Rezeptoren, zum Beispiel durch das endobron-chiale Absaugen, bewirkt eine tiefe Inspiration mit nachfolgendem Hustenstoß. Der Hustenreflex ist bei beatmeten Patienten immer auslösbar, selbst bei einer guten Analgosedierung! Er fehlt jedoch im Barbituratkoma und beim Hirntod.

Der Cornealreflex

Bei mechanischer Reizung der Cornea und der Konjunktiven des Auges, zum Beispiel mittels Watteträger, erfolgt zur Prüfung des Cornealreflexes normaler-weise ein Lidschluß. Beteiligt sind sensible Fasern des N. trigeminus, von denen der Reiz auf motorische Bahnen des N. facialis umgeschaltet wird. Der Lid-schluß erfolgt durch Innervation des M. orbicularis.

Der Cornealreflex ist wie der Hustenreflex immer auslösbar. Ausnahme: Facialisparese bei Schlaganfall (A. cerebri media). Bei sekundären Hirnstamm-schäden fällt er als einer der letzten Reflexe aus.

Nackensteifigkeit

Die Prüfung einer eventuellen Nackensteifigkeit dient der Erkennung einer meningealen Reizung, entweder durch eine Blutung oder eine Meningitis. Hebt man den Kopf des Patienten mit beiden Händen vorsichtig an, muß eine freie Bewegung nach allen Richtungen möglich sein. Ist dies nicht der Fall, muß eine Meningitisdiagnostik eingeleitet werden. Auch sind nicht selten meningiale Reaktionen aufgrund einer Subarachnoidalblutung anzutreffen.

Neben der Pupillomotorik und der Reflexbefunde muß der Patient ständig auch auf seine Spontanmotorik hin beobachtet werden. Auftretende Streck-oder Beugesynergismen bedürfen genauso der diagnostischen Abklärung, wie ein plötzlicher Verlust des Muskeltonus.

Die intrakranielle Druckmessung

Wie schon erwähnt, ist die Messung und Registrierung des intrakraniellen Druckes fester Bestandteil der apparativen Überwachung. Ihre Wichtigkeit ist in etwa vergleichbar mit der Kontrolle des Blutdrucks und der Herzfrequenz. Die Messung des intrakraniellen Druckes ist ein wesentlicher Bestandteil der Diagnostik und Therapie im Bereich der neurologischen Intensivmedizin. Dies wird besonders deutlich, wenn man bedenkt, daß eine intrakranielle Dekompensation durch raumfordernde Prozesse sicher und schnell erfaßt werden kann. Die weitestgehende Indikationsstellung für dieses invasive Monitoring ist gegeben, wenn der Verdacht einer intrakraniellen Druckerhöhung besteht. Wegen der möglichen Komplikationen und der eingeschränkten Verfügbarkeit wird die Indikationsstellung jedoch meist aufgrund von Erfahrungswerten und klinischer Parameter wesentlich enger gestellt. Die Indikation zur intrakraniellen Druckmessung ist jedoch immer dann gegeben, wenn Patienten komatös sind. Bei Kindern wird dagegen bereits im soporösen Zustand eine intrakranielle Druckmessung durchgeführt. Welche Art der Druckmessung im Einzelfall am sinnvollsten ist, wird aus neurochirurgischer Sicht entschieden. Derzeit sind zwei Methoden klinisch verbreitet. Zum einen die Implantation einer **epiduralen Meßsonde** und zum anderen die Anlage einer **externen Ventrikeldrainage.**

Externe Ventrikeldrainage

Hierbei erfolgt die Messung des intrakraniellen Druckes über einen Silikonkatheter, der über ein frontales Bohrloch in das Vorderhorn eines Seitenventrikels vorgeschoben wird. Das System (Abb. 4) verfügt über einen Dreiwegehahn,

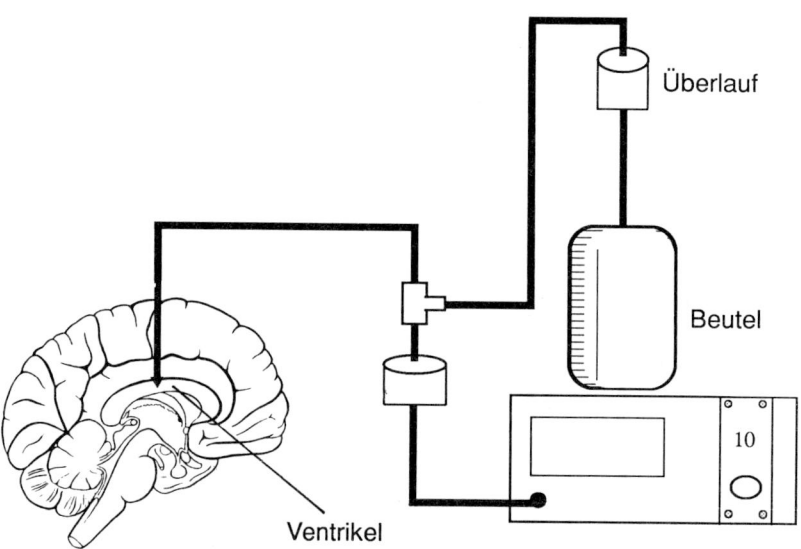

Abb. 4

der es ermöglicht, Liquor zu diagnostischen Zwecken oder zur Druckentlastung zu entnehmen. Über diesen Dreiwegehahn ist der Katheter mit einem Druckaufnehmer verbunden, der den gemessenen Druck digital am Monitor anzeigt.

Weiterhin besteht die Möglichkeit, den Dreiwegehahn so zu stellen, daß nach Erreichen einer bestimmten Druckhöhe (10–15 cm über Ventrikelniveau) Liquor oder Blut durch einen Überlauf in einen Sammelbeutel abfließen können.

Der Vorteil der externen Ventrikeldrainage liegt eindeutig darin, daß jederzeit Liquor zur Diagnostik entnommen werden kann, ohne den Patienten mit Lumbalpunktionen zu belasten. Nachteilig ist jedoch das erhöhte Infektionsrisiko durch eine direkte Verbindung zwischen Außenwelt und Liquorraum. Aus diesem Grunde ist auf ein hygienisch einwandfreies Umfeld zu achten, um der Entstehung von Meningitiden und Enzephalitiden entgegenzuwirken. Wir bevorzugen hierzu geschlossene Drainagesysteme. Der Dreiwegehahn wird nach jeder Manipulation mit einem Desinfektionsspray desinfiziert und anschließend steril verpackt. Die externe Ventrikeldrainage muß ständig auf ihre Durchgängigkeit hin überwacht werden, da bei verstopfter Drainage eine tentorielle oder medulläre Herniation hervorgerufen werden kann.

Merke:
Der Liquorspiegel am Überlaufsystem muß immer puls- und atemsynchron schwanken. Erst dann kann davon ausgegangen werden, daß die Drainage durchgängig ist!

Epidurale Druckmessung

Im Gegensatz zur Ventrikeldrainage besteht bei der epiduralen Meßtechnik (Abb. 5) fast keine Infektionsgefahr, da hier die Dura mater nicht eröffnet wird. Die Implantation der epiduralen Drucksonde erfolgt ebenfalls über ein kleines frontales Bohrloch auf der rechten Seite. Die Sonde wird zwischen Dura mater und Knochen plaziert.

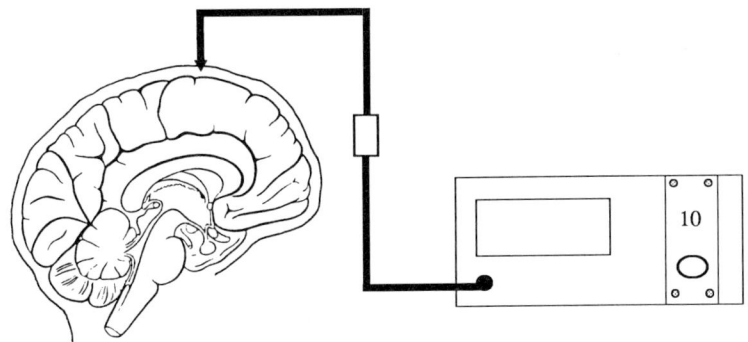

Abb. 5

Die Überwachung des intrakraniellen Druckes

Physiologisch liegt der intrakranielle Druck (ICP) im Bereich von **0 bis 10 mmHg.** Ausgehend von einer absoluten Ruhiglage des Patienten spricht man bei Werten zwischen **11 bis 20 mmHg** von leicht erhöhtem und bei Werten zwischen **20 und 40 mmHg** von mäßig erhöhtem intrakraniellen Druck. Ein stark erhöhter intrakranieller Druck liegt bei Werten über **40 mmHg** vor.

Das Verhalten des intrakraniellen Druckes ist von einer Reihe von Faktoren abhängig, die immer im Zusammenhang mit einem intrakraniellen Druckanstieg zu sehen sind. So wirken sich Unruhe, Herzrhythmusstörungen, Blutdruckschwankungen und Streß bei verminderten intrakraniellen Reserveräumen immer negativ auf den intrakraniellen Druck aus. Für den intrakraniellen Druck günstig wirken sich dagegen stabile Herz-Kreislauf-Verhältnisse, eine gute Analgesie und Sedierung sowie die schonende Ausführung der grund- und behandlungspflegerischen Maßnahmen aus.

Wesentlich in der Überwachung des intrakraniellen Druckes ist die absolute Höhe des ICP, sowie die Differenz zwischen Blutdruck (MAP) und ICP, der **zerebrale Perfusionsdruck** (s. S. 171). Echte intrakranielle Druckanstiege dürfen nicht mit kurzen Druckspitzen, wie sie zum Beispiel beim endobronchialen Absaugen vorkommen, verwechselt werden. Erst wenn über längere Zeit ein intrakranieller Druck von 20 mmHg oder mehr registriert wird und tendenziell keine Normalisierung zu erkennen ist, spricht man in der Praxis von einem intrakraniellen Druckanstieg. Ein therapeutisches Eingreifen ist daher bei einem zehnminütigen intrakraniellen Druck von 20 mmHg, sowie bei einem fünfminütigen intrakraniellen Druck von über 20 mmHg erforderlich (s. S. 175).

Die Überwachung von Sonden und Drainagen

Meist werden nach Operationsende sogenannte Redondrainagen in das Wundgebiet eingelegt. Die Aufgabe des Pflegepersonals besteht darin, den Abfluß des Wundsekretes zu überwachen. Neben der Menge des Sekretes ist auch die Sekretbeschaffenheit außerordentlich wichtig (blutig, eitrig, serös). Die täglich zu ermittelnde Sekretmenge muß dokumentiert und in die Flüssigkeitsbilanz mit einbezogen werden.

Merke:

Nach intrakraniellen Eingriffen sind Blutverluste aus den äußeren Wundbereichen bis zu 250 ml innerhalb von 6 Stunden postoperativ tolerabel. Mengen, die darüber hinausgehen, bedürfen in jedem Fall der Benachrichtigung des Stationsarztes und des Operateurs. Unter Umständen ist eine weitere Diagnostik oder Therapie notwendig.

Überwachung der Atmung und Beatmung

Die Atmungsaktivität wird zentralnervös durch den CO_2-Gehalt des Blutes gesteigert (CO_2 hoch) oder gebremst (CO_2 niedrig). Aber auch ein niedriger pH-Wert des Blutes oder indirekt eine erhöhte Körpertemperatur und erhöhte körperliche Arbeit stimulieren die Atmung. Aufgrund der Lage des Atemzentrums im Hirnstamm am Boden des 4. Ventrikels sind Störungen der Atmung bei neurochirurgischen Patienten keine Seltenheit. Häufig werden daher pathologische Atemmuster wie die Cheyne-Stockes und Biot'sche Atmung beobachtet.

Die **Cheyne-Stokes-Atmung** (Abb. 6) ist durch eine zunächst oberflächliche Atmung gekennzeichnet. Die Folge ist eine alveoläre Hypoventilation mit einem Anstieg des arteriellen PCO_2. Hierdurch wird das Atemzentrum stimuliert und es kommt zu einer Zunahme der Atemtiefe. Nach der CO_2-Abatmung resultiert erneut eine oberflächliche Atmung, bis das CO_2 im Blut wieder ansteigt. Atempausen sind möglich, jedoch nicht obligat. Als Ursachen kommen Azidosen, chronischer Sauerstoffmangel und ein defektes Atemzentrum in Betracht.

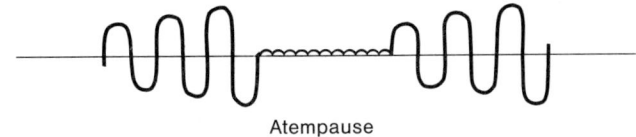

Atempause

Abb. 6: Cheyne-Stokes-Atmung

Im Gegensatz zur Cheyne-Stokes-Atmung erfolgt die Atemsteuerung bei dem **Biot'schen Atemtyp** (Abb. 7) über den Sauerstoffgehalt des Blutes. Die Atemzüge sind tief und regelmäßig, solange ein Sauerstoffmangel besteht. Nach Erreichen eines ausreichenden Sauerstoffgehaltes tritt ein Atemstillstand beziehungsweise eine lange Atempause ein. Erst wenn erneut ein Sauerstoffmangel vorliegt, setzt die Atmung wieder ein. Der Biot'sche Atemtyp ist besonders bei Patienten mit erhöhtem intrakraniellen Druck, bei Hirntumoren, Meningitis sowie bei einem Opiatüberhang anzutreffen.

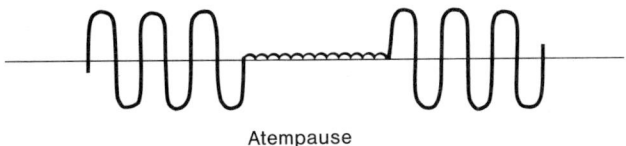

Atempause

Abb. 7: Biot'sche Atmung

Die Überwachung der Atmung muß somit, neben der Ermittlung der Atemfrequenz, auch die Beurteilung des Atemtypus, der Atemtiefe sowie der Hautfarbe und Hautfeuchtigkeit beinhalten.

Die Atemfrequenz soll bei spontan atmenden Patienten 35/min nicht überschreiten, um Erschöpfungszuständen vorzubeugen. Postoperativ erhalten nicht intubierte Patienten prinzipiell eine Sauerstoffnasensonde. Hierzu ist zu bemerken, daß auf den Abstand Ohr/Nase des Patienten geachtet wird, um die Sonde effizient, d. h. tief genug, zu plazieren. Im übrigen sollen nicht mehr als 4 – 6 Liter Sauerstoff pro Minute über die Sonde verabreicht werden. Mehr Sauerstoff über eine Nasensonde zuzuführen ist nicht sinnvoll, da dann ein großer Teil des Sauerstoffs in den Raum entweicht und wegen mangelnder Befeuchtung der Rachenraum austrocknet und verborkt.

Jedem Patient wird zusätzlich ein einfaches druckgesteuertes Beatmungsgerät (Bird®) bereitgestellt. Hiermit wird intermittierend, etwa 10 min/h, eine Atemtherapie (IPBB) zur Verhinderung von Atelektasen und Pneumonien durchgeführt. Ferner werden mehrmals pro Tag Thoraxvibrationsmassagen unter Mithilfe einer Krankengymnastin vorgenommen. Bei einem komplikationslosen postoperativen Verlauf werden dreimal täglich die Blutgase bestimmt und die Sauerstoffsonde dann gegebenenfalls entfernt.

Es kommt jedoch vor, daß Patienten trotz aller Maßnahmen Anzeichen einer Hypoxie aufzeigen. Charakteristische Vorboten sind Blutdruckanstiege mit Tachykardie, Zyanose sowie plötzliche Unruhe, Kaltschweißigkeit und Blässe. Da in dieser Phase eine endotracheale Intubation meist unumgänglich ist, erwächst eine weitere wichtige Aufgabe: die Überwachung der Beatmung.

Wie eingangs bereits erwähnt, werden neurochirurgische Patienten postoperativ häufig nachbeatmet. Wir verwenden hierzu ausschließlich große volumenkonstante Beatmungsgeräte. Die Beatmung erfolgt meist in Verbindung mit der Kapnometrie und seit einiger Zeit auch mit der Pulsoxymetrie. Durch diese Zusammensetzung des Beatmungsmonitorings ist es möglich, respiratorische Störungen auch ohne Blutgasanalyse schnell und sicher zu erfassen. Die Grundeinstellung des Beatmungsgerätes richtet sich nach den allgemein gültigen Richtlinien und wird durch intermittierende Blutgasanalysen modifiziert.

Zur Intubation bevorzugen wir den nasotrachealen Weg mit „low-pressure Cuff"-Tuben (z. B. Lanz®). Ausnahmen bilden Patienten mit Schädelbasis- oder Gesichtsschädelfrakturen. Hier erfolgt primär die Tracheotomie. Wir sehen die Vorteile der nasotrachealen Intubation in der besseren Toleranz, der besseren Mundhygiene und der besseren Tubusfixierung. Ferner wird bei allen Beatmungspatienten eine großlumige Magensonde gelegt, um der Aspiration vorzubeugen. Bei Langzeitbeatmungen wird nach zirka 14 Tagen eine Tracheoskopie durchgeführt. Werden hierbei Schäden der Trachea diagnostiziert, erfolgt die Umintubation mit einem weichen „Foam Cuff"-Tubus (z. B. Kaman-Wilkinson®). Patienten mit Kehlkopfschäden werden tracheotomiert.

Ständig muß die Einheit „Patient-Beatmungsgerät" auf Unregelmäßigkeiten überwacht werden. Die Alarmgrenzwerteinstellung ist so zu wählen, daß auch kleinste Veränderungen schnell erkannt werden. Über die Beatmungsparameter ist zwei- bis dreimal pro Schicht sowie nach jeder Einstellungsveränderung ein Protokoll zu führen.

Um Infektionen am beatmeten Patienten zu verhindern, ist es erforderlich täglich mindestens einmal das Beatmungssystem komplett auszutauschen. Neuere Hygienerichtlinien fordern bereits einen zweimaligen Wechsel des Beatmungssystems pro Tag. Wir verwenden keine Einmalsysteme, sondern die vom Hersteller für das betreffende Beatmungsgerät vorgesehenen Mehrwegsysteme. Die Aufbereitung der Systeme wird von Technikern durchgeführt. Sie übernehmen auch die Wartung und den Zusammenbau der Geräte. Mikrobiologische Untersuchungen des Bronchialsekretes werden in dreitägigen Abständen vorgenommen.

Im Zusammenhang mit einer nasotrachealen Intubation müssen auch einige wichtige **Hygienerichtlinien** beachtet werden. Um einer Infektion der Nasennebenhöhlen prophylaktisch entgegenzuwirken, muß eine konsequente Nasenpflege durchgeführt werden. Hierzu gehört eine saubere Fixierung von Tubus und Magensonde sowie gegebenenfalls eine Spülung der Nasennebenhöhlen mit Wasserstoffsuperoxyd oder anderen Spüllösungen. Bewährt hat sich auch die Instillation von abschwellenden Nasentropfen im dreistündigen Wechsel mit Panthenol-Salbe. Tubus- und Magensondenfixierungen sollten möglichst täglich erneuert werden, wobei auf eventuelle Druckulzera im Bereich des Nasenseptums und der Nasenwände geachtet werden muß.

Bronchialtoilette

Die Ausführung der Bronchialtoilette ist ein wesentlicher Faktor in der Verhinderung von Pneumonien durch Sekretretention. Beim beatmeten Patienten ist besonderer Wert auf eine ausreichende Befeuchtung und Temperierung der Inspirationsluft zu legen. Im Mittel ist eine Temperatur von 35 °C (bzw. 2 °C unter Körpertemperatur) für die Inspirationsluft einzuhalten. Sofern nicht übermäßig Sekret produziert wird, halten wir das dreistündliche endobronchiale Absaugen für ausreichend (Tab. 4).

Ein Absaugvorgang soll nach 15 Sekunden abgeschlossen sein! Das anschließende Überblähen der Lunge mit zwei bis drei Seufzerhüben verhindert die Bil-

---

Vorgehensweise:

- Präoxygenierung mit FiO_2 1,0
- Benutzung von sterilen Einmalhandschuhen, Mund- und Haarschutz
- Absaugkatheter durch den Tubus steril einführen
- Kopf seitlich drehen
- rechte Seite = linken Bronchus absaugen
- linke Seite = rechten Bronchus absaugen
- Katheter unter drehenden Bewegungen herausziehen (Tubus „auswischen"!)

Tab. 4: Durchführung der Bronchialtoilette

dung von Mikroatalektasen. Darauf ist besonders bei Säuglingen und Kleinkindern zu achten. Hier empfiehlt sich das auxilliäre Überblähen mit dem Kuhn-System oder dem Laerdal®-Beutel

Die kontrollierte Hyperventilation

Nicht selten besteht bei neurochirurgischen Patienten bereits primär durch die Erkrankung ein erhöhter intrakranieller Druck. Meist liegt der intrakranielle Druck postoperativ, durch den Eingriff bedingt (Ödem), noch höher. Da eine weitere Zunahme des intrakraniellen Druckes zu akuten zerebralen Ereignissen führen kann, wird postoperativ eine **kontrollierte Hyperventilation** durchgeführt, bei welcher der $P_a CO_2$ auf etwa 4 kPa (30 mmHg) ventiliert wird (s. S. 164).

Die Überwachung der kontrollierten Hyperventilation erfolgt mit Hilfe der **Kapnometrie.** Kapnometrie bedeutet kontinuierliche Messung des endexspiratorischen CO_2-Gehalts im Rahmen einer Beatmung. Zu diesem Zweck wird dem Tubus ein Meßkopf vorgeschaltet oder eine kleine Menge Luft in einem Nebenschlauch einer Meßkammer zugeführt, wo mittels der Ultrarot-Absorptionsmethode der CO_2-Gehalt der Ausatemluft ermittelt wird. Vergleicht man den durch die Kapnometrie ermittelten CO_2-Wert mit dem CO_2-Wert des arteriellen Blutes, so stellt man fest, daß der arterielle Wert etwas höher liegt. Diese Differenz ist bei gesunder Lungenfunktion gering (0,03 – 0,05 kPa) und spiegelt den physiologischen Shunt wieder. Bei einer Verschlechterung der Lungenfunktion steigt diese Differenz aber an. Mit Hilfe der Kapnometrie ist nur zuzüglich dieser Differenz der arterielle CO_2-Wert zu ermitteln. Die Kapnometrie bedarf also der intermittierenden Kontrolle durch Blutgasanalysen.

Bei der Anwendung der kontrollierten Hyperventilation ist mit Komplikationen zu rechnen, deren Ursachen in Elektrolyt- und Säure-Basenverschiebungen zu suchen sind. Durch pH-abhängige Kalium- und Kalziumveränderungen können **Herzrhythmusstörungen, tonisch-klonische Krämpfe** und **Epilepsien** hervorgerufen werden. Auch eine **zerebrale** oder **myokardiale Ischämie** ist durch eine zu tiefe Hyperventilation (Werte von unter 20 mmHg) möglich, da die CO_2-abhängige Gefäßweitenregulation (Autoregulation) dieser Organe stärker als die O_2-abhängige ist. Die genannten Werte gelten nur für primär lungengesunde Patienten. Liegt eine krankheitsbedingte Gewöhnung an höhere CO_2-Werte vor (COLD, Asthma bronchiale), müssen entsprechend höhere Grenzwerte angenommen werden. Besondere Aufmerksamkeit ist auch bei Patienten geboten, die im Zuge einer Arteriosklerose bereits eine Einengung des Gefäßlumens haben (Hypertoniker, Patienten mit KHK u. a.).

Die Herz-Kreislaufüberwachung

Für die Überwachung der Herz-Kreislauffunktion empfiehlt sich ein Monitor, bei dem mehrere Parameter gleichzeitig erfaßt werden können. Jeder Monitor sollte die Möglichkeit besitzen, Herzfrequenz, Atemfrequenz, arteriellen Blutdruck, Pulmonalarteriendruck und Körpertemperatur überschaubar zu überwachen. Ebenso sollten Einstellungen für die Alarmgrenzen in jedem Bereich möglich sein. Wie bei allen Intensivpatienten ist auf einen ausreichenden Blutdruck sowie auf eine stabile Herzfrequenz zu achten. Es gilt vor allem, Hypo- und Hypertonien zu erkennen und deren Ursache zu beheben.

Im Rahmen der neurochirurgischen Herz-Kreislaufüberwachung kann es zu einem Erscheinungsbild kommen, das in der Praxis häufig fehlinterpretiert wird. Es handelt sich hierbei um den sogenannten **Cushing-Reflex** (s. S. 167).

Die Herz-Kreislaufüberwachung wird durch die intermittierende Messung des zentralen Venendruckes ergänzt. Wir bevorzugen hierzu die digitale Meßmethode und ermitteln den zentralen Venendruck wie alle Drücke in der endexspiratorischen Phase. Weiterhin ist zu fordern, den zerebralen Perfusionsdruck, sofern die Möglichkeit besteht, kontinuierlich zu errechnen (s. S. 171). Die Herz-Kreislaufparameter werden kontinuierlich kontrolliert und mindestens stündlich dokumentiert.

Temperatur

Die Körperkerntemperatur beträgt beim Menschen etwa 37 °C. Sie wird übergeordnet, d. h. zentral im Gehirn geregelt. Temperatur ist eine energetisch-biologische Größe, die durch die Vorgabe eines Sollwertes unter Berücksichtigung eines oberen und unteren Grenzwertes geregelt wird. Die Zentren der Temperaturregulation reichen vom Thalamus bis zum kaudalen Hirnstamm, wobei der Hypothalamus als Sensor, Integrator und Aktivator tätig ist.

Leidet ein Patient an einer Infektion, so wird der Sollwert durch pyrogene Mediatoren auf ein höheres Niveau verstellt. Der Organismus beginnt nun die Wärmeabgabe über Atmung und Haut zu reduzieren (periphere Vasokonstriktion) und steigert gleichzeitig die Wärmeproduktion durch Steigerung des Stoffwechsels und Muskelzittern, um den neuen Sollwert zu erreichen und zu halten. Zentralisation und Unruhe des Patienten sind die Folge. Das resultierende Fieber ist prinzipiell als eine positive Erscheinung der körpereigenen Infektabwehr zu werten und sollte nur bei zwingenden Gründen gesenkt werden. Erst bei Temperaturen über 40 °C drohen Gefahren der Hyperpyrexie.

Auch sind, in Abhängigkeit vom Schädigungsort des Gehirns, bei neurochirurgischen Patienten häufig hypo- und infektunabhängige hypertherme Reaktionen zu beobachten. Daher halten wir es für obligat, bei dieser Patientengruppe die Körpertemperatur kontinuierlich über eine rektale Temperatursonde zu überwachen. Da besonders hypertherme Zustände das geschädigte Gehirn durch erhöhten Sauerstoffverbrauch und verstärkten Anfall von CO_2 belasten, setzen wir bei allen neurochirurgischen Patienten schon ab 38,0 °C physikalische Kühlungsmaßnahmen, z. B. Wadenwickel, ein. Hierbei ist auf eine ausreichende vegetative Blockade durch die Gabe eines Opiats (Fentanyl®) zu achten. Opiate verhindern zentralnervös die Erkennung des erhöhten Sollwertes und die vegetative Reaktion. Bei ausbleibendem Erfolg können die physikalischen Kühlungsmaßnahmen durch die Gabe von Antipyretika ergänzt werden. Antipyretika beeinflussen den Sollwert direkt.

Läßt sich trotz dieser Maßnahmen bei anhaltender Zentralisation des Patienten die Körpertemperatur nicht normalisieren, applizieren wir zunächst 0,5 mg Fentanyl und 12,5 mg DHBP. Hierdurch wird in den meisten Fällen erreicht, daß die zentrale vegetative Reaktion gebremst wird (Fentanylwirkung) und die Gefäße sich durch alpha-Blockade peripher maximal erweitern (DHBP-Wirkung = **vegetative Blockade**), wodurch letzten Endes die Wärmeabgabe über die Haut steigt. Dieser Effekt ist auch durch die Applikation des sogenannten **lytischen Cocktails** (Pethidin, Promethazin und Hydergin®) zu erreichen. Nach Aufhebung der Zentralisation wird mit physikalischen Maßnahmen weiter verfahren, bis die gewünschte Körpertemperatur erreicht ist.

Merke:

Die zu schnelle Applikation dieser Kombinationen kann zu schweren Blutdruckabfällen führen. Daher ist immer eine intermittierende Injektion mit strenger Blutdrucküberwachung erforderlich.

Die Urinausscheidung

Ein weiterer Parameter für die Herz-Kreislauffunktion stellt die Urinausscheidung dar. Bei normotonen Blutdruckwerten und gesunder Nierenfunktion beträgt die renale Wasserausscheidung zwischen 0,5 und 1,5 ml/kgKG/Stunde. Das entspricht in etwa einer Gesamtausscheidung von 1,7 Liter pro Tag bei einem 70 kg schweren Patienten.

Für die Urindrainage verwenden wir ausschließlich geschlossene Drainagesysteme, die es ermöglichen, die Urinstundenmenge und den Harnzuckergehalt in der Stundenportion zu ermitteln.

Einmal wöchentlich wird eine mikrobiologische Urinuntersuchung in Form einer Urinkultur veranlaßt. Der transurethrale Blasenkatheter wird in zehntägigen Abständen komplett mit dem Ablaufsystem unter sterilen Bedingungen gewechselt. Suprapubische Blasendrainagen werden derzeit an unserer Klinik noch nicht angewandt; bei langliegenden Kathetern sollte ihr jedoch der Vorzug gegeben werden.

Der Diabetes insipidus

Nicht selten beobachtet man im postoperativen Verlauf einen **Diabetes insipidus,** dem ursächlich ein Mangel an ADH zugrunde liegt. Dieser ADH-Mangel ist zentral bedingt und Folge einer funktionellen Störung im hypothalamo / hypophysären System. Beim D. insipidus kommt es, durch den Mangel an ADH oder dessen ungenügender Ausschüttung, zu einer stark verdünnten Urinausscheidung. Diese polyurische Phase kann schlagartig oder allmählich einsetzen und geht mit Wasserverlusten von 4 – 8 Liter pro Tag einher. In extremen Fällen können bis zu 40 Liter pro Tag ausgeschieden werden.

Die Diagnose des Diabetes insipidus wird durch Bestimmung des spezifischen Gewichts gestellt. Es finden sich Werte unter 1 012, in Einzelfällen auch unter 1 005. Im intensivmedizinischen Bereich ist es jedoch gelegentlich schwierig, einen Diabetes insipidus von einer osmotischen Diurese, wie sie zum Beispiel bei der Zufuhr von hyperosmonalen Lösungen oder Aminosäuren vorkommt, zu differenzieren. Therapeutisch wird bei mindestens zwei Stunden anhaltender Symptomatik ein synthetisches ADH-Präparat (Minirin®) intravenös oder in Form eines Nasensprays appliziert. Um jedoch eine Zuckerdiurese abzugrenzen, empfiehlt sich auf jeden Fall die Bestimmung des Harnzuckergehaltes. **Auf einen angemessenen Elektrolyt- und Flüssigkeitsersatz (natriumarm!!) ist zu achten.**

Überwachung der Laborparameter

Täglich werden routinemäßig drei Blutentnahmen vorgenommen. Während am Morgen ein großes Labor abgenommen wird, beschränken sich die Blutentnahmen am Nachmittag und in der Nacht auf Werte wie Elektrolyte, Blutbild mit Thrombozyten, Quick, PTT sowie der Blutgasanalyse und des Blutzuckers. Gegebenenfalls werden auffällige Werte der vorausgegangenen Blutentnahmen kontrolliert. Angesichts der möglichen raschen Veränderungen der Werte ist ein Stationslabor, mindestens für die Bestimmung der Elektrolyte, der Blutgasanalyse und möglichst der Osmolalität, zu fordern.

Als Entnahmeort für die Blutentnahmen bevorzugen wir den arteriellen Zugang zur A. radialis, da wir der Meinung sind, daß die Infektionsgefahr bei der Blutentnahme aus dem zentralvenösen Katheter aufgrund der Zufuhr von hochprozentigen Glukoselösungen zu groß ist. Die Bestimmung des Blutzuckers erfolgt in der Regel zweimal pro Schicht. Ausnahmen bilden Patienten mit einem Diabetes mellitus sowie Patienten, die kontinuierlich Insulin über einen Perfusor appliziert bekommen. Hier sind teilweise Blutzuckerkontrollen in 30minütigen Abständen notwendig. Muß ein Patient aufgrund von akuten intrakraniellen Druckereignissen mit Osmodiuretika therapiert werden, wird vor jeder Applikation die Serumosmolalität bestimmt.

Die allgemeine pflegerische Betreuung

Die postoperative Sedierung und Analgesie

Postoperativ oder posttraumatisch ist bei allen neurochirurgischen Patienten eine gute Sedierung und Analgesie zu gewährleisten. Die Notwendigkeit dieser Maßnahmen ergibt sich zum einen aus den Faktoren Angst und Streß des Patienten, die sich nachteilig auf das Allgemeinbefinden auswirken, ja sogar der Auslöser für postoperative Komplikationen wie zum Beispiel Streßulzera sein können. Zum anderen aus dem Faktor Schmerz, der gleichfalls Streß und Angst zur Folge haben kann und Vitalfunktionen wie beispielsweise die Atmung negativ beeinflussen kann.

Die **Schmerzentstehung** ist gekoppelt an die Freisetzung von Mediatoren (Prostaglandine, Histamin, Bradykinin), die ihrerseits die **Schmerzrezeptoren** stimulieren. Der entstandene sensorische Reiz wird über schnelleitende (intensiver Schmerz) und langsamleitende (dumpfer Schmerz) Nervenfasern ins Hinterhorn des Rückenmarks geleitet. Von hieraus erfolgt eine motorische Antwort aus dem Vorderhorn des Rückenmarks (Fluchtreaktion). Mit dem Eintritt des sensorischen Reizes in das Hinterhorn des Rückenmarks erfolgt gleichzeitig die Weiterleitung zum Gehirn, vorbei an der Medulla oblongata (Sitz von Atem-, Kreislauf- und Temperaturzentrum) und der Formatio reticularis. Über den Abzweig von Nebenästen der Formatio reticularis in den Thalamus (Schmerzzentrum) erfolgt eine **Schmerzempfindung.** Die Modulation des Schmerzimpulses aus der Peripherie geschieht ebenfalls im Thalamus. Durch thalamische Äste zum Cortex erfolgt letztendlich die **Schmerzlokalisation.**

Inwieweit der Patient Schmerzen empfindet, ist im wesentlichen von der Persönlichkeitsstruktur sowie vom Lebensalter des Patienten abhängig. So sind Neugeborene relativ schmerzunsensibel. Säuglinge, Klein- und Schulkinder sowie ältere Menschen sind dagegen sehr schmerzempfindlich. Bei Patienten im mittleren Lebensalter ist die Schmerzbewertung im wesentlichen abhängig von der Erinnerung an frühere Schmerzereignisse und von der Lokalisation des Schmerzes.

Wir bevorzugen postoperativ bei nichtbeatmeten Patienten Medikamente, welche die Schmerzentstehung hemmen und verabreichen zu diesem Zweck meist peripher wirkende Mittel wie Novaminsulfon, Acetylsalicylsäure oder Paracetamol. Diese Medikamente wirken analgetisch, antipyretisch und antiphlogistisch und werden in der Regel recht gut vertragen. Auf Nebenwirkungen wie zum Beispiel Thrombozytenaggregationshemmung, Leukopenie und Blutdruckabfälle ist zu achten. Bei starken Schmerzen erfolgt eine Analgesie mit Buprenorphin intravenös oder sublingual nach einem festen Schema. Reicht eine Analgesie alleine nicht aus, werden Benzodiazepine verabreicht. Benzodiazepine hinterlassen nach der Metabolisierung in der Leber wirksame Metaboliten (aus Diazepam wird nach Metabolisierung Oxazepam mit einer Halbwertszeit von etwa 96 Stunden!), sodaß immer an eine Kumulation gedacht werden muß. Das Wirkungsspektrum der Benzodiazepine umfaßt die Anxiolyse, Muskelrelaxation, Sedation und Hypnose. Darüber hinaus wirken sie anterograd anamnestisch und antikonvulsiv. Seit 1987 besteht die Möglichkeit, Benzodiazepine zu antagonisieren.

Langzeitsedierung

Alle langzeitbeatmeten Patienten erhalten routinemäßig eine Basissedierung und -analgesie. Der Grund hierfür liegt in der Prophylaxe von Streßulzera, der Verminderung des myokardialen Sauerstoffverbrauchs sowie der Prophylaxe von Organkomplikationen. Letztendlich spielt jedoch auch der humane Aspekt eine nicht unwichtige Rolle.

Für eine erfolgreiche Langzeitsedierung und -analgesie ist ein gut durchdachtes Konzept erforderlich. Eine kontinuierliche intravenöse Medikamentenzufuhr und, wenn möglich, eine orale Zusatzmedikation erscheinen uns am sinnvollsten. Aus diesem Anlaß erhalten unsere Patienten unter Berücksichtigung der Indikationsstellung eine Basisanalgesie und -sedierung, in Form der Neuroleptanalgesie (NLA). Bei einer Dosierung von 1 – 3 ml/h bis maximal 6 ml/h (1 ml = 0,04 mg Fentanyl und 0,5 mg DHBP) sind die Patienten meist schläfrig, aber erweckbar. Die neurologische Untersuchung wird kaum beeinträchtigt. Sollte die NLA nicht ausreichen, verabreichen wir zusätzlich Flunitrazepam intravenös oder über die Magensonde. Barbiturate, wie sie früher zur Langzeitsedierung verwendet wurden, sind wegen der auftretenden Komplikationen (Immunsuppression, Kreislaufinsuffizienz und ständige Steigerung der Dosis durch Leberenzyminduktion) heute in Frage zu stellen.

Die enterale und parenterale Ernährung

Auch in diesem Bereich sind in den letzten Jahren viele neue Erkenntnisse gewonnen worden, die es ermöglichen, einen Patienten über längere Zeit vollständig parenteral zu ernähren. Während die parenterale Ernährung vor Jahren sich fast ausschließlich auf die intravenöse Zufuhr von niedrigprozentigen Glukoselösungen und einfachen Eiweißlösungen beschränkte, stehen uns heute eine Vielzahl von Möglichkeiten zur Verfügung, mehrere hochwertige und gut verträgliche Lösungen zu kombinieren, um so den Patienten bedarfsgerecht mit Nährstoffen zu versorgen. Seit neuester Zeit ist auch bekannt, daß eine Minderversorgung des Organismus mit Spurenelementen das Knochen- und Muskelwachstum entscheidend nachteilig beeinflussen kann. Dies ist gerade bei parenteraler Langzeiternährung im Kindesalter von besonderer Bedeutung.

Die parenterale Ernährung eines neurochirurgischen Patienten kann unter Umständen ein Problem darstellen. Zum einen befinden sich die Patienten postoperativ oder posttraumatisch im sogenannten „Postaggressionsstoffwechsel", einem Zustand, bei dem Störungen des Glukose-, Fett- und Proteinstoffwechsels vorliegen. Dieser Zustand hält etwa 4 – 7 Tage an, vorausgesetzt, daß bestehende Schockzustände oder Infektionen das Bild nicht aufrechterhalten. Zum zweiten kann der Stoffwechsel durch direkte oder indirekte Schädigung hormonproduzierender Zentren nachteilig beeinflußt werden. Außerdem muß eine genaue Wasserbilanz, besonders bei bestehendem Hirnödem, sichergestellt werden, was den Einsatz hochprozentiger Lösungen erforderlich macht.

Die parenterale Ernährung hat sich somit am Zustandsbild des Patienten und an dessen Tagesbedarf an Energieträgern und Mineralstoffen zu orientieren. Für die Bilanzberechnung wird normalerweise nicht vom tatsächlichen Gewicht des Patienten ausgegangen, sondern es wird aus dem Normalgewicht des Patienten, unter Berücksichtigung des Körperfettanteils, ein Bilanzgewicht erstellt. Der Grundbedarf eines erwachsenen Patienten pro Tag ist in Tabelle 5 aufgeführt. Für Kinder gelten altersangepaßte Werte, die im einzelnen der speziellen Literatur zu entnehmen sind.

Grundbedarf an	Dosierung
Wasser:	30–40 ml/kgKG
Kcal:	30–40 kgKG
Na+:	1–2 mmol/kgKG
K+:	1 mmol/kgKG
Ca++:	0,1 mmol/kgKG
Mg++:	0,04 mmol/kgKG
Phosphat:	0,15 mmol/kgKG
Aminosäuren:	1–1,5 g/kgKG (ggf. mehr)
Fett:	1–2 g/kgKG
Kohlehydrate:	3–4 g/kgKG

Tab. 5: Grundbedarf an Wasser, Elektrolyten und Kalorien pro 24 Stunden

Wird Fett zur parenteralen Ernährung appliziert, erübrigt sich die gesonderte Zufuhr von Phosphat, da Fettemulsionen bei voller Dosierung ausreichend mit diesem Element versehen sind. Im anderen Fall muß auf eine im Wechsel (Ausfällung) vorgenommene Zufuhr von Phosphat und Inzolen® geachtet werden. Die Zufuhr von Selen wird seit kurzer Zeit ebenfalls erwogen.

Häufig wird, besonders bei Glukoseunverträglichkeit, die Gabe von Zuckeraustauschstoffen empfohlen. Diese Austauschzucker sind bei der Aufnahme in die Zelle (= 1. Stoffwechselschritt) nicht vom Insulin abhängig. Im weiteren Stoffwechselweg besteht jedoch eine Insulinabhängigkeit. Somit soll bei einem relativen Insulinmangel eine bessere Zuckerverwertung erreicht werden. Diese Aussage trifft jedoch nur teilweise zu, da im 1. Stoffwechselschritt durchaus auch Insulin benötigt wird. Es droht also die intrazelluläre Kumulation und unvollständige Verstoffwechselung, an die sich eine Laktatazidose anschließt.

Da die Austauschstoffe nicht so einfach wie Glukose mit einem Teststäbchen zu messen sind, ist die tägliche Kontrolle des Laktatspiegels und eine Begrenzung der Zufuhr vorzunehmen. Die maximalen Zufuhrmengen betragen für Fruktose und Sorbit je 3 g/kgKG/Tag und 0,25 g/kgKG/Stunde. Für Xylit liegt die tägliche Zufuhrgrenze ebenfalls bei 3 g/kgKG oder bei 0,125 g/kgKG/Stunde. Kontraindikation für die Gabe von Fruktose und Sorbit ist die erbliche Fruktoseintoleranz. Wir verzichten seit Jahren bei Akutkranken auf die Zufuhr von Zuckeraustauschstoffen, ohne Nachteile erfahren zu haben.

Für die Durchführung einer längerfristigen parenteralen Ernährung mit hochprozentigen Lösungen sind ausnahmslos zentralvenöse Katheter zu verwenden. Es ist darauf zu achten, daß hochprozentige Lösungen kontinuierlich, über den Bilanztag verteilt, einlaufen. Um das zu gewährleisten, verwenden wir für alle Zuckerlösungen Infusionspumpen, insbesondere, wenn Zuckerverwertungsstörungen problematisch werden. Blutentnahmen aus zentralvenösen Kathetern sind zu unterlassen, da hier ein nicht unerhebliches zusätzliches Infektionsrisiko besteht! Alle zu applizierenden Medikamente sollten nach Möglichkeit über einen weiteren zentralen Zugang injiziert werden (Trilumenkatheter).

Eine weitere Form der Nährstoffzufuhr besteht in der **bilanzierten enteralen Diät.** Wenn eben möglich, ist die physiologischere enterale Ernährung der parenteralen Ernährung vorzuziehen. Bilanzierte enterale Diätetika haben eine definierte, standardisierte und kontrollierte Nährstoffzusammensetzung. Sie werden nach ernährungsphysiologischen Erkenntnissen zusammengestellt und enthalten neben den Energieträgern und Baustoffen auch ausreichende Mengen an Elektrolyten, Mineralien, Spurenelementen und Vitaminen. Solche fertige Vollkostnahrung wird von verschiedenen Herstellern in flüssiger oder pulverisierter Form angeboten (Pfrimmer, Fresenius, Braun usw.).

Bei der Applikation ist auf eine einwandfreie Verträglichkeit zu achten. Unverträglichkeiten zeigen sich meist in zunehmenden Magenrückflußmengen. In diesem Fall ist die enterale Nahrungszufuhr zu unterbrechen bzw. zu reduzieren und mit der parenteralen Nährstoffzufuhr zu kombinieren. Zur rein enteralen Ernährung verabreichen wir dem Patienten in der Anfangsphase zunächst 8 x 25 ml Nährlösung und 8 x 25 – 50 ml Tee über eine Magensonde. Bei guter Verträglichkeit wird die Dosis am folgenden Tag auf 8 x 50 ml gesteigert. Die vollständige enterale Ernährung ist erreicht, wenn der Patient 8 x 150 – 175 ml Nährlösung (je nach Bilanzvorgabe) gut verträgt und auf eine parenterale/enterale Kombination verzichtet werden kann.

Merke:

Bei beatmeten Patienten darf die zu applizierende Einzeldosis (Nahrung und Tee) 250 ml nicht überschreiten, da sonst die Aspirationsgefahr erheblich zunehmen würde (Regurgitation).

Nicht selten sind im Rahmen der bilanzierten enteralen Ernährung Diarrhöen zu beobachten. Sie sind unabhängig von der verwendeten Nahrung und meist auf eine zusätzliche Antibiotikatherapie zurückzuführen. Zur Besserung der Diarrhöen kann zusätzlich Joghurt über die Magensonde verabreicht werden. In einigen Kliniken setzt sich derzeit auch die Durchführung der enteralen Ernährung über eine Duodenalsonde durch. Hierbei wird die flüssige Vollkost dem Patienten mittels einer Ernährungspumpe kontinuierlich zugeführt. Auf eine konstante Fördermenge ist hier besonders zu achten, um osmotischen Diarrhöen vorzubeugen. Im allgemeinen ist die Verträglichkeit der duodenalen Nährstoffzufuhr insgesamt besser.

Prophylaxen

Dekubitusprophylaxe

Immobilität und Bewußtlosigkeit sind die Hauptursachen, die zu einer Dekubitusentstehung bei neurochirurgischen Patienten führen. Dekubitalulzera bergen für den Patienten immer erhebliche Risiken. Die meist in der Akutphase entstandenen Gewebsschäden beeinträchtigen beispielsweise die Rehabilitation von schädel-hirn-verletzten Patienten mitunter recht erheblich, wenn man bedenkt, daß Reha-Kliniken Patienten mit Dekubitalulzera nicht in die Rehabilitation aufnehmen. Es ist unserer Meinung nach ein **pflegerischer Kunstfehler,** wenn in der heutigen Zeit, da Möglichkeiten zur Prophylaxe in ausreichendem Maße zur Verfügung stehen, Patienten immer noch mit zum Teil verheerenden Schädigungen die Klinik verlassen. Die Genesungsphase reicht eben nicht aus, um die in der Akutphase der Erkrankung entstandenen Gewebsschäden zu reparieren. Entscheidungskraft, Sachverstand und Durchsetzungsvermögen ist erforderlich, um den richtigen Behandlungsweg für den Patienten einzuleiten.

Merke:
Die Dekubitusprophylaxe muß mit dem Zeitpunkt der stationären Aufnahme beginnen und nicht erst, wenn bereits Hautveränderungen sichtbar werden!

Zu diesem Zweck lagern wir alle unsere Patienten auf eine etwa 10 cm dicke durchgehende Schaumstoffnoppenmatratze, die mit etwa 5 cm hohen Schaumstoffnoppen besetzt ist. Allein hierdurch wurden bereits Rückenlagerungen von bis zu 20 Tagen ohne Entstehung von Dekubitalulzera ermöglicht. Eine weitere Möglichkeit der Dekubitusprophylaxe bietet die Superweichmatratze. Sie verringert den Auflagedruck des Patienten noch wesentlich mehr und ermöglicht somit eine noch zuverlässigere Prophylaxe.

Ferner werden unsere Patienten, sofern keine absoluten Kontraindikationen bestehen, alle drei Stunden umgelagert. Als Kontraindikationen gelten nur instabile Herz-Kreislaufverhältnisse, therapierefraktäre intrakranielle Druckanstiege, noch nicht operierte Aneurysmen und frische Schädel-Hirn-Traumata. Alle anderen Patienten werden konsequent einer Lagerungstherapie unterzogen. In seltenen Fällen wird auch eine Bauchlagerung vorgenommen.

Neuere Krankenpflegeliteratur bezeichnet die 90°-Seitenlage als absolut „out", da die Auflagedrucke des Patienten eine Dekubitusentstehung stark begünstigen. Alternativ wird auf eine 30°-Seitenlagerung verwiesen, die sich jedoch nur zögernd durchsetzt. Um eine Kontrolle über die Lagerungsqualität zu erhalten, empfiehlt sich die Zusammenarbeit mit einer Krankengymnastin, wobei auch die Aspekte der Kontrakturenprophylaxe mit berücksichtigt werden müssen.

Eine gute Dekubitusprophylaxe beinhaltet immer eine optimale Hautpflege. Zur Waschung unserer Patienten verwenden wir daher Balneum-Hermal® und nicht zu stark fettende Hautsalben. Auftretende Hautrötungen, die nach einem Lagerungswechsel nicht rückläufig sind, werden mit milder Stas®-Salbe behandelt.

Spitzfuß- und Kontrakturenprophylaxe

Unmittelbar postoperativ oder posttraumatisch muß bereits mit einer entsprechenden Lagerung des Patienten begonnen werden, da die Entstehung eines spastischen Bildes nicht immer auszuschließen ist. Bei allen Patienten mit einer zerebralen Schädigung ist daher die Anwendung von Fußbrettern zur Spitzfußprophylaxe und Handrollen zur Kontrakturenprophylaxe kontraindiziert. Somit soll verhindert werden, daß pathologische Mechanismen wie Greifreflexe oder positive Stützreaktionen unterstützt werden. Sofern sich aus dem Krankheitsbild keine Kontraindikationen zur Lagerung ergeben, wird frühzeitig mit einer Lagerung zur Hemmung der Spastizität begonnen. Bereits in dieser Phase würden Handrollen und Fußbretter die Neigung zur Spastizität erhöhen. Kann der Patient in **Seitenlage** gelagert werden, muß auf ein **flaches Kopfteil,** auf eine **Rumpfrotation** und auf eine **Streckung des unten liegenden Beines** geachtet werden.

Merke:
Bei bestehender S t r e c k s p a s t i k wird in Beugestellung gelagert. Hat der Patient eine B e u g e s p a s t i k, erfolgt die Lagerung in Streckstellung.

Pneumonieprophylaxe

Die Pflege von Intensivpatienten ist ein ständiger Kampf gegen Sekretretention, Atelektasen und Pneumonien. Es gibt zahlreiche atemtherapeutische Maßnahmen zur Prophylaxe von Atelektasen und Pneumonien, aus denen jedoch hinsichtlich ihrer Effektivität eine Auswahl getroffen werden muß. Die Auswahl soll zum einen erfolgen, um den Patienten nicht zu überlasten und zum anderen, um seinen Kooperationswillen nicht zu brechen.

Unter dem Aspekt der Sekretverhaltung erscheinen uns bei spontan atmenden Patienten neben der Analgesie, Mobilisation und Krankengymnastik die Beatmungsinhalation mit druckgesteuerten Geräten und die CPAP-Spontanatmung am wichtigsten zu sein.

Bei beatmeten Patienten liegt unserer Meinung nach der Schwerpunkt mehr im Bereich der Tracheobronchialtoilette. Eine Präoxygenierung mit 100 Prozent Sauerstoff vor Beginn des Absaugens, eine schnelle, aseptische Ausführung und ein anschließendes manuelles Überblähen der Lunge mit 2 – 3 Atemzügen können die Atelektasen- und Pneumonieentstehung verhindern helfen. Seitenlagerungen, induziertes Husten, Thoraxvibrationsmassagen und eine gute Sekretverflüssigung sind weitere Maßnahmen, die eine Pneumonieentstehung verhindern.

Soorprophylaxe

Um Candidainfektionen zu verhüten, wird eine konsequente Mund- und Rachenhygiene ausgeführt. Wir verwenden hierzu Zitronenglycerin und Hexetidinlösungen. Bei auftretendem Candidabefall wird zusätzlich mit Ampho-Moronal®-Lösung gepinselt.

Konjunktivitisprophylaxe

Nicht selten haben bewußtlose Patienten einen inkompletten Lidschluß, durch den Hornhautulzerationen und Konjunktivitiden entstehen können. Da diese durch Austrocknung entstehen, müssen rechtzeitig neutrale Augentropfen oder Salben verabreicht werden. Gegebenenfalls ist das Auge durch einen Uhrglasverband zu schützen.

Thromboseprophylaxe

Antikoagulantien in niedriger Dosierung verhindern die Entstehung von Thromben, die aufgrund einer erhöhten Gerinnungsfähigkeit des Blutes, langsamen Blutflusses und Hindernissen in der Blutstrombahn (Läsionen oder Katheter) entstehen. Da diese Trias bei allen neurochirurgischen Patienten anzutreffen ist, verabreichen wir unseren Patienten in „Low-Dose" Heparin subkutan (3 x 5 000 I.E.). Bei dieser Dosierung kommt es zu keiner nennenswerten Beeinflussung der Gerinnungsparameter, sodaß nicht mit einer Blutungsneigung zu rechnen ist. Zusätzlich erhalten Patienten zur Mobilisation TED®-Strümpfe, um den venösen Blutrückfluß zum Herzen zu erhöhen. Diese Strümpfe sollten auch im Bett anbehalten werden.

6. Hirntumoren

Von H. Petri und G. Weber-Gugg

Gehirntumoren, oder besser, intrakranielle Tumoren, da man als Gehirntumor genaugenommen nur solche Tumoren bezeichnen kann, deren Ausgangsort das Hirngewebe selber ist, können in allen Gehirnbereichen auftreten. Man unterscheidet je nach Lokalisation in Tumoren der Großhirnhemisphären, Tumoren im Hypophysenbereich und Tumoren im Bereich der hinteren Schädelgrube. Je nach Lokalisation überwiegen verschiedene Tumorarten und treten auch unterschiedliche Symptome auf.

Anatomie

Tumoren im Bereich der Großhirnhemisphären

Je nach Ausgangsgewebe werden
- neuroepitheliale,
- mesodermale und
- ektodermale Tumoren unterschieden.

Neuroepitheliale Tumoren

Neuroepitheliale Tumoren sind „echte" Hirntumoren, da sie vom eigentlichen Hirngewebe, der Glia, abstammen. Aus diesem Grunde zeichnen sich fast alle Tumoren dieser Art durch infiltrierendes Wachstum aus.

Astrozytome:

Es handelt sich um meist scharf abgegrenzte, oft zystisch zerfallene Tumoren, die in etwa 10 Prozent der Fälle maligne entarten. Die häufigste Lokalisation ist das Stirnhirn, etwas seltener auch der Schläfen- und Scheitellappen. Astrozytome kommen aber auch im Mittelhirn, Thalamus und in der Brücke vor. Sie treten oft im 30. bis 40. Lebensjahr auf.

Oligodendrogliome:

Langsam, vom Mark in die Rinde infiltrierende gutartige Tumoren mit häufigen Einblutungen ins Tumorgebiet und Auftreten von Verkalkungen. Bevorzugte Lokalisation sind das Frontal- und Parietalhirn, nur sehr selten das Occipitalhirn. Auftreten häufig im 30. bis 40. Lebensjahr.

Glioblastome:

Rasch infiltrierend wachsende, bösartige, meist subkortical aber auch die Rinde angreifende Tumoren. Es kommt zur Ausbildung von Gefäßmißbildungen im Bereich der Tumoren und dadurch zur Entstehung von Blutungen und zur Ausbildung von Nekrosen. Auftreten bevorzugt bei Männern um das 50. Lebensjahr.

Ependymome:

Langsam wachsende Großhirntumoren mit Sitz an den Ventrikelwänden. Es handelt sich um blumenkohlartig wachsende Tumoren, die entweder in die Ventrikel einwachsen oder das umliegende Hirngewebe verdrängen. Häufigste Lokalisation ist der IV. Ventrikel, dann folgen die Seitenventrikel vor dem III. Ventrikel. Ependymome sind die häufigsten Großhirntumoren im Kindes- und Jugendalter; sie kommen im Großhirnbereich beim Erwachsenen nur sehr selten vor.

Plexuspapillome:

Papillome kommen in allen vier Ventrikeln vor. Es handelt sich hauptsächlich um Tumoren des Kindes. Sie sind immer gutartig, führen aber häufig zur Ausbildung eines Hydrocephalus, sowohl durch Verstopfung der Liquorwege als auch durch eine Steigerung der Liquorproduktion.

Mesodermale Tumoren

Meningiome:

Es handelt sich um gut abgrenzbare Tumoren, die vom Deckendothel der Arachnoidea ausgehen. Sie wachsen gehirnmassenverdrängend aber infiltrativ in Dura und Knochen. Dabei können sie auch den Knochen durchwachsen und in die darüberliegenden Gewebsschichten einbrechen. Bis auf das sarkomatöse Meningiom (Meningosarkom) sind sie gutartig und metastasieren nicht. Es kommt aber zu Schäden am Gehirngewebe durch den Druck des darüber wachsenden Tumors. Meningiome haben ihr häufigstes Auftreten um das 50. Lebensjahr. Je nach Lokalisation werden sie in verschiedene Gruppen unterteilt (Keilbeinmeningiome, Falxmeningiome usw.).

Sarkome:

Die primären Sarkome im Gehirn haben ihren Ursprung an den Gefäßen und Hirnhäuten. Sie machen etwa 5 Prozent der Hirntumoren aus und wachsen infiltrativ mit Metastasierung über den Liquorweg. Sarkome sind äußerst bösartig. Je nach Ausgangsgewebe werden auch sie in verschiedene Gruppen unterteilt (Gliosarkom, Fibrosarkom, Meningosarkom).

Chondrome:

Aus Knorpelgewebe aufgebaute, gutartige Geschwülste.

Chordome:

Aus dem Chordagewebe entwickelte, manchmal bösartige Geschwülste.

Lipome:

Gutartige Fettgewebsgeschwülste.

Ektodermale Tumoren

Dabei handelt es sich im wesentlichen um Metastasen extrazerebraler Tumoren, hauptsächlich aus dem Bereich der Bronchien und der Mammae.

Tumoren im Bereich der Hypophyse

Hypophysenademome

Die Hypophysenadenome wachsen zunächst in der Sella, die dadurch zur Keilbeinhöhle und zu den Seiten hin ballonartig vergrößert wird. Danach wachsen sie nach oben in Richtung auf den III. Ventrikel. Je nach Zusammensetzung der Adenome unterscheidet man drei Arten:
- chromophobe Adenome
- eosinophile Adenome
- basophile Adenome

Basophile Adenome

haben keine so große klinische Bedeutung, da sie nicht die Größe der anderen Formen erreichen.

Eosinophile Adenome

zeigen eine STH-Überproduktion bei gleichzeitigem Mangel an Gonadotropin. Dadurch kommt es bei Kindern zum Riesenwuchs und bei Erwachsenen zur Ausbildung einer Akromegalie. Weiterhin kommt es, da STH ein Insulinantagonist ist, zur Entstehung eines Diabetes. Sehstörungen treten erst zu einem sehr späten Zeitpunkt auf, da das Adenom lange Zeit im Bereich der Sella wächst.

Chromophobe Adenome

führen zu einer Vorderlappeninsuffizienz durch Zerstörung der Hypophyse. Dabei kommt es zu einer über mehrere Jahre dauernden Hormonausfallssymptomatik in typischer Reihenfolge:
- Ausfall der gonadotropen Funktionen
- Unterfunktion der Schilddrüse
- Unterfunktion der Nebennieren

- Kopfschmerz im Bereich von Schläfe und Stirn
- Ausbildung von Sehstörungen

Hypophysenadenome treten hauptsächlich zwischen dem 30. und 50. Lebensjahr auf.

Kraniopharyngeome:

Diese Tumoren, auch Erdheim-Tumoren genannt, gehen von den Resten des Ductus craniopharyngicus des Embryos aus. Sie liegen entweder intrasellär oder suprasellär, wobei die suprasellare Form sich schneller in Richtung auf den III. Ventrikel ausbreitet, während die intrasellare Form zuerst die Hypophyse komprimiert. Kraniopharyngeome haben eine feste Kapsel, sind meist gekammert und mit Flüssigkeit gefüllt. In der Hälfte der Fälle haben sie eine solide Kalkeinlagerung. Es liegt eine nur geringe Wachstumsgeschwindigkeit vor und Metastasen werden nicht abgesiedelt. Hauptsächliches Auftreten zwischen der Pubertät und dem 30. Lebensjahr.

Tumoren der hinteren Schädelgrube

Bei den Tumoren der hinteren Schädelgrube werden unterschieden:
- intrazerebelläre Tumoren
- extrazerebelläre Tumoren
- Tumoren im Bereich des Hirnstammes

Intrazerebelläre Tumoren

Kleinhirnastrozytom:

Bei diesem Tumor handelt es sich um ein Spongioblastom des Kleinhirnes. Spongioblastome sind langsam wachsende, gut abgrenzbare Tumoren, die oft neben einem soliden Anteil auch einen zystischen Anteil haben. Das häufigste Auftreten findet man zwischen dem 7. und 17. Lebensjahr. Obwohl Astrozytome primär gutartige Tumoren sind, können sie im Verlauf ihres Wachstums zu einer Einklemmung des Mittelhirns in den Tentoriumsschlitz führen und so klinisch bösartig werden.

Medulloblastom:

Bei dieser Tumorart handelt es sich um eine sehr rasch wachsende, nicht abgegrenzte, maligne Geschwulst, die hauptsächlich im Bereich des Kleinhirnwurmes angesiedelt ist. Das Maximum des Erkrankungsalters liegt zwischen dem 8. und 12. Lebensjahr, wobei Jungen deutlich häufiger betroffen sind als Mädchen.

Weitere, auch im Kleinhirnbereich auftretende Tumoren sind Ependymome und Angioblastome.

Extrazerebelläre Tumoren

Hauptsächliche Vertreter dieser Tumorlokalisation sind die Tumoren des Kleinhirnbrückenwinkels und unter diesen das *Akustikusneurinom*. Das Akustikusneurinom wächst im Kleinhirnbrückenwirbel und kann dort die Größe einer Faust erreichen. Dabei kommt es zu Verdrängungen der Brücke und des Kleinhirns und durch den Druck zu ischämisch bedingten Gewebserweichungen, durch die auch benachbarte Hirnnerven in Mitleidenschaft gezogen werden können. Das Maximum der Diagnosestellung liegt zwischen dem 30. und 40. Lebensjahr. Daneben kann es auch in der hinteren Schädelgrube zum Wachstum von Meningiomen kommen.

Tumoren des Hirnstammes

Von den Hirnstammtumoren sind die häufigsten Vertreter die Spongioblastome (siehe Kleinhirnastrozytom).

Symptomatik bei Hirntumoren

Die Symptomatik bei Hirntumoren wird weniger durch die Art des Tumors als durch seine Lokalisation bestimmt (neurologische Herdsymptome).

Frontalhirn:	Psychomotorische Veränderungen
	Triebenthemmung
	Anfallsleiden (fokal und generalisiert)
Parietalhirn:	Hemiparese
	Aphasie
Occipitalhirn:	Anfälle mit optischer Aura
	Hemianopsie
	Blindheit bei beidseitigem Befall
Hirnstamm:	vegetative Symptomatik
	Atem- und Kreislaufstörungen
	Störung der Pupillomotorik
	Hirnnervenlähmung
	Ataxie
Kleinhirn:	Hydrocephalus internus occlusus
	Ataxie
	Stauungspapille
	zunehmende Kopfschmerzen

Symptomatik der intrakraniellen Druckerhöhung

Bis zum Auftreten von ersten Symptomen ist das Tumorwachstum, da die Liquorräumme als Kompensationsmechanismus zuerst ausgepreßt werden, meist schon weit fortgeschritten. Erstes Symptom sind in vielen Fällen Kopfschmerzen, ausgelöst durch die Druck- oder Zugwirkung auf die sehr schmerzempfindliche Dura mater. Diese Schmerzen verstärken sich beim Pressen oder Husten. Danach kommt es zu einer anfänglichen psychomotorischen Verlangsamung und die Patienten werden schläfrig und antriebsvermindert. Dieser Zustand kann für längere Zeit anhalten, bis die Raumforderung so groß wird, daß Zeichen einer drohenden Einklemmung, wie zum Beispiel Erbrechen, Singultus, Hirnnervenlähmung, hinzukommen. Danach kommt es zur Bewußtlosigkeit mit typischen Zeichen der tentoriellen oder medullären Herniation.

Diagnostik zur Feststellung von Hirntumoren

Neben der neurologischen Untersuchung und den anamnestischen Angaben des Patienten stehen als apperative Diagnosemittel zur Verfügung:
- EEG
- Röntgen des Schädels
- Computertomogramm des Schädels
- magnetische Resonanztomographie des Schädels

Die operative Versorgung intrakranieller Tumoren

Das Operationsziel ist immer die radikale Tumorentfernung unter Schonung der gesunden Hirnsubstanz. Die Verwendung des Operationsmikroskops und feinster mikrochirurgischer Instrumente ist hierbei heutzutage unerläßlich. Mit Hilfe der CT-Bilder wird der Zugangsweg zum Tumor festgelegt und der Patient entsprechend gelagert. Es folgt die osteoplastische oder osteoklastische Trepanation. Nach der Anlage von Durahochnähten an den Knochenrand erfolgt die meist „türflügelartige" Eröffnung der Dura, die sogleich mit Durahaltenähten fixiert wird. Die Hirnoberfläche wird abgedeckt und mit Hirnwatte feucht gehalten. Nach dem Einsetzen des Operationsmikroskops werden die Arachnoidea und die Hirnrinde mit der bipolaren Koagulationspinzette durchtrennt. Dabei auftretende Blutungen werden sofort mittels Koagulation oder Fibrinschwämmchen gestillt. Zum Beiseitehalten des Hirngewebes werden vorsichtig feuchte, selbsthaltende Spatel eingesetzt, um die Sicht auf das Operationsfeld zu verbessern. Es schließt sich die weitere Präparation bis zum Tumor an. Handelt es sich um einen gut abgrenzbaren Tumor, so wird dieser langsam mit Hilfe von feinen Dissektoren aus seinem Tumorbett geschält und, wenn möglich, „im Ganzen" entfernt. Bei diffus wachsenden Tumoren wird das Gewebe mit Faßzangen entfernt. Es besteht jedoch auch die Möglichkeit, den Tumor mit einem speziellen Saug-Spülgerät abzusaugen oder mit einer elektrischen Schlinge zu zerkleinern und somit stückweise zu entfernen.

Nach der Tumorentfernung erfolgt die exakte Blutstillung. Um einen Sekretstau im Tumorbett zu verhindern, kann ein Katheter in das Tumorbett eingelegt werden, der nach außen abgeleitet wird. Nachdem die Dura wasserdicht und spannungsfrei verschlossen ist, wird der Knochendeckel wieder eingesetzt und eine epidurale Redondrainage angelegt. Anschließend erfolgt der schichtweise Wundverschluß.

Intensivpflege und -überwachung nach Hirntumoroperationen

Tumoren im Bereich der Großhirnhemisphäre

Postoperative Komplikationen treten meist in Form von Nachblutung und Hirnödemen auf. Diese machen sich durch Zeichen eines erhöhten intrakraniellen Drucks als auch durch Auftreten oder Verstärkung von neurologischen Ausfällen bemerkbar. Daher ist eine engmaschige neurologische Kontrolle in den ersten 24 bis 48 postoperativen Stunden durchzuführen.

Tumoren im Hypophysenbereich

Besonderes Augenmerk ist bei der postoperativen Überwachung auf Hormonstörungen (Nebennierenrindeninsuffizienz, Diabetes insipidus) und Visusveränderungen (Kompression des N. opticus bei Einblutung im Operationsbereich) zu richten. Neben der normalen Überwachung sind daher häufige Kontrollen der Serumelektrolyte, des spezifischen Gewichts des Urins und der Sehkraft angezeigt.

Tumoren der hinteren Schädelgrube

Operationen im Bereich der hinteren Schädelgrube haben ein deutlich erhöhtes Operationsrisiko, da es dabei, durch die Nähe von Hirnstamm, Atem- und Kreislaufregulationszentrum, Liquorabflußwegen und Kerngebieten einiger Hirnnerven, zu einer Vielzahl von lebensbedrohlichen Komplikationen kommen kann. Hauptkomplikationen sind

● Hirnnervenausfälle
● Lokale Reaktionen
● Hydrozephalus

Hirnnervenausfälle

Als wichtigste Störungen sind die Ausfälle des V. und VII. (N. trigeminus und N. facialis) und des IX. und X. (Nn. glossopharyngeus und vagus) zu nennen.

Beim Ausfall des V. und VII. Hirnnerven ist das Auge der betroffenen Gesichts-hälfte vor Austrocknung zu schützen. Beim Ausfall des XI. und X. Hirnnerven kommt es zu Störungen von Husten-, Würge- und Schluckreflex. Daher sollten diese Schutzfunktionen vor einer Extubation geprüft werden und deren Funktion nicht eingeschränkt sein.

Lokale Reaktionen

Die hauptsächlichen lokalen Reaktionen resultieren aus Störungen des Atem-(Atemlähmung) und Kreislaufzentrums (Blutdruckschwankungen und Arrhythmien). Im Gegensatz zu peripher ausgelösten Störungen gleicher Symptomatik sind zentral bedingte Störungen dieser Art nur schwer mit Medikamenten zu behandeln.

Hydrozephalus

Durch eine Blutung oder ein Ödem kann es zur Kompression der abführenden Liquorwege (Aquädukt oder IV. Ventrikel) kommen. Daraus kann ein schneller Anstieg des supratentoriellen Druckes und damit die Möglichkeit einer tentoriellen Herniation resultieren.

7. Spinale Tumoren

Von H. Petri und G. Weber-Gugg

Spinale Tumoren sind Tumoren, die im Bereich des Spinalkanales der Wirbelsäule wachsen und dadurch die Funktion des Rückenmarkes stören können. Ausgangsort für diese Tumoren können sowohl das Rückenmarksgewebe, die Rückenmarkshäute als auch die Spinalnervenwurzeln sein. Spinale Tumoren treten relativ selten (1 – 2 Fälle pro 100 000 Einwohner pro Jahr) auf. Wesentlich häufiger sind Metastasierungen von anderen Tumoren (Mammae, Bronchien und Prostata) in den Spinalkanal.

Einteilung der spinalen Tumoren

Man unterscheidet bei den spinalen Tumoren
1. extradurale Tumoren (außerhalb der Dura wachsend)
2. intradurale Tumoren (innerhalb der Dura wachsend)
   a) extramedulläre (juxtamedulläre) Tumoren
      (außerhalb des Rückenmarkes wachsende Tumoren)
   b) intramedulläre Tumoren (innerhalb des Rückenmarkes wachsende Tumoren).

Die Tumorlage (ob extra- oder intradural) ist wichtig für die Operabilität eines Spinaltumors. Bei den **extraduralen Tumoren** handelt es sich meist um Metastasen von Mamma-, Bronchial- und Prostatatumoren, aber auch andere Tumoren können in das Rückenmark metastasieren. Diese Metastasen können sowohl **osteolytisch** (die Knochensubstanz auflösend) als auch **osteoplastisch** (die Knochensubstanz aufbauend) wachsen. Beim osteolytischen Wachstum kommt es zu Spontanfrakturen der Wirbelsäule und möglicherweise zu Querschnittlähmungen. Osteoplastische Metastasen und auch primäre Knochentumoren der Wirbelsäule (Osteosarkome, Osteome) wachsen raumfordernd in den Spinalkanal hinein und führen dann auch zu einer Querschnittssymptomatik.

Meningiome und Neurinome sind die am häufigsten auftretenden gutartigen spinalen Tumoren. Sie können aufgrund ihres Ursprungortes sowohl extradural als auch intradural wachsen (Meningiome wachsen aus den Rückenmarkshäuten und Neurinome aus den Spinalnervenwurzeln heraus). Die Neurinome wachsen sehr häufig extradural und intradural, wobei sie dann durch ein Zwischenwirbelloch aus dem Wirbelkanal austreten und dort einen sehr großen Umfang annehmen können.

Intradural wachsen alle Tumoren, die ihren Ursprung im Rückenmarksgewebe selber haben. Die häufigsten Vertreter dieser Gruppe sind die Gliome mit ihren Untergruppen, den Astrozytomen / Spongioblastomen und Ependymomen.

Symptomatik spinaler Tumoren

Die Symptomatik eines spinalen Tumors ist sehr uncharakteristisch, wodurch der Tumor meist erst spät erkannt wird. Da bis zur Diagnosestellung der Tumor meist schon recht groß ist und auch schon größere neurologische Ausfälle vorliegen, resultieren nicht selten schlechte Prognosen. Wenn es nicht, wie bei einer osteolytisch wachsenden Metastase, zu einer Spontanfraktur kommt, findet man als häufigstes Erstsymptom den Schmerz, der je nach Tumorlage auf unterschiedliche Körperregionen projiziert werden kann. Dies tritt besonders häufig bei den extraduralen Tumoren auf, da es dort zu einer Reizung der Spinalnervenwurzeln durch den Tumordruck kommt. Weitere **Erstsymptome** sind *Bewegungs- und Gefühlsstörungen*, deren Ausmaß von der Lage des Tumors abhängig ist. Selten kommt es zu *Blasen- und Mastdarmstörungen* als Erstsymptom.

Während die Erstsymptome durch eine Reizung oder direkte Kompression der Spinalnervenwurzeln, der Dura mater oder des Rückenmarks hervorgerufen werden, kommt es später, durch den fortschreitenden Tumordruck, zu einer Drosselung der Blutzufuhr zum Rückenmark. Eine Verringerung der Blutzufuhr führt dann in kurzer Zeit zu einer Myelomalazie (Rückenmarkserweichung) und damit zu irreparablen Schäden.

Diagnostik spinaler Tumoren

Neben den verschiedenen apperativen Untersuchungsmethoden wie
- Röntgen
- Myelographie
- Computertomographie
- magnetische Resonanztomographie
  kann die Diagnostik einer spinalen Raumforderung über
- neurologische Untersuchungen
- Laboruntersuchungen (Tumormarker)
- Spinalpunktion und Liquoruntersuchungen (hoher Eiweißgehalt im Liquor unterhalb der Raumforderung) erfolgen.

Als Differentialdiagnosen kommen u. a. folgende Erkrankungen in Frage:
- akute Myelitis und Guillain-Barré-Syndrom
- medianer Bandscheibenvorfall
- vaskuläre spinale Prozesse.

Therapie spinaler Tumoren

Die operative Versorgung spinaler Tumoren

Das **vorrangige Prinzip** der operativen Therapie ist die Entlastung der Nervenstränge, die durch den Tumor komprimiert werden. Dies wird zum Teil schon durch eine Laminektomie erreicht, die besonders bei älteren Patienten (Metastasen!), welche zu schwach für eine mehrstündige Operation sind, durchgeführt wird. Das **Operationsziel** ist jedoch immer die möglichst radikale Tumorexstirpation.

Nach der Lagerung des Patienten und einer ausgedehnten Hautdesinfektion wird zunächst eine Laminektomie durchgeführt. Bei extradural gelegenen Tumoren ist der Tumor bereits nach der Durchtrennung der Rückenmuskulatur sichtbar und wird mit Faßzangen beziehungsweise mit Stanzen (bei knöchernen Prozessen) entfernt. Intradurale Tumoren erfordern zusätzlich noch die Eröffnung der Dura mit Hilfe einer feinen Lanzette. Der feine Duraschnitt wird mit einer Schere erweitert, und die Duraränder werden mit Haltefäden zur Seite geschlagen oder an der Muskulatur befestigt. Die Tumorexstirpation erfolgt unter operationsmikroskopischer Sicht. Der Blutstillung schließt sich, unter Anlage einer submuskulären Redondrainage, der schichtweise Wundverschluß an. Wurde intraoperativ die Dura eröffnet, muß die Redondrainage ohne Sog drainieren!

Konservative Therapie

Neben der operativen Therapie kommt bei bösartigen Tumoren auch die Zytostatika- und Strahlentherapie in Frage. Eine Strahlentherapie ist allerdings nur begrenzt möglich, da die Strahlenempfindlichkeit des Rückenmarks besonders hoch ist. Weiterhin ist eine symptomatische Begleittherapie (Vermeidung von Druckgeschwüren, Erhalt der Gelenkbeweglichkeit, Verhinderung von Infektionen der ableitenden Harnwege) besonders wichtig, da sich die Nachbehandlungs- beziehungsweise Rehabilitationsphase über einen langen Zeitraum hinziehen kann.

8. Subarachnoidalblutung

Von D. Horch und G. Weber-Gugg

Einleitung

Die spontane, nicht traumatisch bedingte Blutung im Bereich der weichen Hirnhäute, die Subarachnoidalblutung, führt zu einem einheitlichen, klinisch gut faßbaren Syndrom, das durch den plötzlichen Beginn, der Reizerscheinung der Meningen und den blutigen Liquor ausgezeichnet ist.

Die Subarachnoidalblutung wird als Folge verschiedener Erkrankungen beobachtet. Das Erkrankungsalter liegt im Mittel zwischen dem 40. und 60. Lebensjahr. Der Blutungsgipfel liegt im 5. Lebensjahrzehnt, wobei vor dem 40. Lebensjahr die Männer überwiegen, danach jedoch allmählich der Anteil der Frauen zunimmt, besonders nach dem 70. Lebensjahr, bei einem prozentualen Gesamtanteil von 41 Prozent Männer und 49 Prozent Frauen.

Ätiologie

Tabelle 1 gibt einen Überblick über die verschiedenen Ursachen der Subarachnoidalblutung. Der beachtlich hohe Anteil von Patienten, bei denen sich eine

Sackförmige Aneurysmen	51 %
Hypertonische Arteriosklerose der Hirngefäße	15 %
Angiome	6 %
Andere Ursachen (Störungen der Gerinnung, Leukämien, Antikoagulationsbehandlung usw.)	6 %
Unbekannte Ursachen	22 %

Tab. 1: Ursachen der Subarachnoidalblutung (nach Locksley)

Ursache nicht nachweisen läßt (22 Prozent), ist möglicherweise auf eine nicht mehr durchführbare oder auf eine sowohl qualitativ wie auch quantitativ ungenügende Diagnostik zurückzuführen. Es wird angenommen, daß die nach optimaler Diagnostik noch verbleibenden ungeklärten Blutungen auf Mikroaneurysmen und Mikroangiome zurückzuführen sind. Auch können keine kleinen Aneurysmen erkannt werden, genauso wie die nach einer Blutung thrombosierten Aneurysmen entziehen sie sich der besten Diagnostik.

Sackförmige Aneurysmen der Hirnarterien

Aneurysmen sind umschriebene Ausstülpungen der Arterienwand, die meist sackförmig sind. Die Größe ist sehr unterschiedlich; sie wechselt von kaum sichtbaren Ausbuchtungen bis zur Stecknadelkopfgröße, aber auch die Größe eines Apfels kann erreicht werden. Am häufigsten werden linsen- bis erbsengroße Aneurysmen angetroffen. Manche Aneurysmen sitzen gestielt, andere breitbasig an der Gefäßwand. Sie befinden sich überwiegend am Circulus arte-

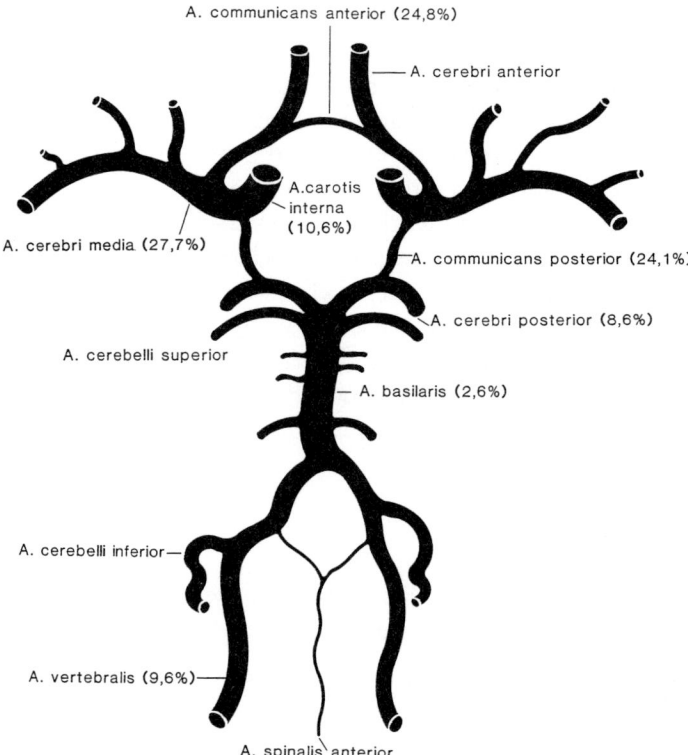

Abb. 1: Schematische Darstellung des CIRCULUS ARTERIOSUS WILLISII mit der Häufigkeit und Lokalisation der Aneurysmen

A. carotis interna	10,6 %
A. communicans anterior	24,8 %
A. communicans posterior	24,1 %
A. cerebri media	27,7 %

Tab. 2: Lokalisation von Aneurysmen: Vordere Schädelgefäße

A. basilaris	2,8 %
A. vertebralis	9,6 %
A. cerebri posterior	8,6 %
Cerebelläre Gefäße	2,8 %

Tab. 3: Lokalisation von Aneurysmen: Hintere Schädelgefäße

138

riosus Willisii (an der Hirnbasis gelegenes Gefäßsystem zwischen der A. basilaris und der A. carotis interna) (Abb. 1). Die Reihenfolge der Häufigkeit nach Lokalisation zeigen die Tabellen 2 und 3.

Pathophysiologie

Ist die Gefäßwand an einer oder mehreren Stellen geschädigt (im Sinne einer anatomischen Schwachstelle), so kann sie den intravasal wirksamen Kräften nicht mehr genügend Widerstand leisten und buchtet sich aneurysmatisch aus. Aus hämodynamischen Gründen bilden sich diese Aneurysmen bevorzugt an den Gabelungsstellen der Arterien. In der großen Mehrzahl der Fälle beruhen die Aneurysmen auf einer embryonalen Fehlentwicklung der *Muscularis*. Weiterhin ist an den Gefäßgabeln oder an Stellen mit mehreren Gefäßabgängen die Muscularis besonders dünn und lückenhaft. Unter der Einwirkung des Blutdruckes soll es dann mit der Zeit zum Untergang der überdehnten Muscularis und damit zur Aussackung des Gefäßes kommen. Dieser pathogenetische Mechanismus erklärt die vorzugsweise Lokalisation an Gefäßabschnitten, die strömungstechnisch stärker beansprucht werden. (Abb. 2).

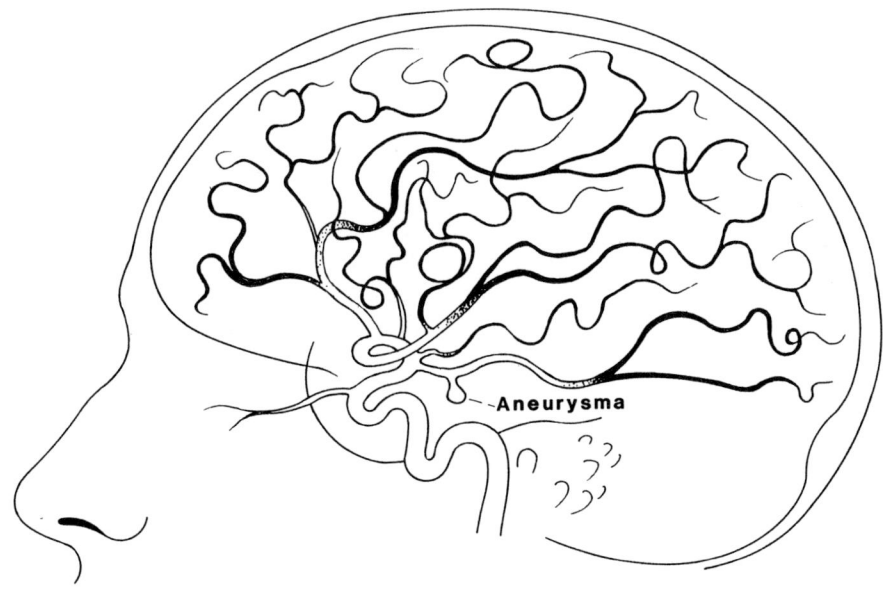

Abb. 2: Darstellung eines Aneurysmas

Seltener entstehen Aneurysmen durch erworbene Gefäßveränderungen wie Arteriosklerose, entzündliche Arterienerkrankungen, bakteriologische Embolien (sog. mykotische Aneurysmen).

Mykotische Aneurysmen

Diese finden sich bei etwa 3 Prozent aller Patienten, die wegen einer bakteriellen Endokarditis in stationäre Behandlung eingewiesen wurden. Alle Kranken hatten schon vor der Diagnose des Aneurysmas neurologische Symptome, die auf eine intrakranielle Affektion hinwiesen. In der Regel werden diese mykotischen Aneurysmen durch embolische Verschleppung von Streptokokken verursacht. Bakterielle Aneurysmen haben mit einer Letalität von etwa 50 Prozent eine schlechte Prognose; diese kann durch frühzeitige chirurgische Intervention erheblich verbessert werden. Wenn bei einer bakteriellen Endokarditis fokale neurologische Symptome, Krampfanfälle oder plötzliche schwere Kopfschmerzen auftreten, sollte deshalb, falls erforderlich mehrfach, eine angiographische Diagnostik erfolgen.

Klinik

Sind die Aneurysmen von geringer Größe, können sie klinisch ohne weitere Symptome bleiben. Diese Aneurysmen werden dann als Zufallsbefund bei der Obduktion festgestellt. Es können aber auch sehr große Aneurysmen klinisch stumm bleiben, aber bei zunehmender Größe können sie „Tumor"-Symptome mit fokalen neurologischen Defiziten bewirken. Es gibt zwei Verlaufsformen: das „chronische" Aneurysma und die akute Subarachnoidalblutung.

„Chronisches" Aneurysma

Diese Aneurysmen äußern sich, wenn überhaupt, in anfallsweisen, über Jahre dauernden Kopfschmerzen. Oft sind diese Kopfschmerzen von neurologischen Symptomen begleitet. Je nach Lokalisation des Aneurysmas kommt es zu verschiedenen Ausfällen einzelner Hirnnerven. Diese Funktionsstörungen können als Ursache haben:
1. Vorübergehende Ausdehnung des Aneurysmasacks mit Gefäßschmerz und Druck auf den in Nachbarschaft verlaufenden Hirnnerven. Die Größenzunahme des Aneurysmasacks und dessen Drucksymptomatik kann als Tumorsyndrom diagnostiziert werden.
2. Es liegt schon eine kleine Subarachnoidalblutung ohne stärkere meningeale Symptomatik vor. Die kurz beschriebenen, rezidivierenden Symptome können die einzige Manifestation eines Aneurysmas bleiben. In manchen Fällen aber werden sie nach gewisser Zeit von einer Subarachnoidalblutung gefolgt.

Akute Subarachnoidalblutung – SAB (Aneurysmaruptur)

Die akute Subarachnoidalblutung beruht fast immer auf einer plötzlichen Ruptur eines basalen sackförmigen Aneurysmas. Die SAB kann sich ereignen, nachdem zuvor jahrelang die oben beschriebenen Vorboten aufgetreten waren. Oft setzt sie aber auch ohne Vorboten, meist plötzlich, bei vollster Gesundheit ein. Sie tritt nicht etwa nur nach körperlicher Anstrengung mit Erhöhung des Blutdruckes auf, sondern häufig auch spontan in Ruhe (Tab. 4).

Während des Schlafes	35,8 %
Ohne besondere Umstände	32,1 %
Heben oder Bücken	11,9 %
Emotionale Belastung	4,4 %
Defäkation	4,3 %
Koitus	3,8 %
Husten	2,1 %
Trauma	2,8 %

Tab. 4: Ursache des Auftretens einer SA-Blutung

Das klinische Bild der SAB wird durch folgende Faktoren bestimmt:
a) Druck eines intrazerebralen Hämatoms auf die Umgebung,
b) mechanische und physikochemische „Reize" des austretenden Blutes im Subarachnoidalraum auf Arterien und Hirnhäute,
c) Störungen der Liquorzirkulation,
d) Entstehung eines lokalen und diffusen Hirnödems infolge eines Vasospasmus mit hieraus resultierender Minderperfusion und Hypoxie,
e) Druck des Aneurysmas selbst auf seine unmittelbare Umgebung,
f) Thrombosierung des Aneurysmasacks und der tragenden Gefäße, daraus folgend eine Ischämie und daraus resultierend ein Infarkt.

Entscheidend für den Krankheitsverlauf ist das Ausmaß der initialen SAB. Der Blutstrom kann sich dabei über die Subarachnoidalbäume ausbreiten, kann aber auch zusätzlich in das Ventrikelsystem oder in das umgebende Hirngewebe eindringen. Das mit dem Blutaustritt frei werdende Serotonin führt zu einer raschen Gefäßengstellung, dem sogenannten primären Vasospasmus und zu einem Blutdruckabfall. Die daraus resultierende Ischämie und das zerebrale Ödem führen dann zu einer massiven intrakraniellen Drucksteigerung mit der Gefahr der Hirnstammeinklemmung.

Symptomatik

Aus der geschilderten Entstehung spontaner SA-Blutung durch Gefäßruptur erklärt sich der plötzliche, akute Beginn der Symptomatik. Nach Ort und Ausmaß der Blutung richtet sich die Dramatik der klinischen Symptomatik.

Das erste Symptom ist ein plötzlicher „vernichtender" Kopfschmerz, der sich vom Nacken oder von der Stirn über den ganzen Kopf ausbreitet. Meist kommt es auch zu vegetativen Symptomen wie Erbrechen, Schweißausbruch, Anstieg oder Abfall des arteriellen Blutdrucks, Temperaturschwankungen sowie Veränderungen in der Frequenz von Pulsschlag und Atmung. Manche Patienten stürzen bei der akuten SA-Blutung sofort bewußtlos zu Boden. In den meisten Fällen ist das Bewußtsein anfänglich nur leicht getrübt. Erst nach Stunden bis Tagen vertieft sich die Bewußtseinsstörung, von der Somnolenz bis hin zur Bewußtlosigkeit, bedingt durch den zunehmenden Hirndruck. Gelegentlich kommt es auch zum Auftreten einer exogenen Psychose, als Zeichen der Hirnaffektion. Seltener treten fokale oder generalisierte Krampfanfälle in dieser Phase auf. Es bildet sich rasch ein Meningismus aus.

Neurologische Ausfallerscheinungen können einen Hinweis auf die Lokalisation der Blutung sein. Sie sind aber nicht zuverlässig zur Bestimmung der Aneurysmalokalisation. Blutungen aus Aneurysmen der A. carotis interna oder der A. communicans posterior bedingen oft eine Pupillenerweiterung auf der Seite der Blutung, durch Irritation bzw. Lähmung des Nervus oculomotorius. Blutungen in die Brücke (Pons) führen zur Bewußtlosigkeit und beidseitig engen Pupillen. Blutungen im Kleinhirn zeichnen sich meist durch Kompression der Medulla oblongata aus. Daraus folgt ein Atemstillstand und eine massive vegetative Depression.

Nach dem charakteristischen akuten Beginn, meist immer ohne Vorzeichen, wird nicht selten eine stete Zunahme der Symptomatik beobachtet. Dies kann durch weitere Blutungszunahme, Drucksteigerung durch das sich ausbildende Hirnödem sowie einen vermehrten Vasospasmus und seine Folgen erklärt werden.

Grad I:	Symptomlos, oder minimaler Kopfschmerz und leichte Nackensteifigkeit
Grad II:	Mäßige bis starke Kopfschmerzen, Nackensteifigkeit, keine neurologischen Ausfälle mit Ausnahme von Hirnnervenstörungen
Grad III:	Bewußtseinsstörung- bis eintrübung mit mäßigen bis schweren neurologischen Ausfällen. Eventuell schon leichte Herdsymptome
Grad IV:	Bewußtlosigkeit mit erhaltener Schmerzreaktion (Stupor) und noch stabilen Herz-Kreislaufverhältnissen, aber schon Beginn von insuffizienter Atmung. Mäßige bis starke Hemiparese, beginnende Mittelhirnkompression. Frühe Strecksynergismen
Grad V:	Tiefe Bewußtlosigkeit mit vegetativer Depression und daraus folgenden zentralen Regulationsstörungen. Spontane Strecksynergismen, moribundes Erscheinungsbild

Tab. 5: Die fünf Schweregrade der SA-Blutung aus klinischer Sicht

Diagnostik

Plötzlich einsetzende „vernichtende" Kopfschmerzen, besonders während einer körperlichen Aktivität, mit zusätzlichem Meningismus (Nackensteifigkeit), müssen an eine SA-Blutung denken lassen. Akute Bewußtlosigkeit und Halbseitenlähmung bei bestehendem, bekannten Hypertonus machen die Diagnose einer zerebralen Massenblutung wahrscheinlicher. Man kann sich aber auf klinische Zeichen und eine noch so gute Anamneseerhebung allein nicht verlassen. Zusatzuntersuchungen sind nötig, die gezielt und rasch eingesetzt werden müssen.

Insbesondere ist eine apparative Differentialdiagnostik zwecks Abgrenzung zu anderen Krankheitsbildern hilfreich. Wichtig ist bei bewußtlosen Patienten die differentialdiagnostische Abgrenzung von

1. Stoffwechselstörungen
2. Vergiftungen
3. Schädel-Hirn-Traumen
4. einem chronisch subduralen Hämatom.

Computertomographie (CT)

Seit Einführung der Computertomographie ist die Diagnostik intrazerebraler Blutungen wesentlich einfacher, schneller und für den Patienten auch viel sicherer geworden. Diese schnelle, nicht invasive diagnostische Möglichkeit ist an erster Stelle einzusetzen.

Eine intrazerebrale Blutung ist im CT gut zu erkennen, SA-Blutungen lassen sich ebenfalls in den meisten Fällen nachweisen. Die Darstellung eines Aneurysmas im CT gelingt nur in den allerwenigsten Fällen, oft gibt aber die örtliche Verdichtung einer SA-Blutung einen Hinweis auf die Blutungsquelle. Die direkte Darstellung eines Aneurysmas ist nur dann möglich, wenn zum Beispiel das Aneurysma thrombosiert ist oder wenn vor der CT-Aufnahme ein Kontrastmittel injiziert wurde und das Aneurysma sich bei ausreichender Füllung in der gewählten Schicht befindet.

Lumbal- oder Suboccipitalpunktion

In den allermeisten Fällen ist die früher übliche Lumbal- oder Suboccipitalpunktion zum Blutnachweis im Liquor überflüssig geworden. Falls diese Diagnostik gewählt wird, ist bei bewußtlosen Patienten absolute Vorsicht geboten, auch wenn sie keine Stauungspapille oder weitere Hirndruckzeichen aufweisen. Bedingt durch die intrakranielle Blutung kann es zu einem erhöhten Hirndruck kommen. Durch die Entnahme von mehreren Millilitern Liquor kann es zu einem Druckgefälle nach außen und zur Einklemmung des Hirnstammes in den Tentoriumschlitz kommen.

Noch gefährlicher, weil meist unbemerkt verlaufend, ist das langsame Nachlaufen von Liquor aus dem Duraleck nach der Punktion in den Periduralraum.

Es kommt zur verzögerten Eintrübung des Bewußtseins des Patienten und eventuell zum Tod durch Einklemmen des Hirnstammes.

Sobald der Zustand des Patienten es zuläßt, ist eine Angiographie der Hirngefäße zur Feststellung der Blutungsquelle indiziert.

Zerebrale Angiographie

Bei der meist unbekannten Lokalisation der Blutungsquelle sollte immer eine Angiographie **aller** zum Hirn führenden Arterien erfolgen (Pan-Angiographie). Dies geschieht, wie im Abschnitt „Diagnostik" beschrieben, über die A. femoralis.

Unter Bildwandlerkontrolle wird ein Katheter eingebracht und unter Kontrastmittelinjektion bis zur A. carotis vorgeschoben. Dort wird nochmals Kontrastmittel injiziert und es werden Serienaufnahmen der Arterien und zuletzt der abfließenden Venen gemacht. In etwa 20 Prozent der Fälle ist mit zwei oder mehreren Aneurysmen zu rechnen. Umgekehrt läßt sich bei der Hälfte der typischen SA-Blutungen angiographisch kein Aneurysma nachweisen. Oft sind auch Spezialaufnahmen erforderlich, so daß die Angiographie nach einer intrakraniellen Blutung nie unter technisch insuffizienten Notfallbedingungen vorgenommen werden sollte. Gegebenenfalls ist eine Wiederholung zu einem späteren Zeitpunkt notwendig.

Wann die Indikation zu einer Angiographie gestellt wird, hängt von dem allgemeinen Zustand des Patienten ab, und der Möglichkeit einer sich daraus ergebenden Operation.

Therapie

Konservative Therapie und Pflege bei SA-Blutung

Vorrangiges Ziel aller Bemühungen ist die Ermöglichung der kausalen Therapie, der operativen Versorgung. Es ist aber nicht immer sofort möglich, den Patienten operativ zu versorgen, wenn dies sein allgemeiner Zustand noch nicht zuläßt. Wird nicht unmittelbar nach der Diagnosestellung operiert, muß der Patient auf eine Intensivstation zur weiteren Überwachung und Therapie verlegt werden.

Ruhigstellung

Bei der SA-Blutung ist eine wichtige Maßnahme die Ruhigstellung des meist erregten und motorisch unruhigen Patienten. Es sollte jeder unnötige Blutdruckanstieg vermieden werden, um nicht eine Verschlimmerung der vorhandenen Blutung zu provozieren beziehungsweise, um ein vorhandenes Aneurysma nicht erneut zum Platzen zu bringen. Hierbei ist es wichtig, dem Patienten ein Gefühl von Sicherheit und Ruhe zu vermitteln.

In dieser Phase der akuten Lebensbedrohung ist der Patient in ein enges Netz von Überwachungs-, Pflege- und Behandlungsmaßnahmen einzuschließen. Die Verantwortung für sein Leben scheint ihm aus den Händen genommen zu sein, d. h. er fühlt sich stark abhängig von fremden Personen (Pflegepersonal und Ärzte). Ist eine Beruhigung des Patienten durch Gespräche und Erklärungen nicht zu erreichen, muß zur medikamentösen Sedierung gegriffen werden. Hierbei ist die Sicherung der vitalen Funktionen oberstes Gebot.

Bei wachen oder leicht sedierten Patienten ist ein mildes Laxans angezeigt. Dadurch wird das als Auslöser einer SA-Blutung bekannte Pressen beim Stuhlgang vermieden.

Die Lagerung der Patienten sollte im allgemeinen mit 30 Grad Oberkörperhochlage vorgenommen werden. Der Patient hat absolute Bettruhe, und es sollte jegliche Aufregung vermieden werden. Die Grund- und Behandlungspflege muß ausschließlich in den Händen des Pflegepersonals bleiben und darf nicht dem Patienten selbst überlassen werden.

Bei einem Teil der Patienten mit SA-Blutung kommt es nach Abklingen der ersten klinischen Symptome und der folgenden Besserung des Allgemeinzustandes zu einer erneuten Verschlechterung der zerebralen Symptomatik. Hierbei kann es sich um eine weitere Blutung aus dem rupturierten Aneurysma im Sinne einer Nachblutung oder um die Ausbildung eines Vasospasmus handeln. Verschlechtert sich der Allgemeinzustand des Patienten oder erfordert die Ruhigstellung sehr hohe Dosen an Sedativa, so muß der Patient intubiert, beatmet und mit massiven medikamentösen Maßnahmen ruhiggestellt werden.

Beatmung

Die Einstellung der Beatmungsparameter entsprechen denen einer normalen Beatmung. Es sollte eine Normoventilation angestrebt werden. Eine Hyperventilation, d. h. ein niedriger PCO_2 verursacht eine Vasokonstriktion, was zur Therapie eines Hirnödems sinnvoll ist. Aber in dem Zustand der Blutung hat eine Vasokonstriktion eine fatale Auswirkung auf die ohnehin minderperfundierten Bezirke. Um dies kontinuierlich zu kontrollieren, ist ein Kapnometer zur PCO_2-Überwachung unerläßlich. Der PO_2-Wert ist im oberen Normbereich zu halten. Es ist unerläßlich, die Beatmungsparameter zu dokumentieren und die Einstellungen des Beatmungsgerätes mittels einer Blutgasanalyse alle zwei Stunden zu kontrollieren.

Antihypertensive Therapie

Das Ziel blutdruckregulativer Maßnahmen ist ein „hoch"-normotoner" Patient. Man muß hier beachten, daß ein vorübergehender Hypertonus durch Unruhe hervorgerufen werden kann. Hierbei wäre die Therapie der Wahl eine optimale Sedierung des Patienten. Ist aber ein Hypertonus bekannt und fortbestehend, so muß man diesem mit einer differenzierten medikamentösen Therapie begegnen.

Bei Hypertonikern ist der obere Schwellenwert der Autoregulation auf einen höheren Mittelwert verschoben. Wird hier der obere Blutdruckschwellenwert überschritten, erfolgt ein druckpassiver Anstieg der Hirndurchblutung mit Plasmaexsudation und Erythrozytenaustritt und somit eine Zunahme des Hirnödems. Zudem entwickelte sich über die Jahre ein Erfordernisdruck für die anderen Organe, d. h. einige Organe, speziell die Nieren, brauchen einen höheren Druck um ihre Funktion aufrechterhalten zu können.

Ein Hypertonus kann aber auch als Folge der Autoregulation bei bestehendem intrakraniellen Druck entstehen (Cushing-Reflex). Hier ist es natürlich verboten, eine antihypertensive Therapie einzuleiten, da man dem Gehirn seine letzte spärliche Durchblutung nehmen würde.

Aus diesen Gründen gehören zur antihypertensiven Therapie sehr viel Fingerspitzengefühl und gute Beobachtungsmöglichkeiten, um hier nicht zu schaden. Es empfiehlt sich, zunächst Substanzen mit kurzer Wirkdauer zur besseren Steuerung einzusetzen. Deswegen ist auch das Ziel, den Patienten „normoton" zu halten, sehr relativ zu sehen.

Ödemtherapie

Um ein bestehendes Hirnödem nicht zu verstärken, muß auf eine ausgeglichene Wasserbilanz geachtet und der Elektrolythaushalt im physiologischen Bereich gehalten werden. Durch individuelle Gaben von Diuretika kann sowohl eine Bilanzkorrektur als auch eine antihypertensive Basistherapie erreicht werden. Die zusätzliche Gabe von hyperosmolaren Lösungen (z. B. Mannit 20 %) ist indiziert, wenn nach dem CT-Befund ein Hirnödem vorliegt. Die Gabe von Kortikoiden gilt bei dieser Indikation als überholt.

Operative Therapie

Durch die Einführung des Operationsmikroskops konnten die neurochirurgischen Operationserfolge erhöht werden. Dadurch können praktisch alle intrakraniellen Aneurysmen direkt angegangen und mittels verschiedener Clips aus dem Kreislauf aufgeschaltet werden.

Die operative Versorgung der Subarachnoidalblutung

Operativ wird versucht, das Aneurysma an seiner Basis, parallel zum betroffenen Gefäß, durch einen speziellen Arterienclip auszuschalten (Abb. 3). Der hierzu benötigte Zugangsweg und die Lagerung des Patienten richten sich nach der Lokalisation des Aneurysmas. Im allgemeinen erfolgt die osteoplastische Trepanation. Es schließt sich die Duraeröffnung mit anschließender Präparierung des Zugangsweges zum Aneurysma unter operationsmikroskopischer Sicht an. Vorsichtig wird nun das aneurysmatragende Gefäß präpariert und der Aneurysmaverlauf bestimmt. Je nach Op.-Situs, Lage und Größe des Aneurysmas wird ein entsprechender Gefäßclip ausgewählt und auf die Aneurysmabasis aufgesetzt. Hierbei besteht immer die Möglichkeit, daß es zu einer Aneurysmaruptur kommt! Nach erfolgreichem Clipping wird auf eine einwandfreie Blutstillung geachtet. Der Wundverschluß findet in üblicher Reihenfolge statt.

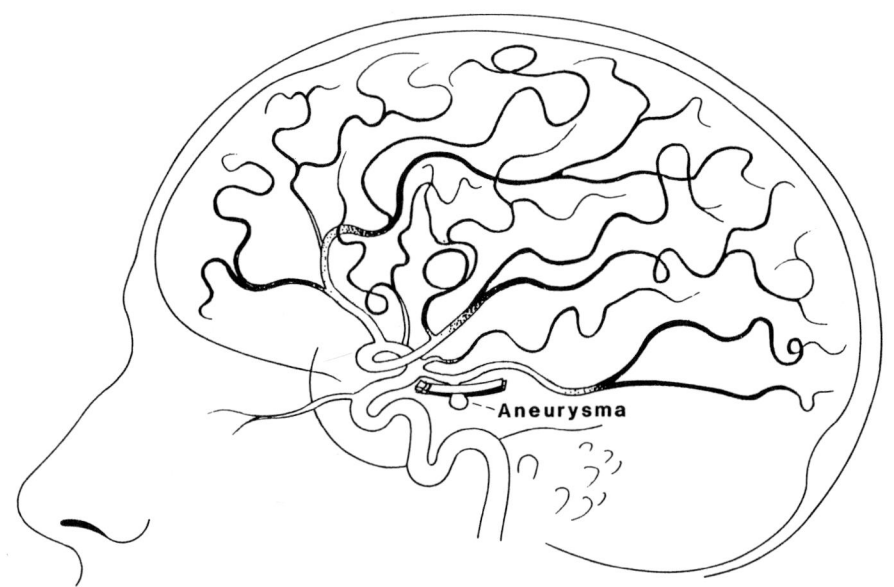

Abb. 3: Aneurysma-Clipping

9. Intrazerebrale Massenblutung

Von Dietmar Horch

Häufigkeit und Alter

Spontane Blutungen im Gehirn, ohne traumatische Ursache, werden zu den sogenannten Schlaganfällen gerechnet, wobei der Anteil der Blutungen etwa 20 Prozent beträgt. Hinsichtlich der Altersverteilung ergibt sich eine Schwankungsbreite etwa vom 20. bis 50. Lebensjahr. Wesentliche Unterschiede zur Geschlechtsverteilung ergeben sich nicht. Erwähnenswert ist trotzdem, daß, gegenüber den ischämischen Hirninfarkten, das durchschnittliche Erkrankungsalter bei den intrazerebralen Blutungen geringer ist.

Ätiologie

Tabelle 1 gibt einen Überblick über die hauptsächlichen Ursachen intrazerebraler Blutungen. Die entsprechenden Prozentangaben sind der Literatur entnommen

Hypertone Massenblutungen (arterielle Hypertonie, Arteriosklerose, hypetonische Krisen: bei Eklampsie, Morbus Cushing Phäochromozytom, Aortenisthmusstenose)	30 – 75 %
Aneurysmablutung	11 – 38 %
Angiomblutung und arteriovenöse Mißbildungen	4 – 12 %
Spontane Massenblutung unklarer Genese	3 – 32 %

Tab. 1: Ursachen intrazerebraler Blutungen

Bei den Ursachen intrazerebraler Blutungen bestehen zwischen Erwachsenen und Kindern Unterschiede. Weitgehend übereinstimmend sind die Angaben in der Literatur, denen zufolge sich im Durchschnitt bei etwa 15 Prozent der

Sachförmige Aneurysmen	40,4 %
Arteriovenöse Mißbildungen	26,6 %
Arterielle Hypertonie	2,4 %
Unbekannte Ursachen	26,0 %

Tab. 2: Ursachen der intrazerebralen Blutungen bei Kindern

149

Erwachsenen eine Ursache nicht nachweisen läßt. Bei Kindern liegt dieser Anteil mit durchschnittlich 26 Prozent wesentlich höher. Lassen sich die Ursachen diagnostisch nicht nachweisen, handelt es sich höchstwahrscheinlich um Blutungen aus Mikroangiomen.

Pathophysiologie

Massenblutungen im Gehirngewebe sind in der Mehrzahl Folge einer Gefäßwanderkrankung, die sich meist als Folge einer Hypertonie entwickelt. Die Veränderungen der Hirngefäße betreffen sowohl die Arterien wie die Arteriolen. Die hypertonische Arterio- und Arteriolosklerose bedingt eine langsame Zerstörung der Gefäßwand.

Die Veränderungen beginnen mit einer Verquellung des Endothels und des subendothelen Gewebes und schädigen im weiteren Verlauf auch die übrigen Gefäßwandschichten. Durch dieses „Aufweichen" der Gefäßwand entwickeln sich durch Bluteintritt in diese Schichten winzige aneurysmatische Erweiterungen, aus denen es zu Blutungen in das Gewebe kommen kann.

Klinik

Prodromalsymptome

In etwa 20 Prozent der intrazerebralen Blutungen werden uncharakteristische Symptome von den Patienten angegeben. Sie sind so unspezifisch, daß man daraus kaum Rückschlüsse ziehen kann. Meist verweisen diese Symptome eher auf einen Gefäßprozeß unspezifischer Art („Migräne") oder sie sind Ausdruck einer bestehenden Hypertonie. Allgemeinsymptome können vorübergehend oder anhaltend verlaufen, akut auftreten oder schon lange bestehen. Man kann sie als Mahnzeichen für ein erhöhtes Insultrisiko sehen. Sie stellen aber selten ein Zeichen eines akut bevorstehenden Ereignisses dar.

- Kopfschmerzen
- Leeregefühl im Kopf
- Schwindel
- Synkopen
- Ohrensausen
- Schlafstörungen
- Flüchtige oder bleibende neurologische Ausfälle
- Nachlassen der Leistungsfähigkeit

Tab. 3: Prodromalsymptome intrazerebraler Blutungen

Symptome

Als auslösende Faktoren für das Auftreten der hypertonen Massenblutungen gelten körperliche und seelische Belastungen, die zu einer plötzlichen Blutdrucksteigerung führen. Aus diesen Gründen ist es auch erklärbar, daß die meisten Massenblutungen während des Tages auftreten. Auch bei Bagatellereignissen wie Husten und Niesen kann es zu einer Blutung im Gehirn kommen.

Unter den klinischen Symptomen einer Hirnblutung sind in erster Linie starke Kopfschmerzen zu nennen, einhergehend mit Übelkeit bis hin zum Erbrechen, gefolgt von Schwindel und Krampfanfällen, die dann ins Koma übergehen. Vegetative Zeichen können anfänglich Tachykardie, Blutdrucksteigerung (Cushing Reflex) sowie Schwitzen und Temperaturerhöhung sein. Bradykardien und Blutdruckabfälle weisen schon auf einen erheblichen intrakraniellen Druck hin. Halbseitensymptome oder isolierte Hirnnervenstörungen (N. facialis, N. trigeminus, N. oculomotorius, N. abducens) können gemeinsam oder getrennt auftreten. Nur bei etwa 9 Prozent der Fälle kommt es **nicht** zum Ausfall motorischer und sensibler Funktionen. Besonders charakteristisch ist auch die Pupillenreaktion. Durch Ausfall des frontalen Blickzentrums divergieren die Bulbi jeweils zur kontralateralen Seite (Deviation conjuguee). Tabelle 4 gibt einen Überblick über die Häufigkeit der Symptomatik der Hirnblutung.

Bewußtseinsverlust	86 – 95 %
Zeitlich: bis 30 Minuten	65 %
bis 2 Stunden	23 %
bis 12 Stunden	12 %
Aphasie	45 %
Hirnnervenausfälle	40 %
Hemiplegie	35 – 61 %
Krampfanfälle (fokal und generell)	2 – 25 %
Psychopathologische Veränderungen	20 %
Kopf- und Nackenschmerzen	15 %
Hirndrucksteigerung	14 %

Tab. 4: Symptomatik der Hirnblutung

Apparative Diagnostik

Die apparative Diagnostik der hypertonen Blutung erfolgt wie bei Verdacht auf eine SA-Blutung.

Therapie

Unter Berücksichtigung der örtlichen und organisatorischen Gegebenheiten einer Klinik sollte die Behandlung eines Patienten mit einer Hirnblutung immer auf einer Intensivstation erfolgen. Absolute Priorität für die Aufnahme auf einer Intensivstation haben bewußtlose und bewußtseinsgetrübte Patienten.

In jedem Fall steht die Normalisierung beziehungsweise Stabilisierung der Kreislaufverhältnisse im Vordergrund. Dies sollte aber, wie schon im Kapitel zur antihypertensiven Therapie der SA-Blutung beschrieben, keine extreme Blutdrucksenkung bei bevorstehenden Bluthochdruck beinhalten, um eine Verminderung der Hirndurchblutung zu vermeiden. Sedierung und Schmerzbekämpfung haben auch hier einen wichtigen Stellenwert, um die Patienten ruhigzuhalten und keine weiteren Blutungen oder eine Ausweitung der Blutung zu provozieren.

Operative Therapie

Patienten mit einer hypertonen Massenblutung kann im allgemeinen operativ nicht geholfen werden. Würde man das Hämatom entfernen, würde man Platz für eine Ausdehnung der Blutung schaffen. Außerdem ist die Blutung im Gewebe so diffus, daß das Hämatom nicht im Gesamten entfernt werden kann. Durch einen solchen operativen Eingriff läuft man Gefahr, noch weitere Schädigungen zu setzen. Zudem sind die Patienten häufig nicht in einem operationsfähigen Zustand. Ähnliches gilt auch für massive Ventrikeleinbruchsblutungen sowie Blutungen in die Pons, bei denen die Prognose meist sehr schlecht ist.

Die einzige Möglichkeit ist, über ein sogenanntes Bohrloch einen Ventrikelkatheter zur Druckentlastung und Drainage des blutigen Liquors zu führen. Dabei besteht zugleich die Möglichkeit zur besseren Überwachung und symptomatischen Therapie des intrakraniellen Drucks.

10. Arteriovenöse Mißbildungen und Angiome

Von Dietmar Horch

Einleitung

Angiome (Gefäßgeschwülste) beruhen auf einer angeborenen Fehlentwicklung von Hirngefäßen. Je nachdem, ob sie nur aus Venen oder aus Arterien und Venen aufgebaut sind, werden venöse oder arteriovenöse Angiome unterschieden. Es handelt sich bei den Angiomen um ein Konvolut, d. h. eine Vielzahl erheblich erweiterter Gefäße innerhalb normalen Gewebes. Die Gefäße sind unterschiedlich weit differenziert, teilweise auch verkalkt (Abb. 1).

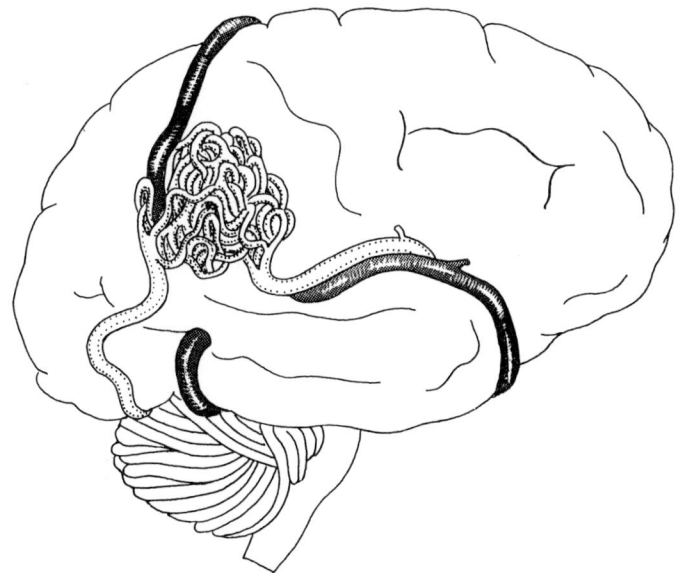

Abb. 1: Darstellung eines Angioms

Charakteristisch für ein arteriovenöses Angiom ist die Shuntbildung. Damit ist der Kurzschluß zwischen arteriellem Zufluß und venösem Abfluß gemeint. Somit sind die Venen zum größten Teil auch mit arterialisiertem Blut gefüllt. Ähnlich dem Feuermal wachsen die Angiome innerhalb des normalen Gewebes. Im Gehirn geschieht dies von der weichen Hirnhaut aus in das umliegende Hirngewebe. Angiome nehmen von Geburt an durch Körperwachstum, Drucksteigerung und durch eigene Wachstumssteigerung an Größe zu.

Die klinischen Symptome werden durch Blutung, Kompression des umliegenden Gewebes sowie durch Ischämie des kurzgeschlossenen Gebietes bestimmt (Tab. 1).

Mesencephalon mit Pons und	
Medulla oblongata	27,6 %
Stirnhirn	14,6 %
Kleinhirn	14,3 %
Schläfenlappen	13,9 %
Basalganglien	8,1 %
Scheitellappen	7,2 %

Tab. 1: Hauptsächliche Lokalisation der Angiome

Symptomatik

1. Ein Angiom leitet, bedingt durch den arteriovenösen Shunt, das Blut, meist beider A. cerebri media, unmittelbar wieder über seine venösen Abflüsse in den großen Kreislauf zurück. Folge davon ist die ungenügende O_2-Versorgung eines umschriebenen Gebietes. Es resultiert eine chronische Hypoxie dieses Hirngebietes, das von der Arterie abhängig ist, die dem Angiom vorgeschaltet ist. Weiterhin wird diesem Gebiet jegliche Nährstoffversorgung entzogen, genauso ist ein Abtransport der anfallenden Abbauprodukte nicht möglich. In diesem Gebiet kommt es über die Zeit zu einer chronischen Laktatazidose.

Die neurologischen Symptome entwickeln sich in typischer Abhängigkeit vom Körperwachstum. Sie setzen meist in der Pubertät oder im frühen Erwachsenenalter ein. Bedingt durch die mangelhafte Blutversorgung des Gehirns klagen die meisten Patienten über häufige und starke Kopfschmerzen, die einen migräneähnlichen Charakter haben. Diese Kopfschmerzen werden meist wie folgt geschildert: Anfänglich kommt es zu einem Anfall dumpf-drückender oder pulsierender Kopfschmerzen. Diese Kopfschmerzen entwickeln sich über 30 Minuten bis zu mehreren Stunden. Hinzu kommen dann noch Übelkeit, Schwindel und Erbrechen. In etwa 50 Prozent der Fälle setzen dann später fokale oder generalisierte epileptische Krampfanfälle ein. Ursache hierfür ist die fokale Ischämie durch den Shunt. Meist noch in jüngeren Jahren kommt es im weiteren Verlauf in einer großen Anzahl von Fällen zu einem zerebralen ischämischen Insult mit neurologischen Herdsymptomen (Aphasie, Hemiplegie).

2. In anderen Fällen tritt eine Subarachnoidalblutung auf, die in der Symptomatik den Blutungen bei sackförmigen Aneurysmen ähnlich ist. Die wandschwachen, pathologisch veränderten Gefäße reißen leicht ein. Sei es durch einen Hypertonus, eine Anstrengung oder ein externes Trauma. Somit kann es zu einer SA-Blutung oder einer Blutung in die Hirnsubstanz kommen.

3. Ein weiteres Charakteristikum des arteriovenösen Angioms ist die Veränderung der Gehirndurchblutung. Während das sackförmige Aneurysma hämodynamisch keine besondere Rolle spielt, sind infolge der Kurzschlußver-

154

bindungen des Angioms das zerebrale Stromvolumen und der venöse Druck auf das 2- bis 4fache erhöht. Der intrakranielle Gefäßwiderstand ist herabgesetzt und der Sauerstoffverbrauch erheblich gesenkt. Der abnorm rasche Blutstrom durch das Angiom vergrößert den Anteil der Gehirndurchblutung am Herz-Zeit-Volumen über die physiologische 15 – 20 Prozent bis auf 60 – 70 Prozent.

Diagnostik

Klinische Untersuchung

Bei der neurologischen Untersuchung finden sich je nach Lokalisation des Angioms Herdsymptome. Oft besteht wegen der chronisch ischämischen Hirnminderperfusion eine organische Wesensveränderung. Manchmal ist über der temporalen oder parietalen Region ein pulssynchrones, schabendes Gefäßgeräusch zu auskultieren, das nach Abdrücken der gleichseitigen A. carotis nachläßt oder aussetzt. Die Pulsation der A. carotis ist oft auf der Seite des arteriovenösen Angioms besonders kräftig.

RÖ-Schädel

Eventuell ist auf der Röntgenaufnahme ein kreisrunder Kalkschatten zu sehen, der den Verdacht auf ein Angiom erhöhen würde.

EEG

Da das Angiom durch sein verdrängendes Wachstum einem Tumor ähnelt, wird man im EEG nur Herdbefunde sehen, die für einen Tumor typisch sind.

Computertomographie (kranielles CT)

Im CT findet man bei einem Angiom in ausreichender Größe eine intrazerebrale Blutansammlung. Nach Kontrastmittelgabe zeigt dieser Bezirk dann eine fleckige und streifenförmige Anreicherung (Gefäßzeichnung) in unmittelbarer Nähe einer erfolgten Blutung. Wenn der Grund für das CT die Suche nach einer zerebralen Läsion bei zerebralen Krampfanfällen ist und noch keine SA-Blutung stattgefunden hat, so zeigt das CT einige Zeichen, die auf ein Angiom als Ursache hinweisen:
1. lokale Atrophie des Hirngewebes (Untergang von Gewebe durch Sauerstoff- und Nährstoffmangel)
2. In der Gegend der Atrophie eine fleckig-streifige, inhomogene Dichteanhebung gegenüber dem umliegenden Hirngewebe. Nach Gabe von Kontrastmittel nimmt diese Dichteanhebung deutlich zu (Füllung des Angioms).

Hirnszintigraphie

Hier stellt sich das Angiom als dichte Anreicherung deutlich dar.

Zerebrale Angiographie

Als sichere Diagnostik zählt auch hier die Angiographie. Nach Kontrastmittelinjektion stellt sich das Angiom als knäuelartige Gefäßschlängelung dar. Die zuführenden Arterien sind auffällig weit, genauso wie sich auch die abführenden Venen unphysiologisch weit darstellen.

Therapie

Angiome, die zu einer Blutung geführt haben, sollten nach Möglichkeit operativ entfernt werden, da sich eine Rezidivblutung jederzeit wieder ereignen kann. In mikrochirurgischer Operationstechnik werden die zuführenden Gefäße unterbunden und die Gefäßmißbildung exstirpiert. Ist dies nicht möglich, so wird versucht, den Shunt auszuschalten. Symptomlose, zufällig entdeckte Angiome in funktionell wichtigen Hirnregionen brauchen nicht operiert werden.

11. Die Schädel-Hirn-Verletzung

Von A. Korn und G. Weber-Gugg

Einleitung

In der Bundesrepublik Deutschland erleiden jährlich etwa 200 000 Menschen Schädel-Hirn-Verletzungen, deren Ursachen zu einem hohen Prozentsatz im Straßenverkehr zu suchen sind. Letale Verkehrsunfälle beinhalten zu etwa 70 Prozent Verletzungen des Schädels und des Gehirns, welche in den meisten Fällen mit weiteren Verletzungen kombiniert sind. Die Häufigkeit einer Schädel-Hirn-Verletzung zeigt eine typische altersspezifische Verteilung. Etwa ab dem 4. bis 5. Lebensjahr treten gehäuft kindliche Schädelfrakturen auf. Mit dem 20. Lebensjahr nimmt die Zahl der schweren Schädel-Hirn-Verletzungen, besonders bei Fahrrad- und Motorradfahrern, stark zu. Schwere Polytraumata mit Schädel-Hirn-Verletzungen finden sich dann wieder gehäuft bei älteren Menschen, hier besonders als Fußgänger.

Begleitverletzungen im Bereich von Thorax, Abdomen, Extremitäten und Wirbelsäule bergen erhebliche Gefahren hinsichtlich der Entstehung von zerebralen Sekundärschäden und lassen den pflegerischen Bemühungen und dem ärztlichen Einsatz oft nur eingeschränkte Erfolgsaussichten. Dennoch steht außer Frage, daß durch den großen Fortschritt der Intensivmedizin und der Intensivpflege, die Mortalität nach schweren Schädel-Hirn-Verletzungen gesenkt und die Wiederherstellungschance gebessert werden konnte.

Ursachen

Als Ursachen für Hirnschädigungen nach einer Schädel-Hirn-Verletzung kommen primär Hirnkontusionen, Zerreißungen von Nerven und Gefäßen, sowie Frakturen im Bereich der Schädelbasis und der Schädelkalotte in Betracht. Desweiteren sind sekundär ischämische Schädigungen durch fokale oder diffuse Hirnödeme, intrakranielle Hämatome, Herniationen und Hirninfarkte sowie Meningitiden und Enzephalitiden möglich (Tab. 1).

Symptome und Einteilung

Das Leitsymptom der Schädel-Hirn-Verletzung ist die Bewußtlosigkeit. Sie verbindet sich initial mit einer neuralen Paralyse, die durch erweiterte, nicht lichtreaktive Pupillen, Ausfall aller Spontanbewegungen, Verlust der Reflextätig-

```
Primär
fokal/diffus
Kontusionen, Lazerationen
Sekundär
fokal
Intrakranielle Hämatome, Abszesse
fokale Infarzierung
Herniation
Hirnödem
diffus
hypoxisch / ischämischer Hirnschaden
Meningitis
Fettembolie
Hirnödem
```

Tab. 1: Hirnschädigung nach Schädel-Hirn-Trauma

keit, sowie durch einen schlaffen Muskeltonus und reduzierte vegetative Funktionen imponiert. Hieraus wird bereits ersichtlich, daß die Beurteilung der Bewußtseinslage in der Akutphase des Schädel-Hirn-Traumas schwierig ist. Erschwerend kommt noch dazu, daß eine einheitliche Klassifizierung der Bewußtseinslage bis heute noch nicht erfolgt ist.

Somit erklärt sich, daß in der Klinik nur eine grobe Graduierung der Bewußtseinslage, mit den Begriffen Somnolenz, Sopor und Koma verwendet wird (Tab. 2).

Bewußtseinsklar:	die Wahrnehmung der eigenen Person und der Umgebung ist nicht gestört
Somnolenz:	schläfriger Zustand, spontan oder auf Schmerzreize erweckbar, gezielte Bewegungen nach Aufforderung
Sopor:	stärkere Bewußtseinseinstrübung, nur noch sehr schwer erweckbar, Reaktionen sind nur noch durch stärkere Schmerzreize auszulösen
Koma:	Zustand der Unerweckbarkeit, keine Spontanbewegungen, keine reflektorischen oder gezielten Abwehrbewegungen auf Schmerzreize, die Augen bleiben geschlossen

Tab. 2: Stadien der Bewußtseinseintrübung

Koma I:	keine Störungen der Pupillomotorik, keine Paresen
Koma II:	auftretende Störungen der Pupillomotorik und Paresen
Koma III:	eventuell mittelweite Pupillen mit noch erhaltener Lichtreaktion, Strecksynergismen auf Schmerzreize oder spontan
Koma IV:	weite, reaktionslose Pupillen; schlaffer Muskeltonus; noch erhaltene Atemfunktion; im EEG findet sich eine starke Verlangsamung der elektrischen Aktivität

Tab. 3: Koma-Einteilung

In Abhängigkeit von der Tiefe der Bewußtlosigkeit und der auftretenden Begleitsymptomatik ist eine weitere Einteilung des Komas in vier Stadien möglich (Tab. 3).

Die Dauer und die Tiefe der Bewußtseinsstörung sind wichtige prognostische Parameter. Sie sind direkt abhängig von der Schwere des Traumas, weshalb sich folgende Einteilung der Schweregrade nach einer Schädel-Hirn-Verletzung für die klinische Praxis bewährt hat:

Während bei l e i c h t e n Schädel-Hirn-Verletzungen nur eine kurze, initiale Bewußtlosigkeit besteht, sind bei m i t t e l s c h w e r e n Schädel-Hirn-Verletzungen bereits Bewußtseinsverluste bis zu 24 Stunden zu beobachten. Länger andauernde Bewußtseinsverluste sowie eine 6stündige Bewußtlosigkeit mit Zeichen der Hirnstammdysfunktion kennzeichnen eine s c h w e r e Schädel-Hirn-Verletzung.

Alle drei Schweregrade sind mit neurologischen und vegetativen Störungen verbunden. Besonders bei schweren Schädel-Hirn-Verletzungen sind diese Störungen mitunter sehr ausgeprägt. Vordergründig treten Störungen oder Dysregulationen im Hormonsystem, der Temperaturregulation, im Wasser- und Elektrolythaushalt sowie der Atmungs- und Herz-Kreislauffunktion auf.

Zur Beurteilung und Verlaufsdokumentation der Bewußtseinslage hat sich die Glasgow-Coma-Scale bewährt, bei der drei wesentliche Reaktionen des Patienten erfaßt werden. Als extreme Punktzahlen ergeben sich für den unauffälligen Patienten 15 und für den komatösen Patienten 3 Punkte. Acht oder weniger Punkte bedeuten eine schwere Schädel-Hirn-Verletzung. Die Beurteilung nach der Glasgow-Coma-Scale läßt sich mehrmals täglich wiederholen und erlaubt somit eine gute Verlaufsbeurteilung. Zudem hat der Initialwert nach einer Schädel-Hirn-Verletzung einen prognostischen Wert für das „outcome" des Patienten.

Zu bewertende Reaktion	beobachtete Reaktion	Punkte
Augenöffnen	spontan	4
	auf Aufforderung	3
	auf Schmerzreize	2
	kein Augenöffnen	1
beste sprachliche Antwort	vollorientiert	5
	unvollständig orientiert	4
	verworren	3
	unverständlich	2
	keine	1
beste motorische Reaktion	adäquat	6
	gezielte Abwehr	5
	unvollständige Abwehr	4
	Beugesynergismen	3
	Strecksynergismen	2
	keine Bewegung	1

Tab. 4: Glasgow-Coma-Scale

Komplikationen nach Schädel-Hirn-Verletzungen

Die häufigsten Komplikationen nach einer Schädel-Hirn-Verletzung sind das Auftreten von epi- oder subduralen sowie intrazerebralen Blutungen und die Entwicklung eines posttraumatischen Hirnödems. In der Spätphase überwiegen dann posttraumatische Epilepsien, Meningitiden und Enzephalitiden, gefolgt vom Hydrocephalus internus und dem **apallischen Syndrom,** das jedoch weniger eine Komplikation als einen Endzustand der Schädigung darstellt.

Folge der Frühkomplikationen ist eine Raumforderung mit meist intrakraniellem Druckanstieg bei gleichzeitiger Verminderung der intrakraniellen Kompensationsmöglichkeit und Gefahr der Reduktion der zerebralen Durchblutung. Wird hier nicht rechtzeitig eingegriffen, können Hirnstrukturen in den Tentoriumschlitz und später in das Foramen occipitale magnum gepreßt werden, wobei dann lebenswichtige Zentren komprimiert werden (Abb. 1).

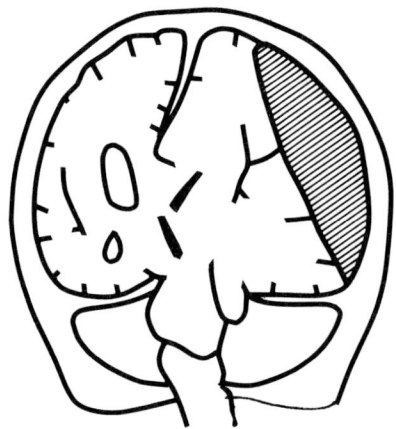

Abb. 1: Die laterale Herniation. Aufgrund der intrakraniellen Raumforderung kommt es zu einer Verlagerung der Mittellinie zur Gegenseite. Hierbei prolabieren Anteile des medio-basalen Temporallappens in den Tentoriumschlitz.

Die intrakranielle Kompensationsbreite beträgt etwa 10 Prozent des gesamten intrakraniellen Volumens (Abb. 2). Jede Volumenzunahme, ob des Liquors, Blutes oder Gewebes, über diesen Prozentsatz hinaus hat drastische Steigerungen des intrakraniellen Drucks zur Folge (intrakranieller Druck = intracraniell pressure = ICP). Dies ist durch die einerseits fortschreitende Ausschöpfung der intrakraniellen Reserveräume (Liquorsystem) und der andererseits abnehmenden zerebralen Durchblutung zu erklären. Die hieraus resultierende Zunahme eines bestehenden Hirnödems durch sich progredient ausbreitende Hypoxie und Ischämie schließt einen Circulus vitiosus. Das sich nun immer mehr ausbreitende Hirnödem schädigt in kurzer Zeit irreversibel das Hirngewebe. Nach Ausschöpfung der Kompensationsbreite resultieren somit klinische intrakranielle Drucksymptome, die letztendlich den Hirntod nach sich ziehen können.

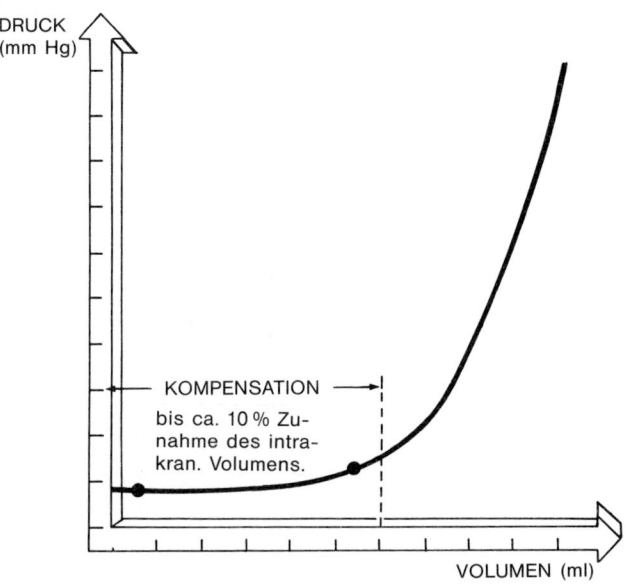

Abb. 2: Munro-Kelli-Doktrin. Intrakranieller Druckanstieg durch Zunahme eines der drei Kompartimente Blutvolumen, Liquor, Gehirngewebe über die Kompensationsmöglichkeit der anderen Teile hinaus.

Epidurale Hämatome

Hierbei liegt meist eine arterielle Blutung zwischen der Schädelkalotte und der Dura mater vor. Hauptblutungsquelle sind mit Abstand die A. meningica media oder deren Äste. Venöse Blutungen sind bei epiduralen Hämatomen selten, treten jedoch besonders bei ausgedehnten Schädelfrakturen auf. Bis zur Symptomatik können je nach Blutungsart bis zu 12 Stunden vergehen.

Subdurale Hämatome

Subdurale Hämatome treten gehäuft in Zusammenhang mit ausgedehnten Schädel-Hirn-Verletzungen auf. Sie sind zwischen Dura mater und Arachnoidea lokalisiert und entstehen vorwiegend aufgrund von Zerreißungen kleiner Brükkenvenen. Subdurale Blutungen arterieller Herkunft sind zwar möglich, bilden jedoch die Ausnahme. Ein weiterer Unterschied zu epiduralen Blutungen besteht darin, daß subdurale Blutungen langsamer entstehen. Von besonderer Bedeutung bei der Bewußtseinskontrolle ist deshalb auch das Erfassen eines „freien Intervalls". Der Patient hat hierbei sein Bewußtsein nach einem Trauma wiedererlangt und trübt im weiteren Verlauf erneut ein. Diese Eintrübung ist Ausdruck einer sich mehr oder weniger schnell entwickelnden intrakraniellen Drucksteigerung, die ihre Ursache typischerweise in einer subduralen Blutung hat.

Hierdurch kann ein freies, waches Intervall zwischen der primären und der durch die Blutung bedingten sekundären Bewußtlosigkeit auftreten. Eine länger andauernde primäre Bewußtlosigkeit kann aber auch unmerklich in eine sekundäre Bewußtlosigkeit übergehen.

Subarachnoidale Blutungen

Als Folge schwerer Schädel-Hirn-Verletzungen sind auch subarachnoidale Blutungen anzutreffen. Es handelt sich hierbei um Blutungen zwischen der Arachnoidea und der Pia mater. Die in ihrer Größe sehr variablen Blutungen brechen nicht selten ins Ventrikelsystem ein. Wie alle intrakraniellen Blutungen können sie klinisch Pupillendifferenzen, Bewußtseinstrübungen sowie eine Halbseitensymptomatik und eventuell Strecksynergismen auslösen (Abb. 3).

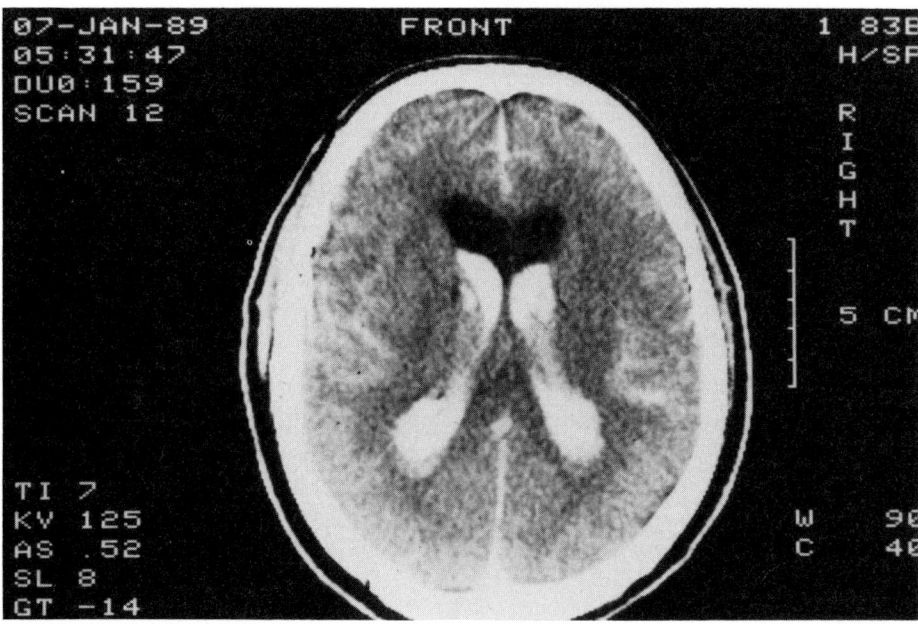

Abb. 3: Subarachnoidalblutung mit Ventrikeleinbruch

Intraparenchymatöse Blutungen

Auch hierbei handelt es sich um Blutungen, die aus den Folgen von schweren Gewalteinwirkungen resultieren. Sie entstehen im Zusammenhang mit Hirnkontusionen und sind in ihrer Größe und Lokalisation unterschiedlich. Intraparenchymatöse Blutungen können unterschieden werden in **zentrale** und **subkortikale Blutungen.**

Während die zentralen Blutungen durch Gefäßzerreißungen im Marklager hervorgerufen werden, stellen die subkortikalen Blutungen meist Einblutungen in Kontusions- und Lazerationsherde der Hirnrinde dar. Vorzugssitz beider Blutungsarten sind die basalen Anteile des Frontal- oder Temporallappens. Fast typischerweise finden sich die zentralen Blutungen auf der Gegenseite des Traumas, als sogenannter Coup-Contre-Coup. Intraparenchymatöse Blutungen können auch ins Ventrikelsystem oder den Subduralraum einbrechen.

Diagnostik

Die Diagnose von intrakraniellen Blutungen wird heute in erster Linie durch das kranielle Computertomogramm gestellt, wo hyperdense Areale die Lokalisation und Hämatomart erkennen lassen. Eine weitere Möglichkeit der Diagnostik intrakranieller Hämatome ist die Kernspintomographie.

Therapie

Therapeutisch kann die operative Hämatomausräumung erwogen werden. Sie ist jedoch abhängig von der Größe und der Lokalisation des Hämatoms. Zudem bestehen unterschiedliche Vorgehensweisen in den Kliniken. Derzeit werden an unserer Klinik nur größere epi- und subdurale Hämatome operativ entfernt, während intraparenchymatöse Hämatome nur sehr selten operativ entfernt werden. Subarachnoidale Blutungen werden über eine externe Liquordrainage abgeleitet. Ebenso die intraventrikulären Einblutungen.

Nicht operiert wird bei kleinen diffusen Blutungen, bei fehlenden neurologischen Symptomen sowie bei nicht operationsfähigen Patienten.

Operative Therapie

Bei der operativen Hämatomentfernung wird zunächst eine Trepanation vorgenommen. Liegt ein epidurales Hämatom vor, wird dies bereits nach der Schädeleröffnung sichtbar. Die Blutkoagel werden sogleich abgesaugt, um so die Sicht auf die Blutungsquelle freizugeben. Mit Hilfe der bipolaren Koagulation oder einer Gefäßligatur wird die Blutstillung durchgeführt.

Bei einem subduralen Hämatom muß nach der Knochendeckelentfernung zusätzlich noch die Dura eröffnet werden. Wieder werden die Blutkoagel entfernt und die Blutungsquelle lokalisiert. Da bei einem akuten subduralen Hämatom eventuell eine schwere Hirnquetschung vorliegen kann, werden auch die gequetschten Hirnherde abgetragen. Nach erfolgter Blutstillung wird die Dura spannungsfrei und wasserdicht verschlossen. In seltenen Fällen ist bei bestehendem Hirnödem eine Duraplastik erforderlich. Hierzu wird meist ein entsprechend großes Stück lyophilisierte (gefriergetrocknete) Dura oder ein Galea-Periost-Lappen verwendet.

Um postoperativ den intrakraniellen Druck messen und überwachen zu können, wird nach der Hämatomentfernung noch eine epidurale Drucksonde eingelegt. Sie wird zwischen Schädeldachknochen und Dura mater plaziert. Das Anschlußkabel wird durch eine kleine Stichinzision neben der Wunde herausgeleitet und danach an den Drucksondenschreiber angeschlossen, der nun die aktuelle Hirndruckkurve aufzeichnet.

Das posttraumatische Hirnödem

Prinzipiell führt jedes Schädel-Hirn-Trauma zu einem mehr oder weniger ausgeprägten Hirnödem. Ursachen sind primäre (Traumata, akute Blutungen) oder sekundäre Hirnschäden (metabolische Dekompensation und Hypoxie).

Physiologie

Physiologisch beträgt der Wassergehalt des Gehirns in der grauen Substanz etwa 80 Prozent und in der weißen Substanz etwa 70 Prozent. Über die venösen Kapillaren und über den Liquor wird ein Abtransport der Flüssigkeit und Stoffwechselendprodukte aus dem Gehirn gesichert. Steigt der Flüssigkeitsgehalt im Gewebe aus irgendwelchen Gründen an, spricht man von einem Hirnödem.

Pathophysiologie

Pathophysiologisch werden das **vasogene oder interstitielle** Hirnödem und das **intrazelluläre oder zytotoxische** Hirnödem unterschieden. Fast immer liegen beide Arten zusammen vor, die Unterteilung hat hinsichtlich der Therapie keine Bedeutung.

Das interstitielle Hirnödem hat seine Ursache in einer Wasseranlagerung außerhalb der Zellstrukturen. Als Mechanismus werden Störungen der Kapillardurchlässigkeit, d. h. der Blut-Hirn-Schranke diskutiert.

Dagegen ist für das intrazelluläre Hirnödem ein Sauerstoffmangel verantwortlich, der zu einem Flüssigkeitseinstrom in die Zellstruktur führt. Hirnvolumen und Hirngewebe werden somit vermehrt und verursachen zunehmend intrakranielle Drucksteigerungen. Hierdurch werden zunächst die venösen Gefäße und vor allem die für den Flüssigkeitsabtransport wichtigen Kapillaren komprimiert. Die Folgen sind ein weiter ansteigender intrakranieller Druck, Verlust der Autoregulation und Vermehrung des zerebralen Blutvolumens durch Dilatation der arteriellen Gefäße, mit dem Resultat der weiteren intrakraniellen Druckzunahme und Ödemausbreitung (Circulus vitiosus).

Therapie

Als wichtigster Therapieschritt ist die adäquate Sauerstoffversorgung anzusehen. Vorrang hat hier die Sicherstellung der Sauerstoffaufnahme durch die Lunge, gegebenenfalls durch die endotracheale Intubation und maschinelle Beatmung, und des Sauerstofftransports durch Schockbekämpfung und weitere Kreislauftherapie. Die Normalisierung und Optimierung aller extrakraniellen Organfunktionen ist obligat.

Ein weiterer Schritt in der Hirnödemtherapie besteht in der Durchführung einer **kontrollierten Hyperventilation.** Das Ziel der kontrollierten Hyperventilation besteht darin, die zerebrale Autoregulation mit dem empfindlichsten Regulationsparameter, dem CO_2-Partialdruck, zu beeinflussen. Eine Verminderung des CO_2-Partialdrucks (respiratorische Alkalose) führt zunächst zu einer

Vasokonstriktion der zerebralen Gefäße in den gesunden Gebieten. Hierdurch wird das intrakranielle Blutvolumen reduziert und der intrakranielle Druck gesenkt. Gleichzeitig kann die Perfusion in den geschädigten Hirnarealen gebessert werden. Es findet somit eine Blutumverteilung zugunsten der geschädigten Hirnareale statt, mit dem Erfolg der besseren Sauerstoffversorgung dieser Gehirnteile. Dieses Ziel wird erreicht, wenn der CO_2-Partialdruck bei einem vorher Lungengesunden auf zirka 4 kPa (30 mmHg) gesenkt wird. Gleichzeitig wird ein Sauerstoffgehalt im Blut von 100 mmHg angestrebt.

Der durch die kontrollierte Hyperventilation entstehende vasokonstringierende Effekt hält jedoch nur etwa 6 bis 48 Stunden an. Nach diesem Zeitraum sind die Patienten gewöhnlich an den hypokapnischen Zustand adaptiert. Eine Normoventilation in dieser Phase würde für den Patienten gleichbedeutend mit einer schweren Hyperkapnie sein und zu erheblichen intrakraniellen Druckanstiegen führen. Aus diesem Grunde ist es notwendig, die Normoventilation (art. PCO_2 = 4,5 – 5,3 kPa) vorsichtig und langsam wieder anzustreben.

Medikamentös können Steroide, Barbiturate und Osmodiuretika zur Hirnödemtherapie eingesetzt werden. **Steroide** (Fortecortin® = Dexamethason) sind in unserer Abteilung initial bei Schädel-Hirn-Verletzungen nicht mehr üblich. Bei fokalen Hirnödemen, die zum Beispiel durch Tumoren ausgelöst sind, haben Kortikoide jedoch unbestritten ihre Indikationsberechtigung. Als Wirkungsmechanismus wird eine membranstabilisierende Wirkung auf die Gefäßwände angenommen, die jedoch in der Literatur häufig angezweifelt wird.

Zusätzlich zur kontrollierten Hyperventilation bieten **Osmodiuretika** eine weitere Möglichkeit, einen erhöhten intrakraniellen Druck zu senken. Durch den Aufbau eines osmotischen Gradienten zwischen Plasma und Hirngewebe kommt es zu einem Flüssigkeitsübertritt aus dem Hirngewebe in die Blutbahn. Mit zunehmender Entwässerung wird der intrakranielle Druck gesenkt und die zerebrale Durchblutung wieder verbessert. Eine Gefahr der Osmotherapie ist die Entgleisung der Natrium- und Wasserbilanz, die sich aus der enormen renalen Ausscheidung ergibt. Mit dem Anstieg der Serumosmolalität besteht die Gefahr der ZNS und der Nierentoxizität. Aus diesem Grunde werden bei unseren Patienten vor jeder Gabe Bestimmungen der Serumosmolalität durchgeführt. Toleriert wird ein Wert von bis zu 320 mosm/l.

Als Osmodiuretika werden bevorzugt Mannit 20 % und Sorbit 40 % verwendet. Da Sorbit in der Leber verstoffwechselt wird, können hier, besonders bei leberkranken Patienten, Probleme im Zuckerstoffwechsel auftreten. Die zu applizierende Dosis wird nach Wirkung ermittelt. Sie sollte bei Sorbit wegen der Stoffwechselbelastung 3 g/kgKG/Tag bzw. 0,25 g/kgKG/Stunde nicht überschreiten. Im Gegensatz zu Sorbit wird Mannit nicht verstoffwechselt sondern direkt über die Niere wieder ausgeschieden. Somit wird die Anwendung von Mannit nur durch das Erreichen der oberen Osmolalitätsgrenze limitiert. In jedem Fall muß die zu applizierende Dosis zügig infundiert werden (0,5 – 2,0 mg/kgKG innerhalb 10 – 20 Minuten). Osmodiuretika sollten nicht über eine periphere Venenkanüle verabreicht werden, um Venen- und Gewebsschäden vorzubeugen!

Barbiturate von kurzer beziehungsweise mittellanger Wirkdauer haben einen berechtigten Platz in der Behandlung von intrakraniellen Druckanstiegen. Sie werden in letzter Zeit jedoch erst wieder nach der kontrollierten Hyperventilation und den Osmodiuretika eingesetzt. Ihre Wirkung beruht auf einer Verminderung der zerebralen Stoffwechselaktivität mit Abnahme des zerebralen Sauerstoffverbrauchs und der zerebralen Durchblutung, wodurch der intrakranielle Druck zuverlässig gesenkt werden kann.

Langfristig bergen Barbiturate auch Nebenwirkungen, besonders hinsichtlich der Herz-Kreislauffunktion. So sind Herzinsuffizienzen und Gefäßparalysen unerwünschte Komplikationen. Daneben drohen Gefahren durch die Lähmung der Darmmotilität (Atonie und paralytischer Ileus) sowie der Bronchialcilien- und Hustenaktivität (Sekretretention und Pneumonie). Darüber hinaus kann eine nicht unerhebliche, barbituratbedingte Immunsuppression sowie eine Enzyminduktion der Leber resuliteren. Die Folgen sind immer höhere Dosierungen, um den gewünschten Effekt zu erzielen, begleitet von einer steigenden Infektanfälligkeit, die den Patienten zusätzlich gefährden kann.

Die Barbituratdosierung richtet sich im allgemeinen nach der Wirkung. Als Richtlinie gelten 3 – 5 mg/kgKG Thiopental beziehungsweise 250 – 500 mg i.v. für kurzfristige Intervention und 2 – 5 mg/kgKG/h als Dauerinfusion nach einer Bolusgabe von 10 – 30 mg/kgKG zur Erhaltung eines anhaltenden, langfristigen Effektes. Im letzteren Falle empfiehlt sich das länger wirksame Pentobarbital (Nembutal®) in einer Dosierung von 3 – 10 mg/kgKG alle 8 Stunden.

Um die für den Patienten richtige Dosis mit der besten Wirkung zu ermitteln, orientiert sich die maximale Tagesdosis von Barbituraten am besten am EEG-Muster und die kleinste an der Höhe des intrakraniellen Drucks. Therapieresistente intrakranielle Druckerhöhungen können auch durch Einsatz der **kontrollierten Hypothermie** gesenkt werden. Da diese Maßnahme jedoch eine Vielzahl von Nebenwirkungen hat, wird sie nur noch in Ausnahmefällen eingesetzt (s. S. 88).

Merke:

Eine medikamentöse Therapie des Hirnödems muß immer im Zusammenhang mit den konservativen Maßnahmen zur intrakraniellen Drucksenkung gesehen werden. Das Augenmerk gilt hierbei besonders der Lagerung des Patienten sowie der Vermeidung von Streß, Fieber und Krampfaktivitäten.

Komplikationen der intrakraniellen Raumforderung

Das frühe und späte Zwischenhirnsyndrom

Eine beginnende Hirnstammläsion bei einem akuten raumfordernden Prozeß macht sich zunächst in einer Änderung der Bewußtseinslage des Patienten bemerkbar. Gezielte Willkürbewegungen gehen in ungezielte Abwehrbewegungen über, der Patient wirkt desorientiert, unruhig und ist meist nicht mehr adäquat ansprechbar. Die Atmung ist in dieser Phase unregelmäßig und kann mit zunehmender Bewußtlosigkeit in den **Cheyne-Stokes-Typ** übergehen. Der Muskeltonus nimmt zu, die Pupillen sind eng, deren Lichtreaktion bleibt erhalten. Mit fortschreitender Hirnstammläsion geht das „**frühe Zwischenhirnsyndrom**" in ein „**spätes Zwischenhirnsyndrom**" über. Hierbei ist der Patient immer bewußtlos und imponiert durch eine charakteristische Beuge-Streckhaltung der Extremitäten. Auf Schmerzreize sind Beuge- und Strecksynergismen zu erkennen, die später verschwinden. Der Muskeltonus bleibt erhöht, die Pupillen bleiben eng und lichtreaktiv und der Kornealreflex bleibt erhalten. Weiterhin erhalten bleiben der Husten- und Würgereflex. Die Atemfrequenz, der Blutdruck und die Pulsfrequenz sind in der Regel mäßig erhöht.

Das frühe und späte Zwischenhirnsyndrom wird auf Intensivstationen nur selten beobachtet. Dies erklärt sich aus der Tatsache, daß die Patienten dort bereits primär intubiert, beatmet und somit sediert und analgesiert werden. Da es jedoch immer wieder vorkommt, daß ein schädel-hirn-verletzter Patient zur Beobachtung auf eine Intensivstation aufgenommen wird, ist es von außerordentlicher Wichtigkeit, auch Kenntnisse über den Ablauf der verschiedenen Stadien der Hirnstammläsion zu besitzen, um im akuten Fall richtig interpretieren und entscheiden zu können.

Zu beachten ist, daß bis zum späten Zwischenhirnsyndrom eine dienzephale Dysfunktion reversibel ist. Eine vollständige Wiederherstellung des Patienten ist in dieser Phase möglich und sogar wahrscheinlich. Voraussetzung ist jedoch, daß eine Mittelhirnsymptomatik fehlt. Wird das späte Zwischenhirnsyndrom überschritten, verschlechtern sich die Aussichten auf eine neurologische Wiederherstellung und somit die Prognose erheblich. Der Patient bietet dann ein klinisches Bild, das im folgenden geschildert wird.

Das Mittelhirnsyndrom

Nach Überschreiten des späten Zwischenhirnsyndroms entwickelt sich zunächst das sogenannte **Mittelhirnsyndrom** meist durch eine Einklemmung des Mittelhirns im Tentoriumschlitz. Typisch hierfür sind spontane oder auf Schmerzreize auftretende Strecksynergismen. Die Atmung ist maschinenartig und es besteht ein normaler bis leicht erhöhter Blutdruck mit Tachykardie. Die Pupillen sind mittelweit, deren Lichtreaktion ist aufgehoben oder deutlich verlangsamt. Der Kornealreflex bleibt schwach auslösbar und es besteht eine erhöhte Körpertemperatur sowie eine erhöhte Schweißsekretion.

Als Folge des Mittelhirnsyndroms kann es zu einer bedrohlichen Kreislaufkrise, dem sogenannten **Cushing-Reflex**, kommen. Der Cushing-Reflex wird durch eine Hirnstammkompression (Medulla oblongata) bei erhöhtem intrakraniellem Druck hervorgerufen, wodurch eine **Bradykardie** und ein **Blutdruckanstieg** resultieren. In wenigen Fällen kündigt sich der Cushing-Reflex durch eine Tachykardie und Herzrhythmusstörungen an! Dieser Mechanismus muß als letzte Kompensation des Körpers angesehen werden, bei der versucht wird, die zerebrale Perfusion durch einen erhöhten Blutdruck mit reduzierter Schlagkraft des Herzens aufrechtzuerhalten! In dieser Phase der akuten Lebensgefahr darf der Blutdruck **nicht**(!) durch Antihypertonika gesenkt werden, da sonst die zerebrale Perfusion erlischt und der Hirntod eintritt! Vielmehr muß innerhalb weniger Minuten versucht werden, den intrakraniellen Druck mit Hilfe von Osmodiuretika und Barbituraten zu senken (s. S. 169).

Das Bulbärhirnsyndrom

Dem Cushing-Reflex kann innerhalb weniger Minuten ein Kreislaufversagen folgen, das dem Stadium des Bulbärhirnsyndroms entspricht. Eine Kreislaufstabilität ist nun nur noch durch eine medikamentöse Unterstützung zu erzielen. Hierbei gilt es, Hyper- und Hypotonien zu vermeiden, die besonders beim Wechsel von zur Katecholaminapplikation verwendeten Perfusorspritzen auftreten.

Beim Bulbärhirnsyndrom kommt es mit zunehmendem intrakraniellem Druck zur Einklemmung der Kleinhirntonsillen im Foramen occipitale magnum (axiales Hirnstamm-Kompressionssyndrom). Hierbei wird die Medulla oblongata in dem für Atmung und Kreislauf wichtigen Bereich komprimiert. Es resultieren lichtstarre, weite Pupillen und fehlender Kornealreflex. Die Strecksynergismen sind aufgehoben, der Muskeltonus ist schlaff. Der Blutdruck ist anfangs normal, fällt jedoch rasch ab. Dem Bulbärhirnsyndrom ähnlich sind die Zeichen des völligen Zusammenbruchs der Hirnfunktion. Ein malignes Zeichen des völligen Hirnfunktionsverlustes ist die Poikilothermie, eine Anpassung der Körpertemperatur an die Umgebungstemperatur.

Als auslösende Faktoren für eine akute Hirnstammeinklemmung kommen nicht selten pflegerische Maßnahmen in Betracht. Das endobronchiale Absaugen, Lagerungswechsel, das Betten und andere Maßnahmen sollten daher nur unter äußerster Vorsicht ausgeführt werden.

Das laterale Einklemmungssyndrom

Dem lateralen Einklemmungssyndrom gehen oft rasch zunehmende, raumfordernde Prozesse des Schläfenlappens voraus. Es handelt sich hierbei vorwiegend um intra- oder um extrazerebrale Hämatome im Bereich der mittleren Schädelgrube, zum Beispiel epi- oder subdurale Hämatome. Durch diese Raumforderung werden Teile des Schläfenlappens zur Mitte verlagert und über den seitlichen Tentoriumrand nach unten gepreßt. Die hierbei prolabierende Hirnmasse übt einen direkten Druck auf das Mittelhirn aus und schiebt dieses zum gegenüberliegenden Rand. Hinzu kommt, daß der gleichseitige Nervus oculomotorius an den freien Tentoriumrand gepreßt wird und die Arteria cerebri posterior von den im Tentoriumschlitz prolabierten Hirnmassen komprimiert wird. Demzufolge ergibt sich das klinische Bild aus der Kompression des N. oculomotorius und der Mittelhirnkompression (s. S. 160).

Ein sehr frühes Zeichen der lateralen Einklemmung ist die einseitige Pupillenerweiterung. Die zunächst mittelweite Pupille reagiert in den Anfängen weiterhin auf Lichteinfall. Durch die direkte Mittelhirnkompression kommt es sehr schnell zur Ausbildung des Mittelhirnsyndroms, ohne daß ein frühes oder spätes Zwischenhirnsyndrom erkennbar wird. Parallel zum Verlust der Lichtreaktion der blutungsseitigen Pupille bildet sich eine gegenseitige Hemiparese aus. Bei Prüfung der Schmerzreaktion auf dieser Seite erfolgt keine Schmerzantwort. Mit dem Erreichen der maximalen Pupillendilatation verfällt der Patient gewöhnlich ins Koma. Bleibt dieser Zustand unerkannt, setzt sich durch weitere Hirnmassenverschiebung die Hirnstammdysfunktion wie beim axialen Hirnstamm-Kompressionssyndrom fort. Mit zunehmendem Mittelhirnsyndrom wird die Prognose für den Patienten schlechter.

Notfallmaßnahmen zur akuten intrakraniellen Drucksenkung

Bereits beim Auftreten von Zeichen des frühen oder späten Zwischenhirnsyndroms ist unverzüglich der Arzt zu verständigen. Ist bereits eine laterale oder axiale Hirnstammeinklemmung zu erkennen, sind **sofort** Maßnahmen zur intrakraniellen Drucksenkung einzuleiten (Tab. 5).

1. Hyperventilation:	pCO_2 25 – 30 mmHg
2. Osmodiuretika:	Mannit 0,5 g/kgKG rasch intravenös, eventuell wiederholen bis zu maximal 2 g/kgKG

3. Barbiturate:	Thiopental: Bolus 10 – 30 mg/kgKG
	                     Perfusor 5 – 12 mg/kgKG
	Pentobarbital: Bolus 20 mg/kgKG, dann
	                     8 stdl. 10 mg/kgKG

Tab. 5: Medikation zur akuten intrakraniellen Drucksenkung

Der Reihe nach gelten **Hyperventilation, Barbituratinjektion** nach Wirkung und die **Infusion von Osmodiuretika** als lebensrettend. Da die Injektion von Barbituraten häufig zu Blutdruckabfällen führt und dadurch der zerebrale Perfusionsdruck auf unzureichende Werte reduziert wird, werden je nach Wirkung 125 – 500 mg Thiopental fraktioniert, unter Kontrolle der Kreislaufsituation, injiziert. Parallel werden 0,25 – 1,0 g (max. 2,0 g) Mannit pro kgKG über 10 – 20 Minuten infundiert. Während der medikamentösen intrakraniellen Drucksenkung werden in kurzen Abständen Kontrollen der Pupillomotorik vorgenommen. Hat diese wieder eingesetzt, sind weitere diagnostische und therapeutische (operative) Maßnahmen erforderlich und möglich.

Die intensivmedizinische Überwachung

Neurologische Überwachung

Hierunter fallen, neben der Überwachung der Bewußtseinslage, auch die Überprüfung der Pupillomotorik, des Lid- und Kornealreflexes sowie des Hustenreflexes. Das Erkennen einer Nackensteifigkeit oder Parese gehört ebenfalls zur Überwachung des neurologischen Status. Bei drohendem oder einsetzendem Bewußtseinsverlust sind neurologische Kontrollen in 10- bis 15minütigen Abständen erforderlich. Stündliche Kontrollen sind in Anbetracht der drohenden Lebensgefahr als nicht ausreichend anzusehen, besonders wenn instabile Kreislaufverhältnisse vorliegen.

Die Größe der Pupillen und deren Lichtreaktion sowie ihre Veränderungen im weiteren Verlauf nach einer Schädel-Hirn-Verletzung liefern unersetzliche Informationen. Daher sind **Mydriatika** zur Spiegelung des Augenhintergrundes nur bei strengster Indikationsstellung erlaubt.

Pupillomotorik

Pupillen, die primär weit und reaktionslos sind und sich im weiteren Verlauf nicht verändern, sind Ausdruck einer primären, traumatischen oder hypoxischen Hirnstammschädigung. Mittelweite, reaktionslose, häufig entrundete Pupillen sind charakteristisch für eine Mittelhirneinklemmung. Fehlt primär auch der Kornealreflex, muß auch hier von einer primären Hirnstammverletzung ausgegangen werden.

Pupillendilatationen, die einige Zeit nach dem Trauma auftreten, sind immer ein Alarmzeichen. Sie erfordern, neben der unverzüglichen Einleitung hirndrucksenkender Maßnahmen, immer den Ausschluß einer intrakraniellen Blutung.

Merke:
Schädelbasisfrakturen haben oft Schäden des N. oculomotorius zur Folge. Bei peripherer Oculomotoriusläsion oder Bulbustrauma kann auch eine primäre Pupillendilatation auftreten.

Blutungen in die hintere Schädelgrube machen sich **unter Umständen nicht** durch eine fokale neurologische Symptomatik oder Bewußtseinsstörungen bemerkbar, sondern können durch den Druck auf die Zentren der Medulla plötzlich zu Pupillendilatationen mit Atem- und Kreislaufstillstand führen.

Apparative Überwachung

Während Patienten mit leichten Schädel-Hirn-Verletzungen in der Regel ohne Komplikationen die Intensivstationen wieder verlassen, sind bei mittelschweren und schweren Schädel-Hirn-Verletzungen längere Aufenthalte bis zur bestmöglichen Wiederherstellung erforderlich. Um diese Wiederherstellung möglichst optimal und ohne Komplikationen zu erreichen, müssen die Überwachungsmaßnahmen ausgedehnt werden. Neben dem Basismonitoring wie EKG, Atemfrequenz, zentraler Venendruck und direkter arterieller Blutdruckmessung kommen hier spezielle apparative Maßnahmen zur Anwendung.

Durch den Einsatz der intrakraniellen Druckmessung mittels epiduraler oder intraventrikulärer Meßtechnik können Druckspitzen und Druckverläufe im Inneren des Schädels schnell erfaßt werden. Um Aussagen über den zerebralen Perfusionsdruck machen zu können, muß die intrakranielle Druckmessung mit der direkten arteriellen Blutdruckmessung kombiniert werden.

CPP = MAP − ICP
Normal:
80 mmHg = 90 mmHg − 10 mmHg

Tab. 6:
Zerebraler Perfusionsdruck

Der für die Hirndruckblutung wichtige zerebrale Perfusionsdruck (CPP) ergibt sich annäherungsweise durch den Abzug des intrakraniellen Drucks vom arteriellen Mitteldruck. Da es bei Perfusionsdrucken unterhalb 60 mmHg zunächst zu einer Störung und bei Perfusionsdrucken unterhalb 40 mmHg zur Erschöpfung der Autoregulation mit Vasoparalyse, Ischämie, Hypoxie und Azidose kommt, sollte der Perfusionsdruck von 60 mmHg nicht unterschritten werden. Angestrebt werden Werte zwischen 70 und 80 mmHg.

Kontrollierte Hyperventilation, unter laufender Kontrolle durch die Kapnometrie, ist heutzutage Standard bei der Behandlung von Schädel-Hirn-Verletzten. Durch intermittierende Blutgasanalysen werden die alveoläre Ventilation und die Oxygenierung ständig überprüft und gegebenenfalls die Respiratoreinstellung korrigiert.

Stündlich muß die Urinausscheidung, gegebenenfalls mit dem spezifischen Gewicht, ermittelt werden. Kontrollen des Magensaft-pH und der Blutzuckerwerte werden in zwei- bis dreistündigen Abständen vorgenommen.

Auf eine Normotherapie sowie auf eine leicht negative Flüssigkeitsbilanz ist Wert zu legen.

Laborchemische Überwachung

Um die bestmöglichen Voraussetzungen für eine Normalisierung und Stabilisierung aller extrakraniellen Organfunktionen zu erzielen, muß weiterhin gewährleistet sein, daß Normalwerte für die in Tabelle 7 genannten Parameter eingehalten werden. Weitere laborchemische Bestimmungen werden bei bestehender Indikation vorgenommen.

– Hämatokrit (Optimum bei 30 – 35 %!!)
– Hb (um 11 mg %)
– Natrium / Kalium (135 – 140 mmol / L / 4 – 4,5 mmol/L)
– Osmolalität (ca. 290 msom / l)
– Blutzucker (140 – 160 mg %)
= Normalisierung und Optimierung aller extrakraniellen Organfunktionen

Tab. 7: Anzustrebende laborchemische Normalwerte

Intensivpflege

Neben den vielfältigen Überwachungsmaßnahmen nimmt die Intensivpflege bei Schädel-Hirn-Verletzten einen besonderen Stellenwert ein. Daher sollen im folgenden pflegerische Besonderheiten beschrieben werden, die stets im Umgang mit Schädel-Hirn-Verletzten beachtet werden müssen.

Pflegerische Besonderheiten

Es handelt sich hierbei im wesentlichen um konservative Maßnahmen zur intrakraniellen Drucksenkung, welche sowohl prophylaktisch als auch therapeutisch vom Pflegepersonal ausgeführt werden können. Hierzu gehören die 30-Grad-Oberkörperhochlage und die Vermeidung von Zuständen, die einen erhöhten Energiebedarf zur Folge haben (Tab. 8).

– Oberkörperhochlagerung 30° mit gerade liegendem Kopf
– Vermeidung von Zuständen mit erhöhtem Energiebedarf
a) Streß
b) Krampfaktivitäten
c) Hyperthermie
– bei ICP-Werten über 20 mmHg weitere Therapie

Tab. 8: Konservative Maßnahmen zur intrakraniellen Drucksenkung

Die Lagerung

In der täglichen Praxis kommt es immer wieder vor, daß die Lagerung von Schädel-Hirn-Verletzten unzureichend ist. Nicht selten sind hierdurch verursachte intrakranielle Druckanstiege zu beobachten, die den Einsatz von Barbituraten oder anderen drucksenkenden Maßnahmen erforderlich machen. Daß durch unkontrollierte Barbituratgaben oder nicht gerechtfertigte Steigerung der Hyperventilation zusätzliche Komplikationen für den Patienten auftreten können, sei an dieser Stelle als bekannt vorausgesetzt.

172

Die 30-Grad-Oberkörperhochlagerung ist eine leicht durchzuführende und effektive Behandlungsmaßnahme, bei der der venöse Abfluß erleichtert und der intrakranielle Druck somit verringert wird. Während anderenorts immer noch von Oberkörperhochlagerungen zwischen 30 – 90 Grad berichtet wird, hat sich bei uns die 30-Grad-Lagerung durchgesetzt, da über 30 Grad der Gewinn auf der venösen durch Verluste auf der arteriellen Seite (hydrostatisches Druckgefälle) überspielt wird.

Der Kopf des Patienten darf nicht seitlich abkippen, da hierdurch der venöse Abfluß durch Kompression der Jugularvenen verringert wird. Es ergibt sich somit die Forderung nach einer konsequenten Rückenlage des Patienten bei geradeliegendem Kopf und einer Anhebung des Kopfteils auf 30 Grad. Auf eine Seitenlagerung des Patienten zur Dekubitusprophylaxe muß in der Akutphase verzichtet werden.

Zustände mit erhöhtem Energiebedarf

Merke:
Zustände, die einen erhöhten Energiebedarf zur Folge haben, müssen verhindert werden, da durch den enormen CO_2-Anfall die zerebralen Gefäße dilatieren und somit vor allem der Sauerstoffverbrauch des Gehirns ansteigt.

Streß

Die Ruhigstellung der Patienten wird am ehesten durch Neuroleptika, Benzodiazepine (Diazepam oder Flunitrazepam) oder Barbiturate erzielt. Zur Analgesierung wird zum Beispiel Fentanyl verabreicht. In Kombination angewandt, wird damit eine gute Sedierung und Analgesie erzielt. Schädel-Hirn-Verletzte zu relaxieren ist nicht sinnvoll, da hierdurch der Reflexstatus nicht mehr prüfbar ist.

Das Überprüfen des Magensaft-pH-Wertes mit gegebenenfalls anschließender Pufferung genügt zunächst zur Ulkusprophylaxe. Bei anhaltender Hyperazidität (pH < 3) ist gegebenenfalls die Anwendung von H_2-Rezeptorenantagonisten, wie zum Beispiel Ranitidin, angezeigt. Weiterhin ist eine streßfreie Pflege anzustreben. Sie erfordert eventuell zusätzliche Gaben von Sedativa oder Analgetika vor grund- und behandlungspflegerischen Maßnahmen, wie etwa dem endobronchialen Absaugen oder dem Betten.

Fieberanstiege

Fieberanstiege haben ebenfalls einen erhöhten Energiebedarf zur Folge. Da dem erhöhten **O_2-Verbrauch** ein erhöhter CO_2-Anfall gegenübersteht, der zu einer Vasodilatation der zerebralen Gefäße und somit zu einer intrakraniellen Drucksteigerung führt, müssen diese Temperaturanstiege therapeutisch angegangen werden. Mit dem Ziel der Normothermie setzen bei schädel-hirn-verletzten Patienten schon ab 38 °C die physikalischen Kühlungsmaßnahmen ein. Bei ausbleibendem Erfolg werden diese durch die Gabe von Antipyretika oder lytischem Cocktail ergänzt. Eine ausreichende vegetative Blockade beim Kühlen ist gegebenenfalls durch die Gabe von zusätzlichen Opiaten sicherzustellen.

Krampfaktivitäten

In der Akutphase auftretende Krampfaktivitäten sind keine Seltenheit. Sie bedürfen jedoch genauso der therapeutischen Behandlung wie Streß und Fieberanstiege, da der Sauerstoffverbrauch ebenfalls enorm zunimmt. Zur Kupierung werden vorwiegend Benzodiazepine, zum Beispiel Clonazepam (Rivotril®), eingesetzt. Länger anhaltende und häufig auftretende Anfälle machen auf jeden Fall eine antikonvulsive Therapie mit Antiepileptika wie Phenytoin notwendig. Eine diagnostische Abklärung mittels EEG ist empfehlenswert, bringt jedoch in der Akutphase nur bedingt aussagekräftige Resultate, zumal die hochdosierten Sedativa das EEG stark beeinflussen.

Komplikationen bei pflegerischen Maßnahmen

Neben den bereits erwähnten Komplikationen bergen grund- und behandlungspflegerische Maßnahmen mitunter große Gefahren für den Patienten. Das posttraumatische Hirnödem erreicht zwischen dem zweiten und dritten Tag seinen Höhepunkt. Somit sind in diesem Zeitraum zunehmend intrakranielle Drucksteigerungen mit gleichzeitiger Verminderung der intrakraniellen Kompensationsbreite zu beobachten. An der Höhe der intrakraniellen Meßwerte und der Kreislaufsituation muß sich daher auch die Ausführung der pflegerischen Maßnahmen orientieren.

An dieser Stelle sei darauf hingewiesen, daß bewußtlose Patienten, auch wenn sie keine Reaktionen auf Schmerzreize zeigen, bei allen Manipulationen mit intrakraniellen Drucksteigerungen reagieren können. Besondere Vorsicht ist deshalb bei Patienten geboten, die ohne intrakranielle Druckmessung überwacht werden, da hier keine Aussage über die Reaktion des intrakaniellen Druckes gemacht werden kann. Die meisten Komplikationen treten beim endobronchialen Absaugen, bei der Ausführung hygienischer Maßnahmen, sowie bei Lageveränderungen und krankengymnastischen Übungen auf (Abb. 4 – 6).

Notwendigkeit und Nutzen der pflegerischen Maßnahmen

Bereits aus den Beispielen der Abbildungen 4 – 6 läßt sich die Abwägung zwischen Notwendigkeit und Nutzen der pflegerischen Maßnahmen fordern. Wir sind der Meinung, daß die Ausführung der Bronchialtoilette in drei- bis vierstündigen Abständen ausreicht. Besonders dann, wenn eine ausreichende Befeuchtung und Temperierung der Inspirationsluft (35 °C) gewährleistet ist und nicht übermäßig Sekret produziert wird. Um unkontrollierten Medikamentengaben vorzubeugen, sollte eine pflegerische Maßnahme immer gut geplant sein. Wird einem Patienten zum Beispiel morgens um acht Uhr ein fest angesetztes, langwirkendes Barbiturat appliziert, bietet sich als Beginn für eine pflegerische Maßnahme – etwa das Betten – der Zeitpunkt 20 Minuten nach der Applikation an.

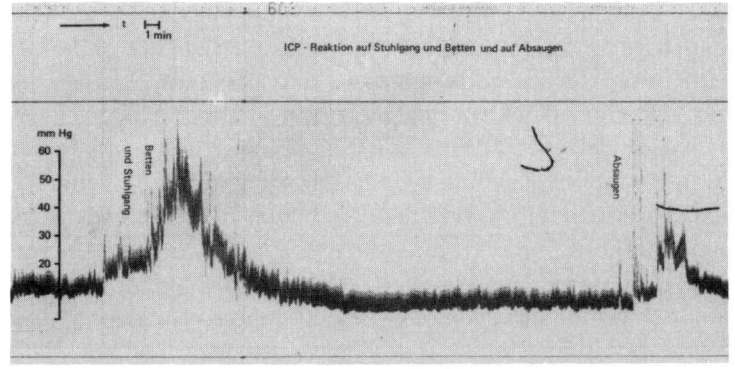

Abb. 4: ICP-Reaktion auf Stuhlgang, Betten und Absaugen

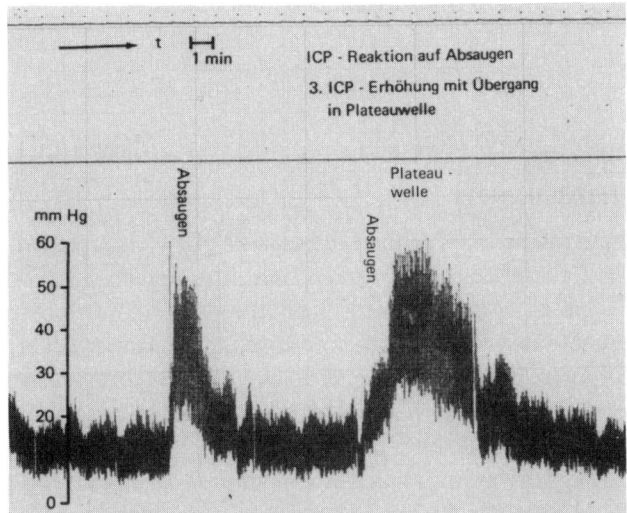

Abb. 5: ICP-Reaktion auf Absaugen mit/einer Plateauwelle/Ausbildung

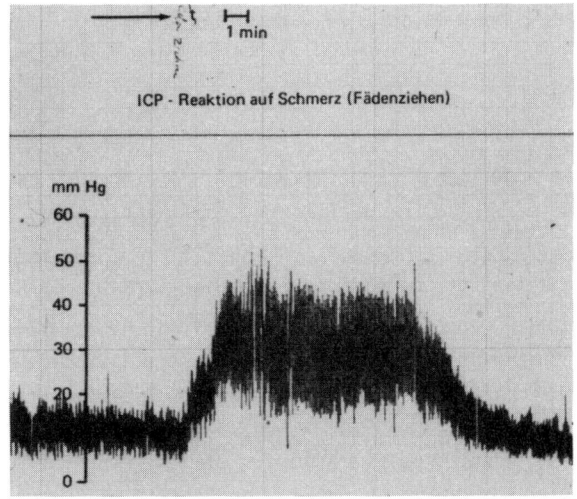

Abb. 6: Schwere intrakranielle Hypertension nach Entfernung von Wundfäden

Intrakranielle Drucksteigerungen sind zwar weiterhin zu beobachten, deren Auswirkungen sind jedoch deutlich geringer als ohne vorherige Barbituratgabe.

Dekubitus- und Kontrakturprophylaxe sind ebenfalls Maßnahmen, die zu einer akuten intrakraniellen Drucksteigerung führen können. Aus diesem Grund verzichten wir in der Akutphase auf eine konsequente Dekubitusprophylaxe zugunsten einer stabilen zerebralen Situation. Eine gute Möglichkeit, dennoch Dekubitalulzera erfolgreich zu verhindern, bieten durchgehende Schaumstoffnoppenmatratzen und Superweichmatratzen. Die Höhe der Schaumstoffnoppen sollte mindestens 4 – 5 cm betragen, um eine ausreichende Druckentlastung zu gewährleisten. Durchgelegene oder defekte Matratzen sind für eine Dekubitusprophylaxe ungeeignet und müssen daher erneuert werden.

Nach eigenen Erfahrungen sind so Rückenlagerungen von bis zu 21 Tagen ohne wesentliche Entstehung von Dekubitalulzera möglich.

Der langfristige Verlauf nach einem schweren Schädel-Hirn-Trauma

Nach der **Akutphase** eines schweren Schädel-Hirn-Traumas, in der es hauptsächlich um das Überleben des Patienten und um die Geringhaltung der Folgeschäden geht, werden verschiedene Entwicklungsphasen durchlaufen. In jeder dieser Phasen ist ein aufwendiger, therapeutischer Einsatz erforderlich, um gute Remissionserfolge zu erzielen. Die Palette der Entwicklungsphasen reicht von der Akutphase zum apallischen Syndrom, über die Phase der primitiven Psychomotorik bis hin zur Korsakow-, Integrations- und Rehabilitationsphase.

Die nach einem schweren Schädel-Hirn-Trauma zu erwartenden Folgeschäden lassen sich grob aus der Lokalisation des Substanzdefektes des Gehirns und der Dauer der Bewußtlosigkeit abschätzen. Wenn der Patient auf Anruf oder spontan die Augen öffnet, ist die Bewußtlosigkeit zwar beendet, der Weg bis hin zur vollen Orientierung und normalem Reaktions- und Sprachvermögen ist jedoch noch lang.

Das apallische Syndrom (Enthirnung)

Der für den Patienten wohl schlimmste und für alle Beteiligten wohl frustrierendste Verlauf ist, wenn ein schweres Schädel-Hirn-Trauma in einem apallischen Syndrom endet. Alle Bemühungen um den schwerverletzten Patienten werden in Frage gestellt und lassen uns an der Wirksamkeit und an dem Sinn der Intensivmedizin zweifeln. Verdeutlicht wird dies auch durch die Tatsache, daß bei nahezu 60 Prozent aller apallischen Syndrome dieses als Endstadium bestehen bleibt. Diese prognostische Aussage bezieht sich jedoch in der Hauptsache auf ältere Patienten. Bei jüngeren Patienten ist die Prognose wesentlich günstiger, obgleich die Wiederherstellung unter Umständen Monate oder Jahre in Anspruch nehmen kann.

Das apallische Syndrom ist von vegetativen Störungen, motorischen Primitivschablonen und pathologischen Haltungsreflexen geprägt. Es ist kein fest definierter Zustand und es ist in der Regel um so ausgeprägter, je schwerer eine Hirnstammdysfunktion war. Das apallische Syndrom kann als eine Entkoppelung der übergeordneten von den untergeordneten Hirnstrukturen aufgefaßt werden, bei der der Hirnstamm funktionell von der Hirnrinde getrennt ist (Dekortikation).

Im apallischen Syndrom imponieren Streckstellungen aller Extremitäten, die später in Beugestellungen der oberen Extremitäten und Streckstellungen der unteren Extremitäten übergehen. An vegetativer Symptomatik fallen wegen des Überwiegens des Sympatikus eine Tachykardie, schwankende Blutdruckwerte, eine Hypersalivation und hyperpyretische Zustände auf. Ungezielte Reaktionen auf Schmerzreize treten bald an die Stelle der Strecksynergismen, gefolgt von Saug- und Kauautomatismen. Später öffnet der Patient ohne zu fixieren die Augen. Der Drohreflex bleibt weiterhin negativ. Mit zunehmender „Wachheit" können bestehende Tetraspastiken verstärkt werden.

Im weiteren Verlauf kann der Patient vegetativ stabil erscheinen. Er schwitzt jedoch weiterhin stark und neigt besonders beim Betten zu mitunter nicht unerheblichen Kreislaufreaktionen. In jeder Phase des apallischen Syndroms ist der Schlaf-Wach-Rhythmus erhalten. Er kann jedoch zeitlich versetzt auftreten.
Diese, dem Vollbild des apallischen Syndroms entsprechenden Symptome können Wochen, Monate oder Jahre anhalten, ohne daß eine tendentielle Remission erkennbar ist. Oft sterben diese Patienten jedoch innerhalb des ersten Jahres an Harnwegsinfektionen oder Pneumonien.

Im Verlauf eines apallischen Syndroms können die vegetativen Entgleisungen mit Beta-Blockern therapiert werden, um die myokardiale Sauerstoffbilanz zu verbessern. Im Zuge der Tetraspastik und der vegetativen Entgleisungen ist eine hochkalorische Ernährung erforderlich, um der katabolen Stoffwechsellage entgegenzuwirken. 4 000 – 6 000 kcal pro Tag sind hierzu notwendig. Die meist über Duodenalsonde verabreichte Nahrung birgt stets die Gefahr der bakteriellen Verunreinigung. Magen-Darm-Infektionen und hyperosmolare Diarrhöen sind möglich und verursachen nicht selten Elektrolytentgleisungen.
Spastik, Kachexie, Inkontinenz und Immobilität sind für die Entstehung von Dekubitalulzera mitverantwortlich. Lagerungen zur Dekubitusprophylaxe scheitern oft an zu knappem Pflegepersonal und nur bedingt geeigneten Lagerungsmaterialien. Eine ständige krankengymnastische Betreuung ist erforderlich, um Kontrakturen zu verhindern.

Eigens für die Mobilisierung dieser Patientengruppe wurden spezielle Haltegurte entwickelt (Abb. 7). Dieses Gurtsystem ermöglicht es, selbst schwer spastische Patienten sicher und über längere Zeit in Lehnstühlen (mit hoher Rükkenlehne) zu fixieren.

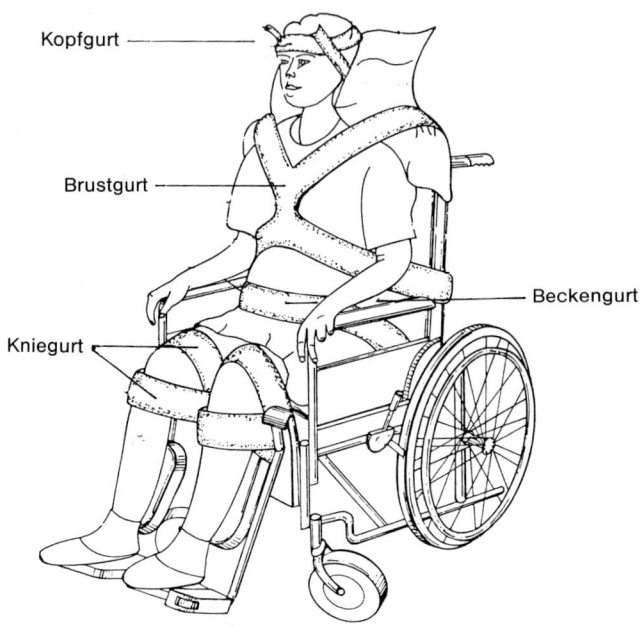

Kopfgurt

Brustgurt

Beckengurt

Kniegurt

Abb. 7: Gurtsystem zur Verbesserung der Sitzhaltung (nach F. Spriewald, Berlin)

Die Remissionsphase

In der beginnenden Remissionsphase kann dem apallischen Syndrom die **Phase der primitiven Psychomotorik** folgen, die bei günstigen Verläufen auch unmittelbar im Anschluß an die Akutphase auftreten kann. Sie ist im wesentlichen durch eine ausgeprägte psychomotorische Unruhe und Angstzustände gekennzeichnet. Auf energisches Ansprechen des Patienten sind erste sichtbare Reaktionen wie zum Beispiel das Augenöffnen möglich. Da diese Antworten häufig nicht konstant erfolgen, sind teilweise mehrmalige energische Aufforderungen notwendig. Auf Schmerzreize reagiert der Patient erstmals gezielt, und es erfolgt eine optische Fixierung.

Im weiteren Verlauf folgt die sogenannte **Korsakow-Phase.** Hierbei ist der Patient zeitlich, örtlich und bezogen auf seine Person noch desorientiert. Neben rascher Ermüdbarkeit stehen Konfabulationsstörungen (Gedächtnisstörungen) und Initiativlosigkeit im Vordergrund.

In der **Integrationsphase** sind häufig Restsymptome, meist Tetra- oder Hemiparesen unterschiedlicher Ausprägung, zu beobachten. Aber auch eine Rollstuhlabhängigkeit mit schwersten motorischen Störungen kann bestehen bleiben. Der Patient hat seine zeitliche, örtliche und auf die eigene Person bezogene Orientierung wiedererlangt. Er besitzt nun wieder ein Problembewußtsein und ist in der Lage, leichte Aufgaben des täglichen Lebens, wenn auch mit Unterstützung, zu lösen. Besonders wichtig in dieser Phase ist, daß von seiten des betreuenden Personals als auch von der Seite des Patienten paretische Extremitäten oder Gliedmaßen immer bewußt in eine Situationsbewältigung mit einbezogen werden müssen, da hierdurch in der Rehabilitationsphase bessere funktionelle Erfolge möglich sind. Auch die Einstellung zur Behinderung kann hierdurch positiv beeinflußt werden, woraus eine aktive Mitarbeit des Patienten bei Rehabilitationsmaßnahmen resultieren kann.

Im folgenden schließt sich der Integrationsphase eine, mitunter recht lange, **Rehabilitation** in eigens hierfür eingerichteten Institutionen an. Der Patient muß nun wieder lernen, Tätigkeiten des täglichen Lebens selbständig auszuführen. In der Rehabilitationsphase müssen geistige und körperliche Schäden konsequent und parallel behandelt werden. Hierzu sind eine Reihe erfahrener Therapeuten notwendig, die nur durch eine sinnvolle Koordination echte Rehabilitationserfolge erzielen können. Ferner darf der derzeitige Zustand des Patienten nicht als Endstadium angesehen werden. Es empfiehlt sich vielmehr eine Interpretation als Übergangsstadium, in welchem der therapeutische Erfolg mit dem Engagement der Betreuer konform geht.

Die Prognose des Schädel-Hirn-Traumas

Mit welchem Therapieerfolg der Patient ein Schädel-Hirn-Trauma überlebt, läßt sich prospektiv in der Akutphase nicht mit Sicherheit sagen. Für die prognostische Beurteilung kann jedoch beispielsweise die Glasgow-Coma-Scale hilfreich sein. Entscheidend für eine völlige Wiederherstellung sind das Lebensalter, die Dauer der Bewußtlosigkeit, das Ausmaß der Verletzung sowie die Höhe der gemessenen intrakraniellen Drücke im Verlauf der Behandlung.

Die Grenze der Komadauer, die nur noch eine Überlebenschance von etwa 5 Prozent zuläßt, liegt in einem Alter von 10 – 20 Jahren bei etwa 21 Tagen, bei einem Alter von 30 – 50 Jahren bei etwa 12 Tagen und bei einem Alter von über 60 Jahren bei etwa 5 Tagen. Hieraus läßt sich bereits erkennen, daß Kinder in der Regel eine bessere Prognose haben als Erwachsene im fortgeschrittenen Lebensalter.

Bei allen prognostischen Überlegungen muß jedoch bedacht werden, daß diese Aussagen anhand von statistisch belegten Skalen nur für ein Patientenkollektiv gelten. Für den einzelnen Patienten läßt sich niemals vorhersagen, zu welcher Resultatskategorie er gehören wird. Daher sollte immer mit einer maximalen Intensivtherapie und -pflege begonnen werden und erst aus dem Krankheitsverlauf heraus entschieden werden, ob diese gerechtfertigt ist.

Spätkomplikationen nach Schädel-Hirn-Trauma

Die posttraumatische Epilepsie

Die vielfältigen Schäden, denen der schädel-hirn-verletzte Patient ausgesetzt ist, sind nicht selten für eine posttraumatisch auftretende Epilepsie verantwortlich. Wie schwer eine posttraumatische Epilepsie verläuft, hängt im wesentlichen von der Schwere der Schädel-Hirn-Verletzung und deren Lokalisation ab.

Die am häufigsten zu beobachtenden Anfallsformen sind der fokale „Jackson-Anfall" und der „generalisierte Krampfanfall". Je nachdem, in welchem Zeitraum nach dem Trauma der Krampfanfall auftritt, werden Früh- und Spätepilepsien unterschieden. Zu den Frühepilepsien zählen alle Anfallsformen, die innerhalb eines Monats nach dem Trauma auftreten. Typisch für Frühepilepsien sind Jackson-Anfälle. Spätepilepsien können bis zu einem Jahr nach dem Trauma auftreten und zeigen vorwiegend das Bild von generalisierten Krampfanfällen. Der Entstehungsmechanismus für Jackson-Anfälle und generalisierte Krampfanfälle ist weitestgehend gleich. Verantwortlich hierfür sind pathologische Erregungen von Nervenzellgruppen und die fehlende Möglichkeit, diese Erregungen in ihrer Ausbreitung zu hemmen. Je größer der erworbene Substanzdefekt ist, desto größer ist die Wahrscheinlichkeit, daß generalisierte Anfallsformen resultieren.

Der Jackson-Anfall

Klinisch manifestiert sich der Jackson-Anfall mit tonisch-klonischen Zuckungen, die sich von einer Körperregion auf benachbarte Regionen ausbreiten. Da diese Anfallsform eine fokale Ursache hat, wird sie auch als **Herdanfall** bezeichnet. Je nach Herdlokalisation können sie an verschiedenen Körperteilen beginnen. Häufig wird der Beginn im Gesicht mit Ausbreitung auf Arm und Hand beobachtet. Sofern der Patient vor Beginn des Anfalls bewußtseinsklar war, bleibt das Bewußtsein unberührt. Ausnahmen bilden Jackson-Anfälle, die in einen generalisierten Krampfanfall übergehen. Hierbei wird der Patient bewußtlos.

Benzodiazepine sind bei einem Jackson-Anfall hilfreich, sollten jedoch erst eingesetzt werden, wenn der Anfall nach 1 – 2 Minuten nicht von selbst aufhört. Im Anfall ist die Beobachtung des Verlaufs unter Umständen außerordentlich wichtig, da hierdurch bereits Rückschlüsse auf die Herdlokalisation möglich sind. Häufiger auftretende Jackson-Anfälle bedürfen in der Regel einer medikamentösen Basisbehandlung mit Antikonvulsiva, sowie einer Abklärung mittels EEG.

Der generalisierte Krampfanfall

Nicht selten kommt es vor, daß ein Jackson-Anfall in einen generalisierten Krampfanfall übergeht. Er imponiert klinisch mit tonisch-klonischen Streckkrämpfen der Arme und Beine und kann zu einem kurzen Atem- und Herzstillstand führen, wobei die Atem- und Herzfunktion jedoch nach kurzer Zeit spontan wieder einsetzt.

Bei kurzfristigen generalisierten Krampfanfällen ist ein sofortiges medikamentöses Eingreifen nur bedingt notwendig, da diese Krampfanfälle meist von selbst sistieren. Um den Patienten vor Zungenbissen zu schützen, muß ein Gummimundkeil eingelegt werden! Zieht sich ein generalisierter Krampfanfall über 3 Minuten hin, muß durch Einsatz von Benzodiazepinen versucht werden, diesen zu durchbrechen, da es sich nun um einen **Status** von mehreren aufeinanderfolgenden Krampfanfällen handelt (**Status epilepticus**). Wiederholen sich generalisierte Anfälle, so ist, wie bei den fokalen Anfällen, eine Dauertherapie mit Antikonvulsiva angezeigt.

Merke:

Der Status epilepticus muß i m m e r medikamentös unterbrochen werden, da es sich um einen lebensbedrohlichen Zustand handelt, der zu einem Hirnödem und zu weiterem Nervenzelluntergang führt!!

Die zur Statustherapie verwendeten Medikamente sind in Tabelle 9 aufgeführt. Hyperventilation und Neuroleptika sind bei jeder Art von Krampfanfällen kontraindiziert, da sie die Krampfbereitschaft des Gehirns weiter verstärken.

Ist ein Status epilepticus nicht mit den genannten Medikamenten zu durchbrechen, so ist die Narkoseeinleitung indiziert, und gegebenenfalls eine Relaxierung zur Senkung des peripheren Sauerstoffverbrauchs vorzunehmen.

Merke:

Die Relaxierung macht den Krampfanfall nur unsichtbar, die pathologischen zentralnervösen Erregungen laufen jedoch weiterhin ab!!

---

1. Benzodiazepine
Rivotril®: 2 mg langsam, kontinuierlich i.v.
Valium®: 10 – 20 mg langsam i.v.
Dormicum®: initial 7,5 – 15 mg i.v.
Hauptnebenwirkungen: – Atemdepression
 – Blutdruckabfall
 – Hypersalivation
 – Hypersekretion

2. Hypnotika
Hypnomidate®: initial 15 mg langsam i.v.
Hauptnebenwirkungen: – geringe Atemdepression
 – Myoklonien
 – Thrombophlebitiden
 – Nebennierenrindeninsuffizienz
 bei Langzeitgabe!

3. Barbiturate
Luminal®: 200 mg langsam i.v., ggf. Wiederholung bis zu einer Gesamtdosis
 von 1,2 g bei Erwachsenen
Trapanal®: 125 – 500 mg i.v. initial, eventuell Dauerperfusion mit 4 – 5 mg
 Trapanal® pro Minute
Hauptnebenwirkungen: – Blutdruckabfall
 – Atemdepression
 – Bronchospasmus und Laryngospasmus durch
 Histaminfreisetzung!

Tab. 9: Medikamente zur Therapie des Status epilepticus und dessen Hauptnebenwirkungen

Der Hydrocephalus internus occlusus

Die Ursachen des Hydrocephalus internus occlusus liegen in einer Verlegung des Aquäduktes, zum Beispiel durch Blutkoagel, bei intraventrikulären Blutungen oder durch einen Infarkt im Stamm- oder Kleinhirnbereich (Ödem). Es resultiert eine Störung der Liquorpassage (Abb. 8a und b). Der produzierte

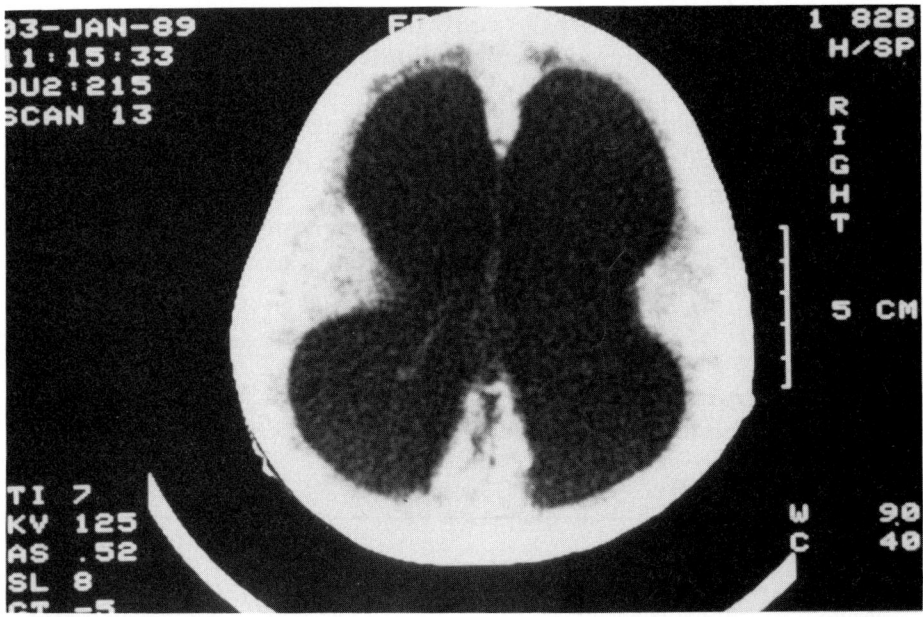

Abb. 8a

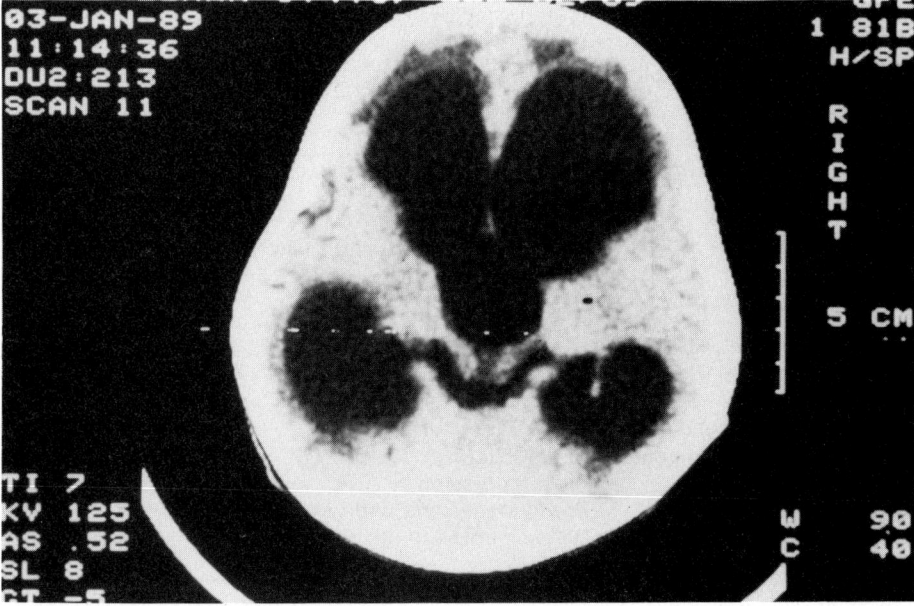

Abb. 8a und 8b: Hydrocephalus internus occlusus

Liquor kann nun nicht mehr über den Aquädukt und den vierten Ventrikel abfließen. Es kommt zu einem intraventrikulären Liquorüberschuß, der eine Auspressung der externen Liquorräume zur Folge hat. Die sich ausbildende intrakranielle Raumforderung führt unbehandelt zu den gleichen Komplikationen wie das Hirnödem oder eine intrakranielle Blutung.

Eine medikamentöse Therapie des Hydrocephalus internus occlusus ist nicht möglich. Der durch ein Schädel-Hirn-Trauma entstandene Hydrocephalus internus occlusus ist häufig nach Abschwellen des Gehirns oder erfolgreicher Drainage des Blutes reversibel, sodaß permanente Liquordrainagen nur selten notwendig werden. Bei bestehender Indikation gilt jedoch die Implantation sogenannter interner Liquordrainagen (Shunt), welche den Liquorabfluß ventrikulo-aurikulär (Spitz-Holter-Ventil), ventrikulo-peritoneal oder mittels Ventrikulocisternostomie (Liquorableitung in die Cisterna magna) ermöglichen, als Operation der Wahl. Im Akutfall kommt die externe Ventrikeldrainage zur Anwendung.

Wie bei Aneurysmapatienten kann sich auch nach einem Schädel-Hirn-Trauma mit Subarachnoidalblutung ein Hydrocephalus malresorptivus entwickeln. Dessen Ursache ist die Verstopfung der den Liquor physiologischerweise resorbierenden Pacchionischen Granulationen.

Die operative Versorgung des Hydrocephalus

Die Anlage beispielsweise eines ventrikolo-peritonealen Shunts erfolgt in Rückenlage mit zur Gegenseite gedrehtem Kopf. Sie ist die zur Zeit am häufigsten angewandte Technik. Nach der Hautdesinfektion erfolgt ein kleiner Hautschnitt, meist frontal. Mit einem Sperrer werden die Wundränder gespreizt, und anschließend wird ein Bohrloch angelegt. Nach der Durakoagulation erfolgt die blinde Punktion des Seitenventrikels mit dem Ventrikelkatheter. Mit Hilfe eines Zusatzkatheters wird zunächst der Liquordruck gemessen. Danach wird der Ventrikelkatheter in Höhe der Dura abgeschnitten und mit einem Rickham-Reservoir verbunden.

Ein weiterer Hautschnitt wird paraumbilical gesetzt. Die darunterliegenden Schichten und das Peritoneum werden eröffnet und ein Peritonealkatheter etwa 15 cm in die freie Bauchhöhle vorgeschoben. Dieser wird mit einer Tabaksbeutelnaht fixiert und das Peritoneum verschlossen. Anschließend wird über einen kleinen Hilfsschnitt in Höhe der Clavicula von oben her ein sogenannter Distal-Katheter-Passer unter der Haut bis zur Bauchwunde durchgebohrt. Durch den Plastikschlauch, der nach dem Entfernen des Mandrins liegenbleibt, wird der Peritonealkatheter nach oben geschoben. Die Führungshülle für den Peritonealkatheter wird entfernt. Es erfolgt ein weiterer Hilfsschnitt hinter dem Ohr mit subkutaner Untertunnelung bis zum Claviculaschnitt und anschließendem Hochschieben des Peritonealkatheters. Nun wird entsprechend dem gemessenen Liquordruck ein Nieder-, Mittel- oder Hochdruckventil eingesetzt. Damit dieses Ventil hinter dem Ohr zu liegen kommt, wird das untere Ende zum Peritonealkatheter und das obere Ende zum Rickham-Reservoir über einen kleinen Zwischenkatheter verbunden. Das gesamte System darf nicht unter Spannung stehen (Abb. 9).

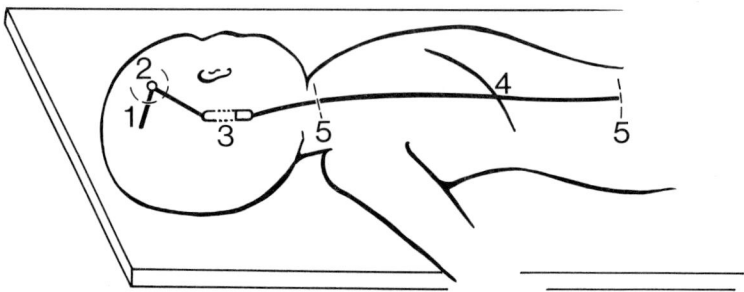

Abb. 9: Liquorableitende Drainage; Schnittführung und Lage des Systems
1 Ventrikelkatheter
2 Rickham-Reservoir
3 Ventil
4 Peritoenalkatheter
5 Hautschnitte

12. Die Schädel-Hirn-Verletzung im Kindesalter

Von A. Korn

Anatomische Besonderheiten des kindlichen Schädels

Beim Neugeborenen sind die schalenförmigen Knochen des Hirnschädels durch bindegewebige Strukturen miteinander verbunden. Somit ist gewährleistet, daß sich der kindliche Kopf unter der Geburt den Raumverhältnissen im mütterlichen Becken durch Verschiebung der Knochen und Verformung des Kopfes anpassen kann. Im Bereich der Schädelnähte finden sich die sogenannten Fontanellen, Knochenlücken, die durch eine Membran verschlossen sind. Unterschieden werden eine „große Fontanelle" (an der Stelle, an der die Pfeilnaht die Kranznaht erreicht) und eine „kleine Fontanelle" (am Schnittpunkt von Pfeil- und Lambdanaht). Etwa im 1. bis 2. Lebensjahr verschließen sich diese Fontanellen durch Verknöcherung (Abb. 1).

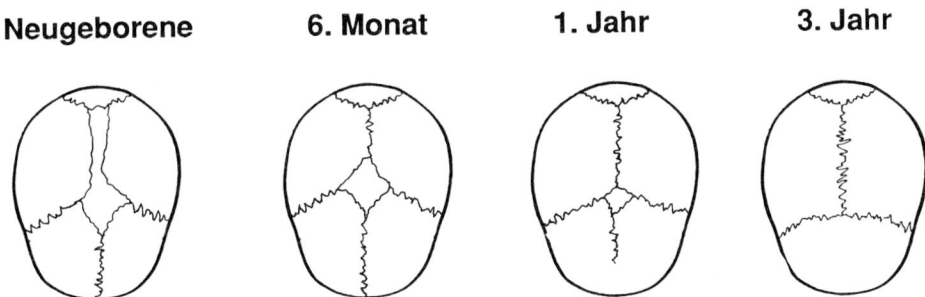

Neugeborene   **6. Monat**   **1. Jahr**   **3. Jahr**

S t i r n b e i n (Os frontale)

Abb. 1: Stufenweiser Verschluß der Fontanellen

Physiologische Besonderheiten im Kindesalter

Im Neugeborenen- und Säuglingsalter beträgt das Blutvolumen etwa 10 Prozent des Körpergewichts. Mit zunehmendem Alter reduziert sich dieser Anteil, bis er sich im Schulkindalter auf 7 – 8 Prozent einstellt. In Relation zum Erwachsenen haben Kinder eine relativ große Körperoberfläche. Es besteht also immer die Gefahr, daß Kinder sehr schnell auskühlen. Darüber hinaus sind Neugeborene und Kleinkinder noch nicht in der Lage, durch Muskelzittern Wärme zu produzieren. Die Wärmeproduktion erfolgt nur über eine Steigerung des Stoffwechsels, bei dem Glykogen, Fett und Sauerstoff verbraucht werden. Somit droht eine metabolische Azidose durch die beim Fettstoffwechsel anfallenden Ketonkörper, sowie eine Hypoglykämie und eine Hypoxie. Auf eine gute Wärmeisolierung ist deshalb besonders zu achten.

Die Atmung

Während Neugeborene und Säuglinge eine Vielzahl von anatomischen und physiologischen Besonderheiten bezüglich der Atmung aufweisen, sind diese bei Klein- und Schulkindern auf ein Minimum reduziert. Als eine anatomische Besonderheit bleibt zum Beispiel die Tatsache bestehen, daß bis etwa zum 8. Lebensjahr nicht die Glottis die engste Stelle im Respirationstrakt ist, sondern das Cricoid. Somit werden bis zu diesem Alter Endotrachealtuben ohne Blockung verwendet. Mit der Wahl der richtigen Tubengröße ist der Tubus durch Abdichtung im Bereich des Cricoids „dicht".

Physiologisch weichen einige Parameter von denen der Erwachsenen ab. Es handelt sich in erster Linie um den Sauerstoffverbrauch, der bei Klein- und Schulkindern etwa 5 – 6 ml / min / kg (Erw.: 3 – 4 ml / min / kg) beträgt. Auch die Atemfrequenz liegt mit 15 – 25 / min höher als bei den Erwachsenen. Die funktionelle Residualkapazität (22 ml / kg) und der Totraumanteil am Atemzugvolumen (33 %) sind bei Erwachsenen und der beschriebenen Kindergruppe identisch.

Herz und Kreislauf

Pulsfrequenz und Blutdruck sind im Kindesalter ebenfalls unterschiedlich. Je nach Alter sind Blutdruckwerte zwischen 70/40 und 110/70 zu erwarten. Die normale Pulsfrequenz variiert zwischen 130 – 140 bei Neugeborenen und 120 – 80 bei Klein- und Schulkindern. Besonders Neugeborene und Säuglinge sind nicht in der Lage, ihr Herzminutenvolumen über die Herzauswurfleistung zu regulieren. Eine Steigerung des Herzminutenvolumens ist nur über eine Steigerung der Herzfrequenz möglich! Folglich reagiert das kindliche Herz im Gegensatz zum Erwachsenen bei Sauerstoffmangel typischerweise rasch mit einer Verlangsamung der Herzfrequenz!

Das Gehirn

Das kindliche Gehirn entwickelt aufgrund einer erhöhten Permeabilität der Blut-Hirn-Schranke bei Sauerstoffmangel schneller ein Ödem. Da der Wassergehalt des kindlichen Gehirns etwa 95 Prozent beträgt, ergibt sich eine geringere Festigkeit der Hirnsubstanz.

Die Dura mater ist noch fest mit der inneren Kalottenoberfläche verbunden, weshalb sie bei Gewalteinwirkungen leichter reißen kann. Eine Kompensation eventueller intrakranieller Drucksteigerungen kann nur durch eine Verformung

der Schädelkalotte erfolgen, da die intrakraniellen Reserveräume nur wenig ausgeprägt sind.

Die Niere

Ebenso wie bei anderen Organen liegt auch bei der Niere eine funktionelle
Unreife vor, die in erster Linie durch eine geringere glomeruläre Filtrationsrate
gekennzeichnet ist. Sie beträgt in etwa 20 – 40 ml / 1,73 m^2 (Erwachsene 120 ml /
1,73 m^2 Körperoberfläche). Die proximalen Tubuli sind mit 1,8 mm, im Gegensatz zum Erwachsenen (20 mm), deutlich kürzer und deren Durchmesser
zudem mit 100 μ weitaus geringer als die des Erwachsenen (300 μ). Hinzu
kommt eine Schwäche hinsichtlich tubulärer Rückresorption und Konzentrie-
rung.

Die Leber

Auch das Enzymsystem im Neugeborenen- und Säuglingsalter weist Unrei-
fen auf. Nicht voll ausgebildet ist die Fähigkeit, Bilirubin zu glukuronidieren und
Medikamente zu metabolisieren.

Klinische Besonderheiten

Bei schädel-hirn-verletzten Kindern treten, wenn auch verzögert, gehäuft
Somnolenz, Erbrechen und vegetative Erregungszustände auf. Wichtig ist
jedoch, daß eine sekundäre Bewußtlosigkeit wesentlich dramatischer verläuft als
im Erwachsenenalter. So können bereits wenige Stunden nach erlittenem
Trauma bei einem primär ansprechbaren Kind schwere intrakranielle Druckanstiege auftreten. Nach Ausschluß einer intrakraniellen Blutung wird hier eine intrakranielle Druckmessung implantiert, die eine zuverlässige intrakranielle
Drucküberwachung ermöglicht. Bei der Hirnödembehandlung und -prophy-
laxe müssen die reduzierten Flüssigkeits- und Elektrolytreserven berücksichtigt
werden. Aus diesem Grund wird eine antiödematöse Therapie nur unter genau-
ester Dosierung der Medikamente und unter ständiger Kontrolle der Therapie-
effektivität durchgeführt. Hierzu gehören eine genaue Natrium / Wasser-Bilanz,
sowie die intermittierende Messung der Osmolalität.

Merke:
**250 ml einer 20prozentigen hyperosmolaren Lösung (Mannit 20 Pro-
zent) können bei Kindern zu einem Herz-Kreislauf-Versagen führen, wenn
sie rasch appliziert wird!!**

Häufig tritt bei Kindern eine frühe, ausgeprägte zerebrale Hyperämie auf.
Beim Einsatz von Mannit sollte an diese Möglichkeit gedacht werden. Es kann

hier durch den volumensteigernden Effekt des Mannits zu einer Verschlechterung des intrakraniellen Druckes kommen. Der primäre Einsatz von Hyperventilation und Barbituraten ist somit zu bevorzugen.

Epidurale Hämatome können im Kindesalter aufgrund der anatomischen Gegebenheiten auch ohne Schädelfraktur auftreten. Liegt ein epidurales Hämatom vor, so muß eine Verschlechterung der Bewußtseinslage nach einem freien Intervall vom sogenannten **Einschlafsyndrom** differenzialdiagnostisch abgetrennt werden. Das Einschlafsyndrom ist beschrieben als ein Zustand, in dem mehrere Stadien von Bewußtseinstrübungen – angefangen von einer schläfrigen Apathie über Verwirrtheit bis hin zu Unruhe und Sopor mit ebenfalls schneller Tendenz zur Besserung – durchlaufen werden. Dies schließt eine akute intrakranielle Druckerhöhung jedoch nicht aus! Anhand des Einschlafsyndroms ist auch nicht die Schwere des Traumas zu beurteilen!

In der Phase des Einschlafsyndroms sind die Kinder nur durch grobe Schmerzreize erweckbar. Sie drehen sich dann meist weg und schlafen wieder ein. Dieser Zustand klingt innerhalb weniger Stunden wieder ab und hinterläßt in manchen Fällen eine vegetative Symptomatik, die jedoch von vorübergehender Dauer ist.

Trotz des mitunter recht dramatischen Verlaufs, den schädel-hirn-verletzte Kinder bieten können, ist die Prognose in der Regel günstiger als die des Erwachsenen. Sie ist jedoch abhängig vom Reifungszustand des Gehirns und der Entwicklung des Kindes. Die Rückbildung neurologischer Ausfälle vollzieht sich im Kindesalter schneller als im Erwachsenenalter, weshalb auch Trübungs- und Durchgangssyndrome schneller eine Tendenz zur Remission zeigen.

Überwachung und Pflege

Die Überwachungsmaßnahmen bei einem kindlichen Schädel-Hirn-Trauma sind, soweit möglich, identisch mit denen des Erwachsenen. Statt der direkten arteriellen Blutdruckmessung bevorzugen wir jedoch bei Säuglingen und Kleinkindern die Blutdruckmessung mit dem Dinamap®. Die Anwendung der Kapnometrie geschieht mit Hilfe von totraumreduzierten Kinderküvetten. Eine spezielle Streßulkusprophylaxe (Puffern des Magensaftes mit Maalox®) wird bei Kindern nicht durchgeführt, da so gut wie kein Ulkusrisiko besteht.

Von seiten der Pflege lassen sich keine wesentlichen Unterschiede erkennen. Hervorzuheben ist jedoch, daß der Umgang mit diesen kleinen Patienten etwas Übung erfordert und gerade dem „Nicht-Kinderkrankenpflegepersonal" häufig Schwierigkeiten bereitet. Eine gute Möglichkeit, diese Schwierigkeiten zu überwinden, besteht darin, die Eltern in die Pflege zu integrieren. Es sollte den Eltern ermöglicht werden, stets und ständig bei ihrem Kind sein zu dürfen, sofern es die stationären Bedingungen erlauben. Besonders von Vorteil kann dies in der Aufwachphase des Kindes sein. In der fremden Umgebung finden sich die Kinder meist nur schwer zurecht, können ängstlich, unruhig und apathisch sein. Durch gezielte Zuwendung der Eltern wird diese Phase meist sehr gut überbrückt und macht manchmal den Einsatz von Sedativa überflüssig.

Auch pflegerisch möchten die Eltern teilweise aktiv werden. Diesem Wunsch sollte man, wenn möglich, entsprechen, besonders beim Betten und Waschen sowie beim Reichen der Nahrung. Zur Mobilisierung dürfen die Kinder auch von Mutter oder Vater in den Arm genommen werden.

13. Der Hirntod

Von Dietmar Horch

Einleitung

Um die komplexen Probleme um den Hirntod zu verstehen und zu charakterisieren, ist ein Zitat von Hans Werner Pia sehr nützlich: *„Leben bedeutet Regulation und Modulation. Tod bedeutet irreversibler Verlust von Regulation und Modulation."*

Die seit Jahrhunderten geltende Definition des Todes mit sistierender Herzaktion und Ausfall der Atmung als prozeßhaftem Vorgang, mit dem Auftreten von Totenflecken, Leichenstarre usw. kann heute nicht mehr verwendet werden. Der Grund dafür ist, daß man die Apnoe durch künstliche maschinelle Beatmung und die Herz-Kreislauf-Funktion durch medikamentöse Unterstützung im Rahmen der Intensiv- und Reanimationsmedizin überbrücken kann.

Durch den Nachweis, daß unter künstlicher Beatmung die autonome Funktion des Herzens, die Zirkulation in den übrigen Organen einschließlich des Rückenmarks für Tage oder länger aufrechterhalten werden können, haben Sterben und Tod des Menschen eine neue Dimension bekommen. Nicht mehr die Familie und Freunde begleiten die bewußten und unbewußten Stunden des Sterbenden (wie es früher in der Großfamilie üblich war), sondern medizinische Perfektion und Technologie verlängern Vitalzeichen über das Maß der Hoffnung hinaus. Folge dieser Eskalation der technischen Lebensverlängerung ist das Syndrom des Hirntodes. Es geht hier um die Frage, wann der Mensch tot ist. Eine Fragestellung, die sich erst durch den Einsatz moderner Reanimationstechniken entwickeln konnte. Die intensivmedizinischen Möglichkeiten haben bei primären und sekundären Schädigungen des Gehirns mit Hirnödem und folgendem Zirkulationsstillstand bis zur Totalnekrose des Gehirns bei schlagendem Herzen und artifizieller Beatmung die Notwendigkeit des sicheren Nachweises des Hirntodes entstehen lassen.

Die Diagnose des Hirntodes unterliegt medizinisch-rationalem Vorgehen. Die Beendigung einer Reanimation oder die Notwendigkeit einer Organtransplantation darf nicht mit emotionalen Überlegungen verknüpft werden. Wenn heutzutage auch die Grenzen der Reanimation und Intensivmedizin diskutiert werden, dürfen aber jedoch nicht alle Begriffe der Medizin, Moral und Ethik vermischt werden. Nur der Ausfall der gesamten Hirnfunktion darf hier als Handlungsgrundlage gelten.

Definition des Hirntodes

Es besteht kein Zweifel, daß der irreversible Verlust der Großhirntätigkeit (apallisches Syndrom) nicht mit dem Hirntod gleichzusetzen ist. Großhirnversagen bedeutet Verlust höherer Funktionen, zum Beispiel des menschlichen Bewußtseins, des Verstandes, des Erfassens und des Wahrnehmungsvermögens. Es resultiert ein Organismus mit erhaltenen biologischen Basisfunktionen, ein Zustand, der appallisches Syndrom oder persistierender vegetativer Zustand genannt wird.

Unter der klassischen üblichen Definition des biologischen Todes versteht man den irreversiblen Stillstand von Atmung und Kreislauf, gefolgt vom Sistieren der Tätigkeit des Zentralnervensystems und später dem Absterben des Gewebes und der Zellen. Versagenszustände von Hypothalamus, Hypophyse und Hirnstamm betreffen das vitale, komplexe, neurogene und humorale zentrale Regulationssystem des Menschen. Deren irreversible Schädigung und damit der Ausfall ihrer Funktionen geht einher mit dem Unvermögen, vitale Funktionen wie Atmung und Blutdruck, vegetative Funktionen, zum Beispiel die Temperaturregulation, und autonome kardiovaskuläre Funktionen aufrechtzuerhalten.

Klinisch stellt der Hirntod immer eine Akutsituation dar und geht nie in den chronischen Zustand eines „Hirntodsyndroms" über. Auch mit außerordentlichen Anstrengungen durch Kreislaufunterstützung und maschinelle Beatmung stellt sich ein Herzstillstand innerhalb von Stunden, maximal drei bis fünf Tagen ein, nachdem eine völlige Desintegration zerebraler Funktionen festgestellt worden ist.

Ätiologie und Pathophysiologie

Voraussetzungen zur Feststellung des Hirntodes sind eine umfassende Anamnese und eine exakte Diagnose. Vor allem müssen Intoxikationen, Relaxation sowie die Auswirkungen einer hochdosierten Barbiturattherapie (z. B. bei Schädel-Hirn-Trauma) ausgeschlossen werden. Hinzu kommen weiterhin der Ausschluß eines metabolischen Komas, ein Schockzustand und eine primäre Hypothermie.

Hirnverletzungen sind mit etwa 80 Prozent, neben primären Hirnerkrankungen, die häufigste Ursache des Hirntodes. Damit meint man speziell die Hirnblutungen und sekundäre, meist ischämisch-hypoxische Hirnschädigungen. Alle diese genannten Schädigungen führen unterschiedlich schnell zum Hirntod.

Ursachen des Hirntodes

I. Primäre Ursachen
1. Schädel-Hirn-Traumen
2. Spontane Hirnblutungen, massive Infarkte

3. Hirntumoren
4. Entzündliche Prozesse (Meningitis, Enzephalitis)
5. Dekompensierter Hydrocephalus occlusus

II. Sekundäre Ursachen
1. Kardiale Dysfunktion – Hypotension, Herzstillstand
2. Respiratorische Dysfunktion – Asphyxien, Aspiration
3. Intoxikationen (z. B. Barbiturate, Betäubungsmittel, CO-Vergiftung)
4. Metabolische Enzephalopathien (diabetisches Koma, Urämie, Coma hepaticum)
5. Nutritive Hypoxydose bei Hypoglykämie
6. Infektionen
7. Hypoxydose des Hirnparenchyms bei vermindertem pO_2-Partialdruck
9. Histotoxische Hypoxydose bei Fermentblockade z. B. Zyanidintoxikation

Da man unter dem isolierten Hirntod eine Hirntotalnekrose versteht, der Kreislauf aber unter kontrollierten Bedingungen weiter funktioniert, liegt die Ursache für den Hirntod in einer zerebralen Ischämie, die die normale Wiederbelebungs- oder Überlebenszeit überschritten hat. Sinkt die Hirnperfusion vom Normwert 45 – 60 ml / 100 g auf einen Wert von 6 – 12 ml / 100 g, so kommt es zu irreversibler Strukturschädigung. Bei jeder der oben genannten Ursachen kommt es, unabhängig von deren spezieller Pathologie, zu einem Hirnödem und einem Absinken der Hirnperfusion.

Das Hirnödem

Das Hirnödem selbst ist eine unspezifische Antwort des Gehirns auf innere und äußere Noxen und ist als eine abnorme Wasseransammlung im Gehirn zu verstehen. Obwohl in einzelnen Fällen immer sowohl eine vasogene als auch eine zytotoxische Komponente als gemeinsame Ursachen des Hirnödems vorliegen, ist die Ursache des posttraumatischen Hirnödems primär vasogen zu betrachten.

Aufgrund der Schädigung des Hirngewebes kommt es zu einer Zunahme des Wassergehalts und daraus resultierenden Hirnvolumenzuwachs. Größere Ödemmengen können zur Verschlimmerung zerebraler Funktionsstörungen oder bestehender neurologischer Ausfälle führen. Wegen dieser raumfordernden Wirkung kann es zu Gewebekompression-, -verlagerung, Ventrikeleinengung oder Einklemmung in den Tentoriumschlitz kommen.

Der Hirndruck

Durch die Raumforderung eines Ödems kann es zu einem Aufbrauchen der Reserveräume und zur Kompression von Venen und Kapillaren kommen, wodurch eine Verstärkung des Ödems bewirkt wird. Durch diese Perfusionsbehinderung und letztlich den Sauerstoffmangel wird das Ödem ausgelöst und weiter verstärkt. Aus diesem Grund wird auch ein Blutverlust, ein Blutdruckabfall oder eine Behinderung der Atmung zu einem Hirnödem oder dessen Verstärkung führen. Die daraus resultierende Schädelinnendruckerhöhung bewirkt wiederum einen fokalen Sauerstoffmangel und eine Verstärkung des Hirndrucks (Circulus vitiosus).

Stoffwechselveränderung

Da die Nähr- und Spülfunktion des Kreislaufs fehlt, kommt es zu einer Anhäufung von Stoffwechselmetaboliten (z. B. Laktat führt zu einer Azidose) und zu einer Verschiebung des Elektrolytgleichgewichts im Gewebe. Dies führt wiederum zu einer Zellschädigung und das Hirnödem wird durch weiteren Eintritt von Flüssigkeit verstärkt. Es resultieren schließlich ein irreversibler Verlust der zerebralen Autoregulation bis zur Vasoparalyse und eine Zerstörung der Blut-Hirn-Schranke.

Zirkulationsbehinderung

Ein erhöhter intrakranieller Druck bis zur Höhe des intraarteriellen Mitteldrucks bewirkt einen Zirkulationsstop und eine ischämische Anoxie. Ist der Anstieg des intrakraniellen Drucks noch nicht so hoch, kommt es zu einer Zirkulationsbehinderung. Diese verursacht eine Stauung im venösen Schenkel, der als erstes komprimiert wird. Dadurch kommt es zu einem venösen Rückstau. Die Verlangsamung der Zirkulation im Hirnparenchym setzt sich dann in die großen Gefäße fort. Zusätzlich formieren sich Mikrothrombosen in den Kapillaren aus Erythrozytenaggregaten, was zusammen mit der Kompression der Gefäße zu Verschlüssen führt.

Cushing-Reflex

Wie schon erwähnt, droht ein zerebraler Perfusionsstillstand, wenn der arterielle Mitteldruck gleich dem intrakraniellen Druck ist. Das Gehirn hat in einem bestimmten Bereich noch die Möglichkeit, seine Durchblutung zu gewährleisten, indem es den systemischen Blutdruck steigert. Dies geschieht bei der Registrierung einer Mangeldurchblutung des Hirnstammes durch Aktivierung verschiedener Vasopressoren und man nennt diesen Effekt den Cushing-Reflex. Der Blutdruck erreicht bei Aktivierung des Reflexes Werte von 180 – 280 mmHg systolisch, sowie reflektorisch eine Bradykardie, die als Druckpuls wahrnehmbar ist (Bainbridge Reflex). Typische Situationen für die Auslösung des Cushing-Reflexes sind die transtentorielle Einklemmung, die Druckerhöhung in der hinteren Schädelgrube (infratentoriell) und die direkte Kompression des Hirnstammes bei Operationen in dessen Nähe. Wenn dieser Mechanismus zu Beginn einer drohenden Mangeldurchblutung noch reagieren kann, wird bei zunehmendem Druck auf den Hirnstamm schließlich der Vasopressoreffekt immer schwächer ausfallen. Schließlich wird der systemische Blutdruck nicht mehr reagieren können und der kritische Punkt einer zerebralen Ischämie ist erreicht.

Der Cushing-Reflex hat unter Umständen auch eine negative Auswirkung auf ein Hirnödem. Durch Erhöhung des intraarteriellen Drucks kommt es zum Anstieg des intrazerebralen Blutvolumens und zur Erhöhung des Gefäßwanddrucks, verbunden mit einer ansteigenden Gefäßwandpermeabilität. Daraus resultiert eine Extravasation von Flüssigkeit aus den Gefäßen und die Ödembildung nimmt zu.

Bei weiterer Abnahme der Durchblutung kommt es zur ischämischen Zerstörung des Vasomotorenzentrums (Kreislaufzentrum) und daraus resultierendem Zusammenbruch der arteriellen Druckregulation. Somit deutet es bei massivem Blutdruckabfall bei malignem Hirndruck auf eine Irreversibilität der Hirnschädigung. Infolge all dieser genannten Ursachen kommt es zur Zunahme des intrakraniellen Drucks, Steigerung des Hirnödems und schließlich zu einem isolierten Kreislaufstillstand des Gehirns.

Symptome und Diagnose des Hirntodes

Während der Tod ohne die medizinisch-technologischen Möglichkeiten mit dem Verlust der Spontanatmung und dem Kreislaufstillstand eintritt, ist die Diagnose des Hirntodes bei erhaltener Herzaktion, Kreislauf und künstlicher Beatmung zu stellen. Der Nachweis gilt dem irreversiblen Verlust aller Hirnfunktionen, einschließlich der des Hirnstammes.

Die Bundesärztekammer hat für diesen Zweck einen Katalog an erforderlichen Untersuchungen erstellt. Zudem müssen die klinischen Befunde von zwei Ärzten getrennt erhoben werden und gegebenenfalls durch apparative Untersuchungen ergänzt werden. Im Falle einer möglichen Organspende dürfen diese Untersuchungen nicht von Ärzten erhoben werden, die an den Transplantationen beteiligt sind (Abb. 1).

Klinische Symptome des Hirntodes

- Koma (Bewußtlosigkeit)
- Atemstillstand
- Fehlen jeglicher Spontanmotorik
- Allgemeiner schlaffer Muskeltonus
- Mydriasis (weite, reaktionslose Pupillen)
- Fehlen zerebraler Reflexe: Pupillen- und Kornealreflex, oculo-cephaler und vestibulo-ocularer Reflex, Masseter-, Würg-, Schluck-, Husten-, Trachealreflex.
- Hypotonie (Ausfall der Kreislaufregulation)
- Hypothermie-Poikilothermie (Ausfall der Temperaturregulation)
- Spinale Reflexe

Hirntod-Kriterien-Protokoll: Klinik:_____

Patient:_____ Vorname:_____ geb.:_____ Alter:____J.

Protokoll Nr.:_____

Voraussetzungen:

1.1 Diagnose_____

   Zeitpunkt des Unfalls/Krankheitsbeginn:_____

   Untersuchungsdatum:_____ Uhrzeit:_____

   Feststellungen und Befunde beantworten mit ja oder nein:

		1. Untersucher	2. Untersucher
1.2 Intoxikation	ausgeschlossen	_____	_____
Relaxation	ausgeschlossen	_____	_____
Primäre Hypothermie	ausgeschlossen	_____	_____
Hypovolämischer Schock	ausgeschlossen	_____	_____
Metab. od. Endokr. Koma	ausgeschlossen	_____	_____
Blutdruck, mm Hg syst.		_____	_____

Maßgebliche Symptome des Ausfalls der Hirnfunktion:

	1. Untersucher	2. Untersucher
2.1 Koma	_____	_____
2.2 Ausfall der Spontanatmung	_____	_____
2.3 Pupillen mittelweit/weit	_____	_____
Pupillen-Licht-Reflex fehlt beidseits	_____	_____
2.4 Oculo-zephaler Reflex (Puppenkopfphänomen) fehlt	_____	_____
2.5 Corneal-Reflex erloschen beidseits	_____	_____
2.6 Trigeminus-Schmerz-Reaktion erloschen	_____	_____
2.7 Pharyngeal-/Tracheal-Reflex erloschen	_____	_____
Gegebenenfalls weitere Feststellungen	_____	_____

Untersuchende Ärzte (Druckbuchstaben) _____ _____

(Unterschrift) _____ _____

Gegebenenfalls ergänzende Untersuchungen:

3.1 Isoelektrisches (Null-Linien) EEG 30 Min. abgeleitet_____,Uhr_____

   Arzt_____

3.2 Zerebrale Angiographie: Zirkulationsstillstand beidseits

   festgestellt: Datum_____, Uhr_____, Arzt:_____

Gegebenenfalls Beobachtungszeit:

4. Zum Zeitpunkt der hier protokollierten Untersuchungen besteht das eindeutige

   Hirntod-Syndrom seit _____Stunden.

   Weitere Beobachtung erforderlich (Lebensalter!)   ja ☐ nein ☐
   Zusammen mit den Befunden in den Protokollbögen Nr._____wird der

   Hirntod und somit der Tod des Patienten diagnostiziert am_____um_____Uhr

   Ärzte: 1. _____ 2. _____(Druckbuchstaben)

   _____ _____(Unterschrift)

Abb. 1

196

Voraussetzungen zur klinischen Feststellung des Hirntodes

1. Klare Ätiologie:
Akute schwere p r i m ä r e Hirnschädigung
- Hirnverletzungen
- Spontane intrakranielle Blutungen
- Hirninfarkt
- Hirntumor
- Akuter Verschluß-Hydrocephalus

Akute schwere s e k u n d ä r e Hirnschädigung
- Hypoxiefolgen
- Zustand nach kardio-pulmonaler Reanimation
- Folgen nach langdauerndem Schock

2. Ausschluß von:
- Intoxikationen
- Sedierende Behandlungsmaßnahmen
- Muskelrelaxantien
- Metabolische und endokrinologische Entgleisungen
- Akzidentielle Hypothermie
- Kreislaufschock
- Medikamentöse Mydriasis

Klinische Symptome zur Charakterisierung des Hirntodes

Bewußtlosigkeit

Der tiefen Bewußtlosigkeit (Koma IV) entspricht eine völlige Reaktionslosigkeit auf die Umgebung und auf von außen zugeführte Reize (z. B. Schmerzreize) mit Ausnahme spinaler Primitivschablonen, auf die später noch näher eingegangen wird. Es dürfen keinerlei Streck- oder Beugesynergismen sowie keine Spontanmotorik auftreten. Auch darf es weder zu einem Blutdruckanstieg noch zu einer Tachykardie kommen, da man dabei von einem Wahrnehmen des Schmerzreizes ausgehen muß. Ein definierter Schmerzreiz im Trigeminusbereich ist der Stich mit einer Kanüle in das Nasenseptum (N.V, N.VIII). Öfters kann die Reaktionslosigkeit geprüft werden, wenn man das Nagelbett des Patienten mit einer Klemme komprimiert.

Atemstillstand

Das Sistieren der Spontanatmung ist eines der wesentlichsten und, im Nachweis des Ausfalls, das eindrucksvollste Kriterium des Hirntodes. Der zentrale Atemstillstand erfolgt durch eine direkte oder indirekte Schädigung der Medulla oblongata. In den überwiegenden Fällen sind es indirekte Schädigungen durch Massenverschiebung des Gehirns bei massivem Hirndruck. Dabei kommt es zur medullären Einklemmung durch Einpressen der Kleinhirntonsillen in das Foramen occipitale magnum mit Kompression der Medulla oblongata. Hat die Druckischämie länger angehalten, ist die Störung irreversibel. Der Nachweis des Ausfalls des Atemzentrums erfolgt mit dem Apnoetest.

Apnoetest

Da die Regulation der Atmung im Atemzentrum über die Veränderungen des Kohlensäure-Partialdruckes (pCO_2) geschieht, muß für eine definitive Funktionsprüfung des Atemzentrums ein ausreichender Anstieg des pCO_2 im arteriellen Blut erreicht werden. Zuerst wird durch Ventilation mit reinem Sauerstoff (100 Prozent) über zehn Minuten eine ausreichende Oxygenation des Blutes und der Organe gewährleistet. Dann wird die Beatmung mit dem Respirator eingestellt. Gleichzeitig werden passiv endotracheal zehn Liter reiner Sauerstoff pro Minute mit einer Sonde über den Tubus insuffliert. Dadurch wird eine Hypoxämie der Organe vermieden. Die Diskonnektion vom Respirator erfolgt für 15 Minuten, wobei nach fünf, zehn und fünfzehn Minuten eine Blutgasanalyse zur Ermittlung und Dokumentation des pCO_2-Anstieges infolge der fehlenden Abatmung erstellt wird. Zur aktuellen Kontrolle und Dokumentation vor Ort benötigt man auf alle Fälle ein Kapnometer.

Die eventuell einsetzende Spontanatmung ist bei einem arteriellen pCO_2 im Blut von 8 kPA oder 60 mmHg nach 10 – 15 Minuten zu erwarten. Es sollte bei diesem Test daran gedacht werden, daß diese Patienten oft hyperventiliert wurden und somit ein niedriger $paCO_2$-Druck besteht. Bei komatösen und dezerebrierten, oft hypothermen Patienten tritt nur ein langsames Ansteigen des pCO_2 zur Atemstimulation ein.

Hirnnervenreflexe

Schwieriger sind die an die Hirnnerven gebundenen Reflexe zu beurteilen. Es ist wichtig, daß das Pflegepersonal mit diesen Reflexen vertraut ist, um jegliche Veränderung richtig interpretieren zu können. Diese Reflexe stellen wichtige Parameter zur Beurteilung der Hirnstammfunktion dar. Einzelne Hirnnerven können schon in frühen Stadien des Komas funktionsuntüchtig werden und können dann als Gradmesser für den Ausfall der zentral-venösen Funktion nicht mehr dienen.

Einer dieser Reflexe, ausgehend vom 3. Hirnnerven *(N. opticus, N. oculomotorius)*, der so oft als möglich kontrolliert werden soll, ist die **Pupillenreaktion.** Bei Hirntod sind weite entrundete Pupillen beidseits zu erwarten, die keinerlei Reaktion auf Lichteinfall mehr zeigen. Auch sollte die Pupillenform sich nicht verändern, wenn man in die Augen einen Tropfen Mydriatikum appliziert. Eine maximal weite und entrundete Pupille ist aber nicht immer obligat. Besonders bei langsam progredienten Dezerebrationssyndromen beobachtet man auch wechselnd stark erweiterte Pupillen. Hier wirken die schädigenden Ursachen nicht gleichzeitig auf die parasympathischen und sympathischen Zentren ein.

Bei einem komatösen, apnoischen Patienten mit engen Pupillen sollte man an eine Narkotika-Intoxikation (Morphin, andere Drogen) denken. Bei ganglienblockierenden Medikamenten (Atropin lokal) oder einer Hypothermie kann es zu einer Mydriasis kommen.

Ein weiterer Reflex, den man leicht prüfen kann, ist der **Kornealreflex** *(N. trigeminus / N. fascialis)*. Bei mechanischer Irritation der Hornhaut (z. B. mit einem Tupfer) kommt es normalerweise zu einem Lidschluß oder Blinzeleffekt beider Augen. Man muß aber wissen, daß durch ein Kornealödem oder das Austrocknen der Kornea ein Sensibilitätsverlust entsteht, der dazu führt, daß dieser Reflex nicht mehr auslösbar ist.

Auch der **Lidreflex** *(N.V, N.VII)* wird mit einem Tupfer und durch Bestreichen der Lider ausgelöst.

Das Auslösen eines **Hustenreflexes** *(Nervus vagus)* wird beim endotrachealen Absaugen durch die Reizung der Trachealschleimhaut in Höhe der Bifurkation erreicht.

Der **Würgereflex** *(N. glossopharyngeus, N. vagus)* wird durch Berühren der hinteren Pharynxwand ausgelöst. Bei intubierten Patienten ist dieser Reflex durch Manipulation am Tubus auslösbar, nach längerer Liegedauer des Tubus wird er nicht mehr sicher zu erhalten sein.

Der **oculocephale Reflex** *(N.VIII, III, VI)*, auch Puppenkopfphänomen genannt, ist ein eindrucksvoll anzuschauender Reflex. Normalerweise bewirkt die rasche Drehung des Kopfes zur Seite bei offenen Augen ein Abweichen der Augen zur Gegenseite. Nach Hirnstammschädigung bleiben die Augen, unabhängig von der Drehrichtung, in der Mittellinie fixiert.

Die Auslösung des **oculovestibulären Reflexes** *(N.VIII, III, VI)* erfolgt durch Spülung des äußeren Gehörganges mit eiskaltem Wasser. Mittels einer Otoskopie wird das Trommelfell auf seine Unversehrtheit geprügt, um mit dieser Untersuchung bei rupturiertem Trommelfell keinen weiteren Schaden anzurichten. Die Reflexantwort besteht in der Auslösung eines Nystagmus, mit der langsamen Phase zur Gegenseite. Mit zunehmender Hirnstammdysfunktion wird die Antwort schwächer, bis diese dann bei Hirntod durch den Ausfall des 8. Hirnnerven und seiner Kerne ganz ausbleibt.

Die Funktionsprüfung des **Vasomotorenzentrums** ist ein weiterer Ansatzpunkt in der klinischen Diagnostik des Hirntodes. Vom Vasomotorenzentrum gehen neben sympathischen auch vagale (Nervus vagus) Impulse zum Herzen, welche eine negativ inotrope und chronotrope Wirkung haben. Zur Prüfung dieser Funktion dient der Atropintext.

Atropintest

Atropin ist ein Parasympathikolytikum, welches hauptsächlich eine Frequenzsteigerung durch Hemmung des Parasympathicus, (Nervus vagus = 10. Hirnnerv) bewirkt. Zur Diagnose des Ausfalls des zentralen parasympathischen Systems werden 2 mg Atropin injiziert. Diese Menge ist erforderlich, um das ganze parasympathische System sicher zu blockieren. Es zeigt sich beim Vollbild des Hirntodes keine Zunahme der Herzfrequenz. Wichtig ist die Dokumentation von Frequenz und Blutdruck vor, während und nach Injektion des Atropins.

In diesen Zusammenhang gehört auch die Prüfung des **oculokardialen Reflexes.** Der oculokardiale Reflex bewirkt bei starkem Druck auf die Bulbi bei einem gesunden Patienten eine starke Bradykardie. Diese normale Antwort bleibt beim Hirntod aus. Auch wird keine Beeinflussung der Herzfrequenz im Sinne einer Bradykardie durch den **Karotissinusdruck** erkennbar sein. Als Ursache der fehlenden Reaktion auf eine vagale Stimulation wird die Zerstörung des zentralen parasympathischen Systems (dorsaler Vaguskern) angenommen.

Spinale Reflexe

Bei der Überprüfung der peripheren Reflexe ist zu beachten, daß es spinale Automatismen beziehungsweise Reflexschablonen gibt, die bei völliger Dezerebration in verstärktem Maße auftreten können. Damit sind keinesfalls Streck- oder Beugesynergismen gemeint, die auch bei einer geschädigten Hirnstammfunktion noch vorhanden sind, zum Beispiel bei schwerer Mittelhirnsymptomatik.

Da die unterste Schädigungsebene der Hirntotalnekrose im Bereich der Medulla oblongata liegt und sich die Demarkationslinie im oberen Halsmark unterhalb der tonsillären Einklemmung befindet, können spinale Funktionen nach Ausfall des Gehirns erhalten bleiben und sich, meist nach einer Lähmungs- oder Schockphase, in Form von Massen- und auch Eigenreflexen manifestieren. Hier sollen nur einige spinale Reflexe aufgezeigt werden.

Beim **Nackenbeuge-Abdominalreflex** wird durch schnelles Vorbeugen des Kopfes auf die Brust eine Kontraktion des Musculus rectus abdominis herbeigeführt.

Der **Galant-Reflex** wird durch das Bestreichen der lateralen Thoraxwand ausgelöst. Es zeigen sich kontralaterale Beuge- und homolaterale Wälzbewegungen des Oberkörpers.

Wer keine Erfahrung im Umgang mit hirntoten Menschen hat, kann hier mancherlei Täuschungen erliegen. So kann es sein, daß man bei Tätigkeiten am Patienten solche Reflexschablonen auslöst. Deshalb ist es äußerst wichtig zu wissen, daß es spinale Eigenreflexe gibt, die nach der Diagnose „Hirntod" vorhanden sein können.

Weitere Symptome des Ausfalls der Hirnfunktion findet man im Herz-Kreislaufsystem, Wasser- und Elektrolythaushalt sowie in den hormonellen Steuerungsmechanismen. Diese Symptome und deren Therapie werden zusammen dargestellt, da sie zum einen teilweise frühzeitig und reversibel auftreten. Zum anderen sollen bei einer potentiellen Organspende die peripheren Organe funktionstüchtig gehalten werden.

Herzkreislaufsystem

Die übergeordnete zentrale Regulation des Herzkreislaufsystems findet im bulbärsympathischen Zentrum der Medulla oblongata statt. Signale vom Kreislaufzentrum üben entweder über Nervenleitung oder mit Hilfe der Katechola-

Reflexe	Auslösung	Ablauf
Greifreflex der Hand	Stichreiz über der Ossa metacarpale	Kurze Flexion der Finger
Fluchtreflex	Stichreiz an der Hohlhand und Unterarm	Spreizen der Finger, Hochziehen der Schulter
Adduktionsreflex der oberen Extremität	Stichreiz am lateralen Pektoralisrand	Adduktion und Innenrotation der Extremität
Bauchhautreflex	Horizontales Bestreichen der Bauchhaut	Kurze Kontraktion des M. transversus abdominis
Bulbocavernoususreflexes	Stichreiz an der Symphyse	Kurze Kontraktion des M. bulbocavernosus
Skrotalreflex	Stichreiz zum Skrotum	Kontraktion der Tunica dartos
Erektion – Priapismus	Stichreiz am Penis, Katheterreiz	Kurzfristige Erektion, Priapismus
Vaginalreflex	Stichreiz am Introitus vaginae	Kurze Kontraktion des M. bulbocavernosus
Analreflex	Stichreiz perianal	Kontraktion des M. sphincterani externus
Beckenbodenreflex	Stichreiz am Perineum	Kontraktion der Beckenbodenmuskulatur
Kremasterreflex	Bestreichen der Oberschenkelinnenseite	Kontraktion des homolateralen M. cremaster
Achillessehnenreflex	Schlag auf Achillessehne	Kontraktion des M. soleu
Greifreflex der Zehen	Stichreiz in den Zehenballen	Beugebewegung aller Zehen
Plantarflexion	Bestreichen des lateralen Fußsohlenrandes gegen die Zehen	Tonische Plantarflexion aller Zehen, besonders der Großzehe im Grundgelenk

Tab. 1: Weitere spinale Reflexschablonen

mine eine positiv inotrope und chronotrope Wirkung auf das Herz aus. Damit wird eine Steigerung des Herzzeitvolumens bewirkt. Eine Steigerung des peripheren Widerstandes durch Kontraktion der Arteriolen erhöht den Blutdruck. Gesteuert wird das Vasomotorenzentrum hauptsächlich durch Barorezeptoren am Glomus aorticum und Glomus caroticum, wodurch dieses System den Charakter eines Regelkreises erhält. Da die Demarkationslinie einer Hirntotalnekrose unterhalb der Medulla oblongata liegt, ist es erklärbar, daß jeder afferente Reiz der Barorezeptoren zum Vasomotorenzentrum unbeantwortet bleibt. Durch die fehlende Antwort und die damit verbundene drastische Verminderung des peripheren Widerstandes (Vasodilatation) und die signifikante Abnahme des Herzzeitvolumens fällt der Blutdruck stark ab. Die Vasodilatation der Gefäße bewirkt einen relativen Volumenmangel. Der Ausfall des Vasomotorenzentrums bedeutet eine akute Bedrohung der Perfusion aller Organe. Er muß schnell diagnostiziert und adäquat therapiert werden, wenn Organe für eine Organspende erhalten werden sollen.

Hämodynamisches Monitoring

Zum hämodynamischen Monitoring gehören bei jedem Hirntoten und potentiellen Organspender ein EKG-Monitor, eine direkte arterielle Druckmessung sowie ein zentralvenöser Katheter. Es hat sich auch gezeigt, daß zur Behandlung des Kreislaufversagens und zur Führung der diffizilen Therapie die Anlage eines Pulmonaliskatheters indiziert sein kann.

Arterielle Druckmessung

Eine direkte arterielle Druckmessung ist auf den meisten Intensivstationen ein übliches Verfahren. Bei einem hirntoten Patienten ist sie unerläßlich, da nur so die wechselnden Situationen des Kreislaufs beobachtet, dokumentiert und behandelt werden können.

Um eine ausreichende Gewebe- und Organperfusion gewährleisten zu können, darf der mittlere arterielle Druck (MAP) nicht unter 70 mmHg sinken. Seine Höhe hängt direkt vom Herzzeitvolumen und dem peripheren Widerstand ab. Aus dieser Aussage ergeben sich auch die Grenzen der arteriellen Druckmessung. Sie ermöglicht keinerlei Aussagen über den Blutfluß oder die Ursache eines Blutdruckabfalls. Hierzu erhält man aus den Meßwerten eines Pulmonaliskatheters Antwort. Er gibt Aufschluß über die Füllungsdrucke vor dem rechten wie auch vor dem linken Herzen und dient zum Volumenstatus, ermöglicht die Messung des Herzzeitvolumens und der gemischt-venösen Sauerstoffsättigung. Er liefert also Parameter, die zur Berechnung der peripheren und pulmonalen Widerstände nötig sind.

Der Pulmonaliskatheter

Der Pulmonaliskatheter ist ein Rechtsherzkatheter und wird wie ein Cava-Katheter in das venöse Gefäßsystem eingeführt (Abb. 2). Seine Spitze wird nach der Passage des rechten Herzens in einem Pulmonalarterienhauptast plaziert.

Unmittelbar hinter der Katheterspitze befindet sich ein Ballon, den man mit Luft aufblasen kann. In diesem aufgeblasenen Zustand – *Wedge Position* – unterbricht er den Blutfluß in dem betreffenden Pulmonalarterienast. Über die Öffnung am Katheterende wird dann der Druck gemessen, der im pulmonalen Kapillargebiet herrscht. Dieser pulmonalkapilläre Verschlußdruck (PCWP) ist in der Regel identisch mit dem linksventrikulären enddiastolischen Füllungsdruck und damit ein Parameter für den Füllungszustand des linken Ventrikels (Abb. 3).

Neben dem Pulmonalarteriendruck und dem PCWP kann auch der zentrale Venendruck sowie das Herzzeitvolumen mittels der Thermodilutionsmethode ermittelt werden. Ergänzt man diese Werte noch um die Herzfrequenz, den arteriellen Druck, die Körpergröße und das Körpergewicht, so lassen sich daraus Herzindex, Schlagarbeit und Gefäßwiderstände berechnen.

Die Pulmonalarteriendruckkurve muß kontinuierlich auf dem Monitor dargestellt sein. Eine digitale Druckanzeige allein reicht nicht aus, da sich eine eventuelle Lageveränderung des Katheters im Sinne einer spontanen Wedge-Position und ein Gefäßverschluß mit drohendem Lungeninfarkt nicht erkennen läßt.

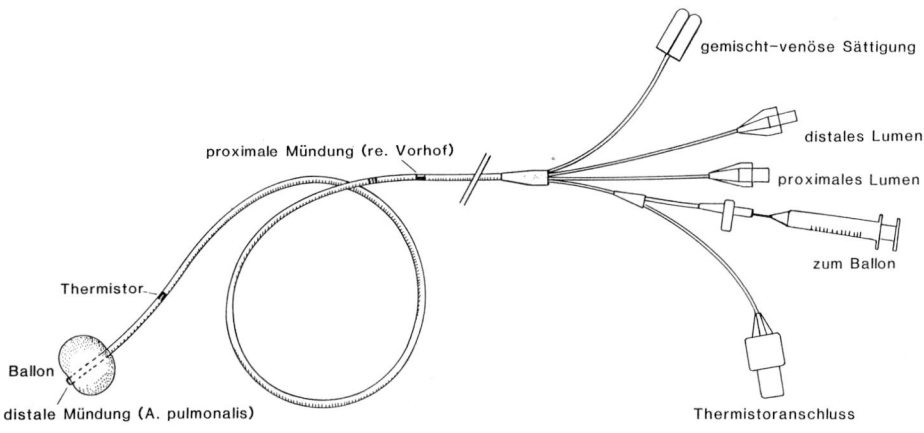

Abb. 2: Der Pulmonaliskatheter

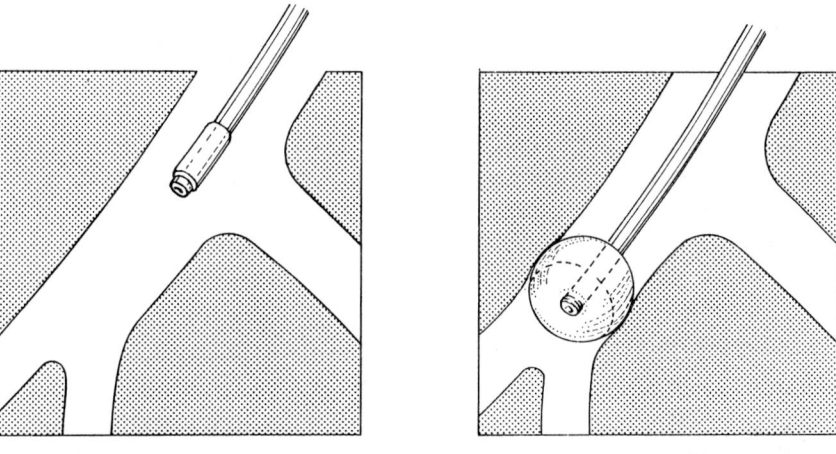

Ballon nicht aufgeblasen	Ballon aufgeblasen
pulmonal arterieller Druck (PAP)	pulmonal-kapillärer Wedge Druck (PCWP)

Abb. 3: Darstellung der „WEDGE POSITION"

Die Erkenntnisse, die man mit Hilfe eines erweiterten hämodynamischen Monitorings erlangt, werden zu der adäquaten Kreislauftherapie benötigt. Es kann so mit erhöhter Sicherheit entschieden werden, ob ein unzureichender Blutdruck Folge eines relativen (Vasodilatation) oder absoluten (Blutungsverlust u. ä.) Volumenmangels oder einer Herzinsuffizienz mit erforderlicher Katecholamintherapie ist.

Regulationsstörungen des Wasser- und Elektrolythaushalt

In Kombination mit dem Ausfall des Vasomotorenzentrums gefährdet die Regulationsstörung des Wasser- und Elektrolythaushaltes die Aufrechterhaltung eines adäquaten Kreislaufs. Auch hier handelt es sich um den Versagenszustand des hypothalamo-hypophysären Systems.

In etwa 30 – 50 Prozent aller Hirntodfälle kommt es zum Ausfall des antidiuretischen Hormons (ADH) mit dem klinischen Bild des Diabetes insipidus. Die

Harnausscheidung beträgt bis zu 15 Prozent der glomerulären Filtrationsrate, d. h. bis zu 25 Liter je Tag oder 18 ml / min., wobei das spezifische Gewicht unter 1 005 liegt. Die Bildung des ADH im Hypothalamus *(Nucleus supraopticus und Nucleus paraventricularis)* kommt durch Ausfall dieser Strukturen zum Erliegen. Dadurch nimmt die Wasserrückresorption im distalen Tubulus und Sammelrohr ab und die Osmolalität im Serum steigt gravierend an.

Physiologisch wäre dies der Anstoß für die Bildung und Freisetzung von ADH, welche über die Plasmaosmolalität durch Osmorezeptoren in der Leber, Hypothalamus und drittem Ventrikel gesteuert wird. Dabei scheint die Zellschrumpfung adäquater Reiz zu sein. Da aber keine ADH-Ausschüttung als Reizantwort erfolgen kann, dehydriert der Körper ziemlich schnell.

Eine weitere Folge ist eine Hämokonzentration. Dadurch wird die Perfusion durch die verschlechterte Fließeigenschaft des Blutes herabgesetzt. Als körpereigener Kompensationsmechanismus kommt es im Zuge eines osmotischen Diffusionsgefälles zu einer Wasserverschiebung vom Intrazellulär- in den Extrazellulärraum. Somit erfolgt auch eine Dehydration und ein Osmolalitätsanstieg in den Zellen, die durch Schädigung ihres Stoffwechsels vernichtet werden.

Um einer Schädigung aller Organe durch Volumenverluste, fehlende Kreislaufregulation und durch Hämokonzentration entgegenzuwirken, bedarf es einer engmaschigen Kontrolle der Flüssigkeitsausfuhr sowie einer differenzierten Volumen-, Flüssigkeits- und Elektrolytsubstitution, um annähernd physiologische Verhältnisse zu wahren.

Flüssigkeitssubstitution

Zur ausreichenden Flüssigkeitssubstitution sind ausreichend dicklumige Venenzugänge erforderlich. Im Vordergrund der Substitutionstherapie steht eine exakte Flüssigkeitsbilanz, welche stündlich erstellt werden muß. Dazu wird ein standardisierter Bilanzbogen benutzt, auf dem Ein- und Ausfuhr pro Stunde dokumentiert werden. Nach Ablauf einer Stunde wird die fehlende Flüssigkeit substituiert, die durch Ausscheidung verloren wurde (Abb. 4). Gleichzeitig wird eine Gesamtbilanz über die vorangegangenen Stunden erstellt, um eine summarische Übersicht der Subtitutionstherapie insgesamt zu dokumentieren.

Die Entscheidung über die zu wählenden Infusionslösungen hängt in erster Linie vom Elektrolytstatus des Patienten ab. Da sich beim Diabetes insipidus ein Wassermangel entwickelt, also eine hypertone Dehydratation, steigt die Natrium-Konzentration im Plasma stark an. Aus diesem Grund ist es nicht sinnvoll, Voll- oder Halbelektrolytlösungen zu applizieren, sondern es werden nur Lösungen ohne Elektrolyte infundiert. Dazu eignet sich am besten eine 5prozentige Glukoselösung, die, bedingt durch ihren geringen Anteil an Zucker (50 Gramm / l) eine Osmolalität von 277 mOsm/l hat, also hypoton ist. Nach der Metabolisierung der Glukose verbleibt nur das freie Wasser.

Die Zugabe von Elektrolyten (Na-K-Konzentraten) oder einzelner Vollelektrolytlösungen wird nach den renalen Verlusten und den Serumwerten ermittelt. Es ist nicht immer möglich, 5prozentige Glukoselösungen zu verabreichen, da in

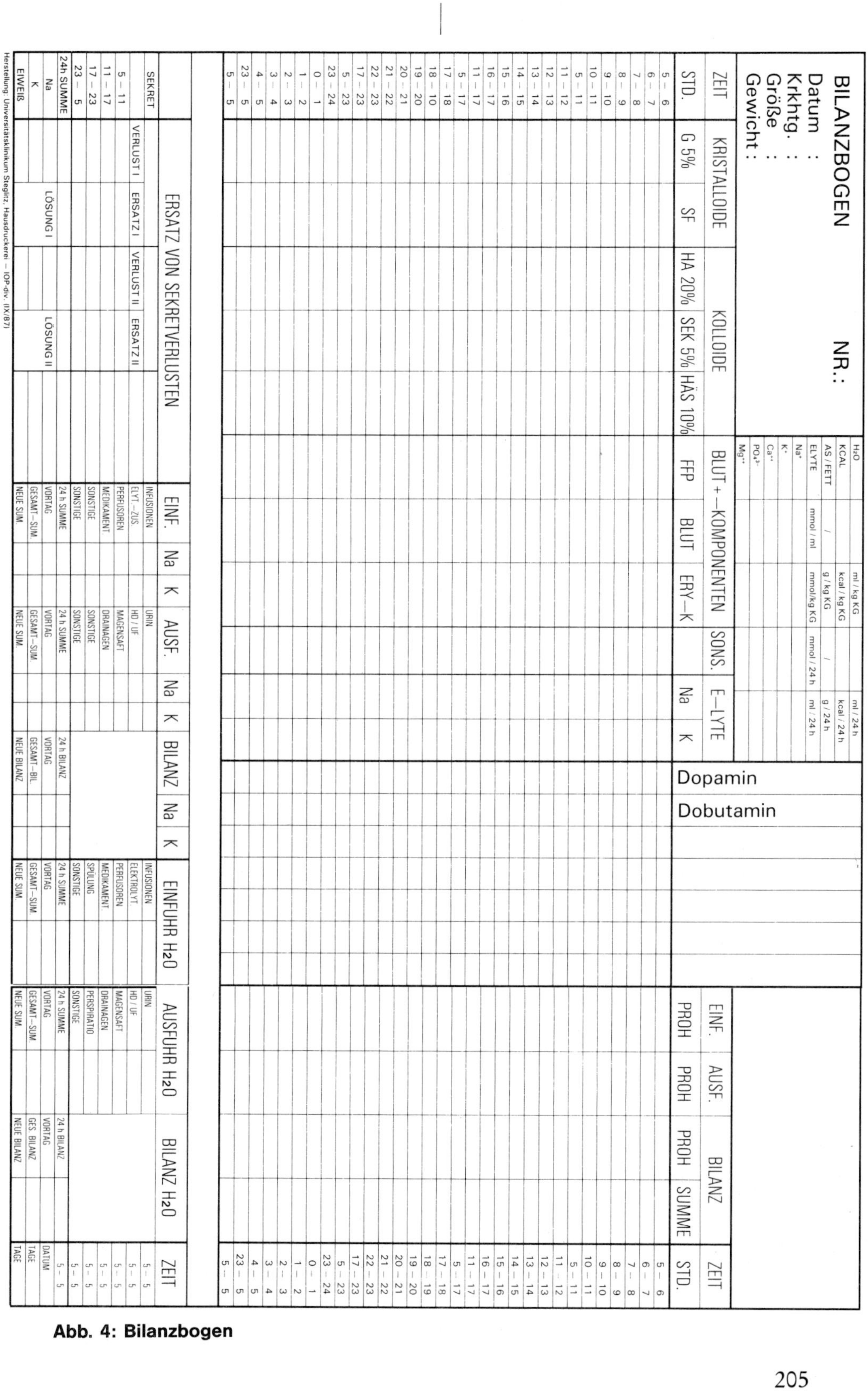

BILANZBOGEN NR.:

Datum :
Krkhtg. :
Größe :
Gewicht :

KRISTALLOIDE — G 5% | SF | HA 20%
KOLLOIDE — SEK 5% | HÄS 10% | FFP
BLUT + KOMPONENTEN — BLUT | ERY–K
SONS. E-LYTE — Na | K

	H₂O	ml / kg KG
KCAL	kcal / kg KG
AS / FETT	g / kg KG
ELYTE	
Na⁺	mmol / ml
K⁺	
Ca⁺⁺	mmol/kg KG
PO₄⁺	
Mg⁺⁺	
	mmol / 24 h
	ml / 24 h
	kcal / 24 h
	g / 24 h

Dopamin
Dobutamin

ERSATZ VON SEKRETVERLUSTEN

SEKRET | VERLUST I | ERSATZ I | VERLUST II | ERSATZ II | LÖSUNG I | LÖSUNG II

EINF. — Na | K
AUSF. — Na | K
BILANZ — Na | K

EINFUHR H₂O
INFUSIONEN | ELYT.-ZUS | PERFUSOREN | MEDIKAMENT | SONSTIGE | 24 h SUMME | VORTAG | GESAMT–SUM | NEUE SUM

AUSFUHR H₂O
URIN | HD / UF | MAGENSAFT | DRAINAGEN | SONSTIGE | 24 h SUMME | VORTAG | GESAMT–BIL | NEUE BILANZ

BILANZ H₂O
ELEKTROLYT | INFUSIONEN | PERFUSOREN | MEDIKAMENT | SPÜLUNG | SONSTIGE | 24 h SUMME | VORTAG | GESAMT–SUM | NEUE SUM

URIN | HD / UF | MAGENSAFT | DRAINAGEN | PERSPIRATIO | SONSTIGE | 24 h SUMME | VORTAG | GESAMT–SUM | NEUE SUM

24 h BILANZ | VORTAG | GES. BILANZ | NEUE BILANZ

EINF. PROH | AUSF. PROH | BILANZ PROH | SUMME

ZEIT / STD.:
5 – 6, 6 – 7, 7 – 8, 8 – 9, 9 – 10, 10 – 11, 11 – 12, 5 – 11, 12 – 13, 13 – 14, 14 – 15, 15 – 16, 16 – 17, 11 – 17, 17 – 18, 18 – 19, 19 – 20, 20 – 21, 21 – 22, 22 – 23, 17 – 23, 23 – 24, 0 – 1, 1 – 2, 2 – 3, 3 – 4, 4 – 5, 23 – 5, 5 – 5

24h SUMME | EIWEISS | Na | K

Herstellung: Universitätsklinikum Steglitz, Hausdruckerei — IOP-div. (IX/87)

Abb. 4: Bilanzbogen

vielen Fällen bei diesen Patienten eine zentrale hypothalamische Hyperglykämie besteht, die ebenfalls zum Syndromkomplex des Hirntodes zählt.

Zentrale hypothalamische Hyperglykämie

Hierbei sind die Glukoserezeptoren des Hypothalamus durch Ödem oder Zelltod direkt blockiert, und der gestörte Regelkreis arbeitet, als bestünde eine dauernde Hypoglykämie. Es kommt zu einer starken Glukagensekretion, die eine erhöhte Glykogenolyse in der Leber auslöst. Der Blutzucker steigt bis auf 1 000 mg %. Da die Insulinregulation und -aktivität stark herabgesetzt sind, bedarf es einer engmaschigen Kontrolle des Blutzuckers und adäquater Therapie mittels Gaben von hohen Dosen an Insulin.

Die Mengen des zu applizierenden Insulins variieren zwischen 10 – 120 Einheiten/Std., wobei sich der Blutzucker weiterhin zwischen 800 – 1 000 mg % bewegen kann. Es ist oft nötig, jede Viertelstunde eine Blutzuckerkontrolle durchzuführen, da man nie weiß, wann bei einer solch hohen Dosierung eine Wirkung eintritt.

Eine weitere Folge der Hyperglykämie ist die Zuckerausscheidung im Urin. Ab dem Nierenschwellenwert von 180 mg % wird Zucker über die Niere eliminiert. Daraus resultiert eine osmotische Diurese mit weiteren Störungen des Wasser- und Elektrolythaushaltes und nachfolgender Funktionsstörungen der Niere. An der Ausscheidungsmenge der Glukose im Urin kann man auch den Therapieerfolg mit dem Insulin bemessen.

Jede Stunde wird das spezifische Gewicht des Urins gemessen, um eine Abgrenzung vom Diabetes insipidus zu gewährleisten. Wenn sich Zucker im Urin befindet und das spezifische Gewicht unter 1 005 liegt, handelt es sich unter Umständen um eine osmotische Diurese. Da es sich oft um Mischformen beider Bilder handelt, ist die Differenzierung schlecht möglich. Hält die polyurische Ausscheidung länger an, so kann man synthetisches ADH, zum Beispiel Minirin®, zuführen. Entweder tropft man es in die Nase oder injiziert es intravenös. Dies erfolgt, über Stunden verteilt, bis die Urinportionen im Normbereich und das spezifische Gewicht über 1 010 liegen. Dieses Regime erfordert eine engmaschige laborchemische Kontrolle, um auch die Funktionen der Organsysteme zu kontrollieren (Abb. 5)

Therapie

Elektrolytsubstitution

Alle zwei Stunden werden die Elektrolyte kontrolliert und bewertet. Zu beachten ist, daß bei diesen Patienten meist eine ausgeprägte Hypokaliämie entsteht. Nach Untersuchungen im Klinikum Steglitz besteht eine Hypokaliämie in etwa 91 Prozent der Fälle. Diese entsteht hauptsächlich durch renale Auscheidung sowie durch die hohe Insulinzufuhr.

	8	10	12	14	**16**	18	20	22	**24**	2	4	6
Na$^+$	x	x	x	x	x	x	x	x	x	x	x	x
K$^+$	x	x	x	x	x	x	x	x	x	x	x	x
BGA Art.	x		x		x		x		x		x	
BGA PA.	x				x				x			
BGA CV.	x				x				x			
Quick	x				x				x			
PTT	x				x				x			
TZ	x				x				x			
BB	x				x				x			
Thromb.	x				x				x			
Hst	x				x				x			
Krea	x				x				x			
Glucose	x				x				x			

Bili dir.	x
Bili ind.	x
GOT	x
GPT	x
GGT	x
aP	x
Lipase	x
Amylase	x
Lactat	x
Ca^{++}	x
PO$_4$$^{++}$	x
CK-NAC	x
CK-MB	x
LDH	x
GLDH	x
Osmo	x
Barbiturat	x

Urin - Kontrollen:

1. Volumen   stdl.
2. Glucose (Stix)   stdl.
3. spez. Gewicht   4-stdl.
oder falls Volumen >200 ml/h

Kreislaufüberwachung:

1. Hämodynamisches Profil   8-stdl.
2. Flüssigkeitsbilanzierung   stdl.

Einmalige Laboruntersuchungen nach Hirntoddiagnostik (Organspende):
Australia Antigen Schnelltest
Hepatitis-Serologie
CMV-Serologie
HIV-Serologie
HLA-Typisierung

bei Bedarf 2-3xtägl

Abb. 5: Routinelaborentnahmen

Bei schwerem Kaliummangel ist die Erregbarkeit des Herzens gesteigert, so daß eine hohe Empfindlichkeit für Herzrhythmusstörungen bis hin zum Kammerflimmern besteht. Deshalb muß Kalium in ausreichenden Mengen zugeführt werden. Da die Hypokaliämie Werte unter 2 mmol/L erreichen kann, müssen bei der Substitutionstherapie andere Maßstäbe als sonst üblich angelegt werden. Wegen der starken Gefahr des Kammerflimmerns werden bis zu 80 mmol/Std. über einen Perfusor und einen zentral-venösen Zugang unter EKG-Kontrolle appliziert. Um auch hier größere Schwankungen des Kaliumbestandes zu vermeiden, einer intrazellulären Verarmung an Kalium vorzubeugen und die Substitutionstherapie zu kontrollieren, ist eine zweistündige Laborkontrolle erforderlich.

Kreislauftherapie mittels Volumen und Katecholaminen

Volumentherapie

Über die Substitution der extrem erhöhten Verluste hinaus ist eine adäquate Volumengabe zur Kreislaufstabilisierung erforderlich. Infolge der Vasodilatation erhöht sich der intravasale Volumenbedarf erheblich und muß möglichst mit kolloidalen Lösungen und Blutfraktionen aufgefüllt werden. Zur Überwachung des Füllungszustandes kann zunächst der CVP ausreichen. Meist ist aber eine differenzierte Beurteilung unter Zuhilfenahme des Pulmonaliskatheters erforderlich. An kollidalen Lösungen stehen Eiweißlösungen, 5 % Serumeiweißkonserven, 20 % Humanalbumin, Fresh-frozen Plasma und Plasmaexpander wie HÄS 10 % zur Verfügung.

Die Applikation von sechsprozentiger Hydroxyäthylstärke (HÄS) sollte man von der Natriumkonzentration abhängig machen, da der Na-Gehalt dieser Lösung mit 154 mmol/l ziemlich hoch liegt. Vor allem muß man in Kombination mit einer Osmotherapie auf das Natrium achten. Ist das Serumnatrium im Normbereich, so kann man etwa 15 – 20 ml/kg Körpergewicht und Tag infundieren. Läßt sich der mittlere arterielle Blutdruck auch mit einer adäquaten Volumentherapie und reguliertem Wasser- und Elektrolythaushalt nicht stabil halten, so ist die Therapie der Kreislaufinsuffizienz mit Katecholaminen zu ergänzen.

Katecholamintherapie

Bei der Interpretation der verschiedenen gemessenen und errechneten Werte muß man sich über die pathophysiologischen Mechanismen im klaren sein. Durch die zentralbedingte Vasodilatation kommt es zum Abfall des arteriellen Blutdrucks bis zu einem Sistieren der Organperfusion. Empfindlichstes Organ ist dabei die Niere, die auch bald ihre Urinproduktion einstellt. Aus diesem Grund ist die Indikation für die Gabe von Dopamin in der Dosierung von 2 – 3 µg/kg/min angezeigt. Dopamin in dieser Dosierung hat ausschließlich eine vermehrende Perfusion der Niere zur Folge.

Charakteristisch für die Abnahme des peripheren Widerstandes (Vasodilatation) ist neben dem Abfall des Blutdrucks die Abnahme des Herzzeitvolumens, des CVP und PCWP. Infolge der zentralen Störungen bleibt eine kompensatorische Steigerung des Herzzeitvolumens weitgehend aus. Sollte ein Katecholamin mit einer vorwiegend gefäßkontrahierenden Wirkung gewählt werden, dann bietet sich Noradrenalin (Arterenol®) an. Durch die alpha-adrenerge Wirkung kommt es zur Kontraktion der Gefäße mit einer Erhöhung des peripheren Widerstandes und zu einem Anstieg des systolischen und diastolischen Blutdrucks. Der physiologische Bainbridge-Reflex, der durch Stimulation von Pressorezeptoren Bradykardie auslöst, ist nicht zu befürchten, da eine Reizantwort aus dem Vasomotorenzentrum nicht mehr folgen kann.

Liegt zusätzlich eine Herzinsuffizienz vor, so ist die Indikation für Dobutamin (Dobutrex®) gegeben, ein synthetisches Katecholamin mit hauptsächlich beta-1-adrenerger Wirkung. Dadurch wird die Kontraktilität des Herzens gesteigert und das Schlagvolumen erhöht.

Weitere Laboruntersuchungen

Alle vier Stunden, oder bei Bedarf öfter, wird eine Blutgasanalyse (BGA) gemacht, um die Beatmungsparameter zu kontrollieren und gegebenenfalls zu korrigieren. An dieser Stelle sei gesagt, daß im Routinemonitoring die endexspiratorische pCO_2-Messung (Kapnometer) üblich ist, um die Beatmung am Bett zu kontrollieren. Um eine ausreichende Oxygenation der Organe zu gewährleisten, sollte der paO_2 zwischen 12 – 15 kPa oder 100 – 120 mmHg liegen. dabei sollte, wenn möglich, auf einen PEEP wegen des venösen Rückstaus (Leber, Niere) verzichtet werden. Der CVP sollte 10 mmHg nicht übersteigen, wenn möglich sollte er im Bereich von 5 – 8 mmHg gehalten werden (venöser Rückstau). Die weiteren Blutentnahmen gelten der Kontrolle der Organfunktionen beziehungsweise zur Abschätzung der Organgefährdung.

Blutgerinnung

Da bei sich entwickelndem Hirntod und Gewebszerfall im Gehirn Gewebethrombokinase in die Blutbahn geschwemmt wird, ist die Überwachung des Gerinnungssystems wichtig. Hirngewebsthrombokinase verhält sich in der Blutbahn wie ein Gerinnungsaktivator, so daß die Gerinnungskaskade ausgelöst und sich in einigen Fällen auch eine disseminierte intravasale Koagulopathie (DIC) ausbilden kann.

Allgemeines

Zu ergänzen ist, daß im Falle der Vorbereitung auf eine Organspende einmalig auch Blut für eine Hepatitisserologie, Cytomegalievirus-Suche, die HIV-Antikörpersuche und die Gewebetypisierung abgenommen werden muß. Ebenfalls dazu gehört, daß der Thorax geröntgt, ein EKG geschrieben und sonographische Untersuchungen der Nieren und Leber vorgenommen werden.

Hypothermie – Poikilothermie

Von weiterer zentraler Bedeutung in der Hirntoddiagnostik ist die Aufzeichnung der Körpertemperatur. Die Körpertemperatur des Menschen wird übergeordnet im Gehirn geregelt. Zentren für die Temperaturregulation reichen vom Hypothalamus bis zum kaudalen Hirnstamm. Der Hypothalamus wirkt hierbei als Sensor, Integrator und Aktivator.

Die Hypothermie kann als ein Zeichen des eingetretenen Hirntodes gewertet werden. Bedingt durch eine Läsion im Hirnstamm erlischt auch die Tagesperiodik der Körpertemperatur. Überwiegend findet sich eine Poikilothermie, d. h. die Temperatur sinkt in Abhängigkeit von der umgebenden Raumtemperatur ab und zeigt keinerlei Schwankungen im Tagesrhythmus. Die Temperatur sinkt unter 36 °C und pendelt sich um Werte zwischen 30 °C und 32 °C ein.

Da auch bei Intoxikationen, zum Beispiel mit Barbituraten oder Alkohol, die Temperatur stark absinken kann, muß zur Abgrenzung eine genaue klinische Anamnese erfolgen. Auch bei klinischem Gebrauch von Barbituraten im Rahmen der Behandlung eines intrakraniellen Druckanstiegs ist der Temperaturabfall entsprechend mit Vorsicht zu beurteilen.

Das Hirntodsyndrom ist also sehr komplex in seinem Erscheinungsbild. Die Diagnose „HIRNTOD" ist nach klinischen Kriterien möglich. Das Hirntodkriterienprotokoll ist standardisiert und von der Bundesärztekammer herausgegeben. Damit ist gewährleistet, daß die Diagnose nach einheitlichen Kriterien gestellt wird. Ist die Diagnose nicht nach klinischen Kriterien zu stellen, sind apparative Untersuchungsmethoden erforderlich.

Apparative Diagnoseverfahren

Bezüglich der Technik und Durchführung der apparativen Verfahren wird auf den speziellen Teil dieses Buches verwiesen. Es werden nur die Besonderheiten erläutert, die von den üblichen Befunden abweichen.

Elektroenzephalographie

Mit dem EEG kann letztlich der Hirntod nicht bewiesen werden. Andererseits sollte aber auch ohne EEG der Hirntod nicht festgestellt werden, denn solange noch irgendeine Aktivität im EEG – und möge sie auch noch so gering sein – nachgewiesen werden kann, kann vom Tod des Gehirns nicht die Rede sein. Voraussetzung einer verläßlichen Bewertung eines EEG, auch unter den schwierigen Bedingungen einer Intensivstation (Artefakte, Wechselströme), ist, neben der Beherrschung der standardisierten Ableitungstechniken, die Erkennung von Artefakten. Störungen ergeben sich aus dem Ableitungsgerät selbst oder gehen von den umstehenden Geräten aus.

Die Ableitung soll möglichst mittels Nadelelektroden erfolgen, um Ableitungsfehler bei schlecht sitzenden Elektroden zu vermeiden.

Ein Null-Linien-EEG ist an sich nicht ein Beweis des irreversiblen Funktionsverlust, sondern ist ein Zeichen schwerster zerebraler Funktionsstörungen. Es ist aber ein Indiz für den Hirntod und erlaubt bei ausreichend klinischem Verdacht oder nicht gestellter Diagnose die weitere Durchführung invasiver Verfahren.

Unreife des Gehirns, Hypothermie, Intoxikationen und Barbituratbehandlung machen eine diagnostische Aussage unmöglich (Abb. 6).

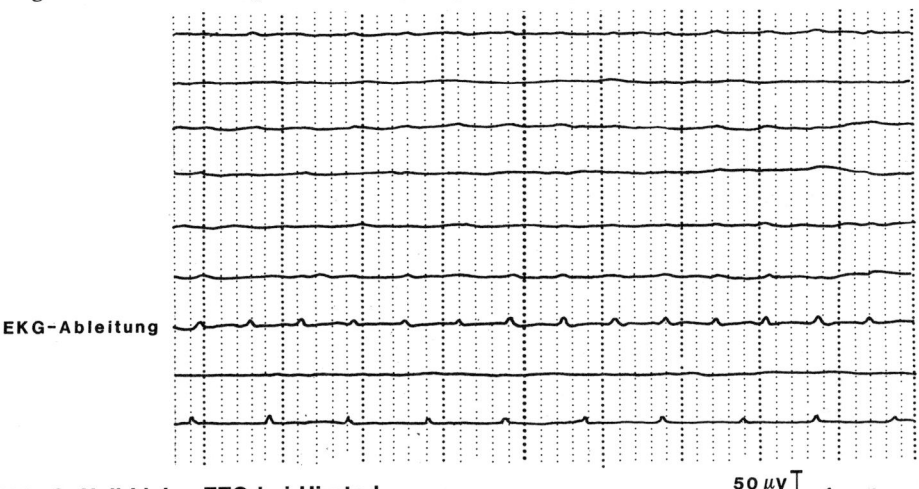

EKG-Ableitung

Abb. 6: Null-Linien-EEG bei Hirntod

50 μV ⌐ 1s ⌐

Erwartet wird ein Null-Linien-EEG über 30 Minuten mit maximaler Ableitung. Nur wenn einem Null-Linien-EEG eine klinisch-neurologische Diagnostik vorausgegangen ist, die gezeigt hat, daß ein Funktionsverlust des Gehirns vorliegt, ist es möglich, nach Wiederholung eines neuen EEG's (30 min. und Null-Linie) nach 12 Stunden die Irreversibilität nachzuweisen und die Diagnose Hirntod zu stellen. Bei Säuglingen und Kleinkindern bis zum 2. Lebensjahr ist eine EEG-Kontrolle nach 24 Stunden erforderlich. Bei Früh- und Neugeborenen bis zur 4. Woche (Gestationsalter von 44 Wochen) ist eine klinisch-elektroenzephalographische Verlaufsbeobachtung von 3 Tagen erforderlich.

Akustisch evozierte Potentiale

Diese Methode erlaubt auch bei Vorliegen einer Intoxikation oder der hochdosierten Behandlung mit Barbituraten eine funktionelle Beurteilung des Hirnstammes. Auch wenn im EEG keine Aktivitäten mehr nachweisbar sind, können hier noch Reizantworten abgeleitet werden. Bei Hirntod erfolgt keine Antwort auf den akustischen Reiz mehr oder es erscheint nur die erste Welle der mehrere Wellen umfassenden Summationsantwort (Abb. 7).

Hirnperfusionsszintigraphie

Bei normaler Hirndurchblutung wird ein steiler Anstieg und Abfall der Radioaktivitätskurve gemessen. Im Gegensatz dazu ist eine allmählich oder nur gering ansteigende Kurve ohne erkennbaren Gipfel nur Folge der extrazerebra-

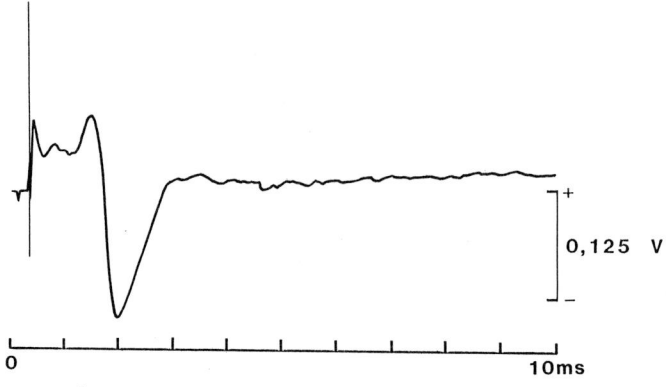

Abb. 7: Akustisch evozierte Potentiale bei Hirntod

len Zirkulation. Die Durchblutung im Bereich der Hemisphären ist ausgefallen. Wichtig ist, zu ergänzen, daß mit dieser Methode nur eine Beurteilung der Hemisphären aber keine Beurteilung des Hirnstammes möglich ist.

Die Hirnperfusionsszintigraphie kann einen wesentlichen Beitrag zur Feststellung des Hirntodes leisten. Das ist insbesondere dann der Fall, wenn sie in Kombination mit der Messung der akustisch evozierten Hirnstammpotentiale zur Anwendung kommt. Dieses atraumatische Verfahren gewinnt an Bedeutung im Hinblick auf eine geplante Organexplantation, um eine ischämische Schädigung des Spenderorgans zu verhüten. Weiterhin eignet sie sich zur Indikationsstellung für die zerebrale Angiographie. Ist noch eine Hemisphärenperfusion in der Szintigraphie nachweisbar, ist die komplikationsreichere Angiographie noch nicht indiziert.

Zerebrale Angiographie

Unter allen heute zur Verfügung stehenden Methoden kann einzig und allein die komplette zerebrale Angiographie den absoluten Beweis für den eingetrete-

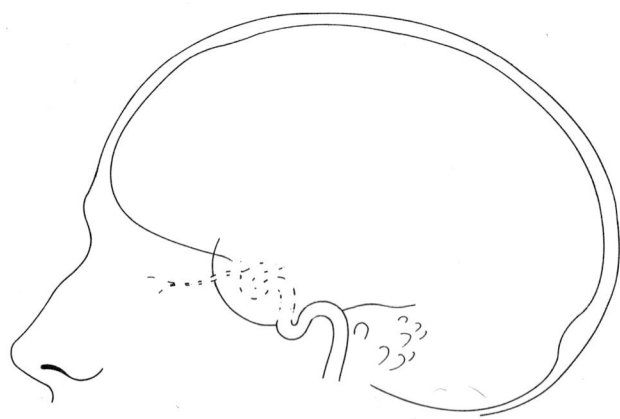

Abb. 8: Angiographie bei Hirntod – Perfusionsstillstand

212

nen Hirntod liefern. Sie ist die einzige Untersuchungsmethode zur Darstellung oder zum Ausschluß einer Hirndurchblutung auch im Hirnstammbereich.

Infolge einer hochgradigen Druckerhöhung im Schädelinnenraum gelangt das Kontrastmittel nicht in die intrakraniellen Gefäße. Die durch raumfordernde Blutung oder Hirnödem verursachte intrakranielle Drucksteigerung ist letztlich für die zerebrale Unterbrechung der Hirnperfusion beim Hirntod verantwortlich. Eine nicht mehr vorhandene Blutversorgung aller Hirnanteile ist gleichbedeutend mit dem Hirntod. Eine Reversibilität ist nicht gegeben (Abb. 8).

Zusammenfassung

Der Hirntod, in Verbindung mit akuten schweren Hirnschäden, stellt in seiner Entstehung kein einheitliches Syndrom dar, sondern entwickelt sich aus einer Reihe kennzeichnender Versagenszustände des hypothalamen-hypophysären Systems und des Hirnstammes. Die Diagnose stützt sich auf den vollständigen und irreversiblen Ausfall vitaler Basisfunktionen. Gemeinsames Zeichen aller Formen des zentralen Versagens ist der irreversible Zusammenbruch des zentralen neurogenen und neurohumoralen Regulationssystems.

Auch beim bulbären Tod, d. h. dem irreversiblen Ausfall der Atemfunktion und dem kompletten Verlust der Hirnstammtätigkeit, ist durch künstliche Beatmung und entsprechende Therapie die Kreislauffunktion des hirntoten Organismus aufrechtzuerhalten. Die künstliche Beatmung, die Kreislaufstützung und weitere spezifische Therapien sollten aber ausschließlich vorgenommen werden, wenn eine Organexplantation in Frage kommt.

Literaturverzeichnis

Borchert U., Haring C.: Nutzen und Gefahren der Therapie mit Benzodiazepinen. Darmstadt 1985

Faller A.: Der Körper des Menschen. 7. Auflage, Stuttgart 1985

Gerstenbrand F., Lücking C. H.: Die akuten traumatischen Hirnstammschäden. Arch. Psychiat. Nervenkr. 213 (1970) 264 – 281

Gänshirt H., Berlit P., Haack G.: Kardiovasculäre Erkrankungen und Nervensystem, Neurotoxikologie, Probleme des Hirntodes, Verhandlungen der Deutschen Gesellschaft für Neurologie, Band 3, Berlin, Heidelberg, New York, Tokio 1984

Gobiet W.: Intensivtherapie nach Schädel-Hirn-Trauma. Berlin, Heidelberg, New York 1984

Hamer J., Dosch Ch.: Neurochirurgische Operationen. Berlin, Heidelberg, New York 1978

Hartmann A., Wassmann H.: Hirninfarkt. München, Wien, Baltimore 1987

Hilt H.: Schädel-Hirn-Trauma, 2. Berliner Symposium „Fachkrankenpflege in der Intensivmedizin", Berlin 1985

Horch D.: Der Hirntod – Therapie für den Organspender. Die Schwester / Der Pfleger, 26 (1987) 178 – 191

Jörg J.: Neurologische Allgemein- und Intensivtherapie. Berlin, Heidelberg, New York 1985

Kahle W., Leonhardt H., Platzer W.: Taschenatlas der Anatomie für Studium und Praxis, Band 3, Nervensystem und Sinnesorgane. Stuttgart 1979

Kanowski S.: Akute und chronische Hirnfunktionsstörungen. Stuttgart, New York 1982

Kettler D.: Anästhesiologie und Intensivmedizin für Schwestern und Pfleger. Berlin, Heidelberg, New York 1979

Korn A.: Überwachung und Pflege von Patienten mit schwerem Schädel-Hirn-Trauma. 3. Berliner Symposium „Fachkrankenpflege in der Intensivmedizin. Die Schwester / Der Pfleger 26 (1987) 173 – 178

Korn A.: Der polytraumatisierte Patient. Weiterbildungstagung der Deutschen Gesellschaft für Fachkrankenpflege, Berlin 1987

Kretschmer H.: Akutbehandlung des Schädel-Hirn-Traumas. Berlin, Heidelberg, New York, Tokio 1985

Kretz F.-J.: Intensivmedizin für Krankenpflegeberufe. Stuttgart, New York 1985

Kretz F.-J., Kretz A., Schroedel P.: Medikamentöse Therapie. Stuttgart, New York 1982

Lang G., Reding R.: Schädel-Hirn- und Mehrfachverletzungen. Leipzig 1985

Lippert H.: Lehrbuch der Anatomie. München, Wien, Baltimore 1982

Richtling B.: Der gegenwärtige Stand in der Behandlung des Hirnödems. Der Anästhesist Band 36, Heft 5. Berlin, Heidelberg, New York, Tokio 1987

Schmidt R. F., Thews G.: Physiologie des Menschen, 23. Auflage. Berlin, Heidelberg, New York, London, Paris, Tokyo 1987

Schulte am Esch J.: Langzeitsedierung des Intensivpatienten, 2. Hamburger anästhesiologisch / intensivmedizinisches Symposium. München, Bern, Wien 1986

Siegenthaler W.: Klinische Pathophysiologie. Stuttgart, New York 1982

Striebel H. W.: Anästhesie für medizinische Assistenzberufe. Stuttgart, New York 1988

Tsementis S. A., Harris P., Loizou L. A.: The Effect of Routine Nursing Care Procedures on the ICP in Severe Head Injuries. Acta Neurochirurgica 65 (1982) 153 – 166

Wiethoff E. O.: Grundlagen des invasiven Kreislaufmonitoring. Deutsche Abbott GmbH, Wiesbaden 1982

Wolff G.: Die künstliche Beatmung auf der Intensivstation. Berlin, Heidelberg, New York, Tokio 1983

Anschriften der Verfasser

Korn, A., Krankenpfleger für Anästhesie und Intensivmedizin, Klinik für Anästhesiologie und operative Intensivmedizin, Klinikum Steglitz der Freien Universität Berlin, Hindenburgdamm 30, 1000 Berlin 45

Weber-Gugg, G., Krankenschwester für den Operationsdienst, Klinikum Rudolf-Virchow Standort Charlottenburg der Freien Universität Berlin, Spandauer Damm 130, 1000 Berlin 19

Hilt, H. Dr., Klinik für Anästhesiologie und operative Intensivmedizin, Klinikum Steglitz der Freien Universität Berlin, Hindenburgdamm 30, 1000 Berlin 45

Horch, D., Krankenpfleger für Anästhesie und Intensivmedizin (Transplantationskoordinator), Klinikum Rudolf-Virchow Standort Charlottenburg der Freien Universität Berlin, Spandauer Damm 130, 1000 Berlin 19

Petri, H., Krankenpfleger für Anästhesie und Intensivmedizin, Klinik für Anästhesiologie und operative Intensivmedizin, Klinikum Steglitz der Freien Universität Berlin, Hindenburgdamm 30, 1000 Berlin 45